妇产科护理基本技术

主　审　陆　虹（北京大学护理学院）

主　编　廖红伍　李忠玉　尹心红

副主编　李现红　赵琼兰　阳丽花

编　委（按姓氏笔画排序）

王秀珍（滨州医学院附属医院）

王　婷（南华大学附属南华医院）

尹心红（南华大学）

曲晓玲（首都医科大学附属北京
　　　　康复医院）

刘小波（南华大学附属南华医院）

刘　芬（南华大学附属第一医院）

孙移娇（岳阳职业技术学院）

阳丽花（湘南学院附属医院）

李　芳（南华大学附属南华医院）

李现红（中南大学）

李忠玉（南华大学）

李　娟（南华大学附属南华医院）

李澳雪（南华大学）

吴江萍（郴州市第四人民医院）

陈　莉（南华大学附属南华医院）

陈湘军（长沙医学院）

周雨彤（南华大学）

周辉辉（南华大学附属南华医院）

赵来苹（南华大学附属南华医院）

赵琼兰（南华大学）

郭爱英（南昌大学附属第二医院）

唐巧金（南华大学附属南华医院）

唐桂丹（核工业卫生学校）（兼秘书）

唐雯颖（核工业卫生学校）

董红建（南华大学附属第二医院）

管雅雯（香港大学深圳医院）

廖红伍（南华大学/中南大学湘雅
　　　　二医院/核工业卫生学校）

谭小梅（长沙医学院附属第一医院）

黎　丽（中信湘雅生殖与遗传
　　　　专科医院）

霍　依（湖南中医药大学）

科学出版社

北　京

内 容 简 介

教材分为上、下两篇，上篇着重介绍了妊娠期、分娩期、产褥期妇女的护理操作技术，以及新生儿护理技术，同时涵盖妇产科疾病患者护理技术，计划生育及辅助生殖技术。下篇深入阐述了妇科常规检查技术、生殖道细胞学检查、宫颈活组织检查、常用穿刺检查、诊断性刮宫术、妇科内镜检查技术、产前诊断技术及输卵管通畅检查技术。教材秉持"数字化、全面化、情境化、多场景应用"的核心理念，结合临床教学视频和OSCE题库，强化学生实践技能，提升妇产科护理人员的专业技能和临床实践能力。

教材适合高等医学院校护理、助产等专业学生及临床护理工作者使用。

图书在版编目（CIP）数据

妇产科护理基本技术 / 廖红伍，李忠玉，尹心红主编. -- 北京：科学出版社，2025.2. -- ISBN 978-7-03-080952-0

Ⅰ. R473.71

中国国家版本馆CIP数据核字第2024VE9151号

责任编辑：周　园 / 责任校对：宁辉彩
责任印制：张　伟 / 封面设计：陈　敬

科学出版社 出版

北京东黄城根北街16号
邮政编码：100717
http://www.sciencep.com

三河市骏杰印刷有限公司印刷
科学出版社发行　各地新华书店经销
*
2025年2月第　一　版　开本：787×1092　1/16
2025年2月第一次印刷　印张：18 1/2
字数：541 000
定价：75.00元
（如有印装质量问题，我社负责调换）

前　言

《中国妇女发展纲要（2021—2030年）》《"健康中国2030"规划纲要》等文件明确指出，当前妇幼保健工作的核心任务是降低孕产妇死亡率，提升妇女两癌筛查率，确保妇女在生命全周期内享有优质的基础医疗卫生服务，从而有效延长妇女的人均预期寿命。为全面保障母婴安全，国家强调要加强孕产妇与新生儿危重症的救治能力，广泛开展妇产科医务人员的专业培训，着力培养医务人员理论联系实际、运用评判性思维解决问题的能力。

鉴于上述背景，为进一步提升护理人员对妇产科疾病的病情观察能力与护理操作技术水平，促进妇产科医务人员在临床实践中更深入地了解与把握妇产科疾病特点，及时更新并普及妇产科临床及护理知识，以满足妇产科专业人员及广大基层医务工作者的临床工作需求，我们基于丰富的临床经验，精心编纂了此教材。

在内容设计上，教材分为上、下两篇，上篇着重介绍了妊娠期、分娩期、产褥期妇女的护理操作技术，以及新生儿护理技术，同时涵盖妇产科疾病患者护理技术，计划生育及辅助生殖技术。下篇则深入阐述了妇科常规检查技术、生殖道细胞学检查、宫颈活组织检查、常用穿刺检查、诊断性刮宫术、妇科内镜检查技术、产前诊断技术及输卵管通畅检查技术。

在教材设计上，为积极响应国家教育数字化战略行动，本教材秉持"数字化、全面化、情境化、多场景应用"的核心理念，深入临床广泛调研，召开专题讨论，精准分析临床护理岗位中妇产科护理工作特点，科学确定了妇产科护理典型操作模块。以夯实理论知识为基础，遵循逐步递进的教学原则，精心设置了学习目标、案例导入、操作步骤、简易操作流程图、注意事项、相关知识、操作考核评分标准、测试题等多个版块，旨在全面提升学生对基础知识的掌握程度，并鼓励他们在技能上早体验、早实践，从而全面提升其综合能力与职业素养。本教材精编了最新的临床教学配套视频，深入三甲医院临床真实场景，采用真人实景操作，结合项目教学法、讨论法、观摩法、练习法、情景教学法等多种教学方法，使学生能够在高度仿真的临床环境中学习与实践。此外，我们还增加了丰富的OSCE题库，通过高度模拟真实临床情景，进一步巩固学生的专业知识与实践技能。

本教材理论充实、操作全面、技能规范、精炼实用，不仅适合高等医学院校护理、助产等专业学生，也适合临床护理工作者及教师作为参考教材。

我们衷心感谢各位领导及专家在本教材的编写与出版过程中给予的悉心指导与无私帮助，也感谢所有参与者的辛勤付出与卓越贡献。

尽管我们在编写过程中力求严谨，但仍难免存在疏漏与不足之处，恳请广大读者批评指正。

编　者

2024年6月

目　录

上　篇

下 篇

上　篇

第一章　妊娠期妇女护理技术

学习目标

　　知识目标：1. 掌握健康史采集内容和方法。

　　　　　　　2. 熟悉妊娠期检查的内容和方法。

　　　　　　　3. 了解妇产科护理记录的形式和内容。

　　能力目标：1. 能运用沟通技巧采集准确、完整的健康史。

　　　　　　　2. 能采用适宜的专科检查技术为孕妇进行健康评估。

　　素质目标：具备良好的职业素养，尊重关心孕妇，保护孕妇的隐私。

　　妊娠期妇女护理技术是对孕妇、胎儿、胎盘及胎儿成熟度进行监测，以保障孕妇及胎儿的健康，及早发现高危妊娠，预防妊娠并发症的发生。本章实训项目包括：孕妇健康史资料采集、宫底高度和腹围测量、腹部四步触诊、骨盆外测量、胎心音听诊、胎心监护。

第一节　孕妇健康史资料采集技术

> **导入情境与思考**
>
> 　　某女士，25岁，平素月经规律，现停经8周，自测早孕反应阳性，来院进行首次检查。
> **请思考：**
> **1.** 该女士的健康史采集内容应包括哪几个方面？
> **2.** 结合该女士的情况，需要进一步做哪些检查？

　　健康史采集是护理评估的第一步，也是护患沟通、建立良好护患关系的重要时机，要重视沟通技巧的培养。

一、适应证

1. 孕妇首次就诊。

2. 孕妇建立档案时。

3. 孕妇住院时或者外院转诊时。

二、禁忌证

无绝对禁忌证。

三、操作步骤

（一）评估

　　1. 孕妇评估　了解孕妇信息，包括年龄、孕产史、孕周、体重增长情况等，注意孕妇心理状况及合作程度；解释操作目的，嘱孕妇排空膀胱。

2. 用物评估　准备好记录用的笔和纸。

3. 环境评估　环境是否舒适、安全，能否保护孕妇隐私；光线是否充足。

4. 操作者评估　着装整齐，洗手（并温暖双手）。

（二）操作

向孕妇介绍自己，护士和蔼的态度、亲切的语言可以增加孕妇的安全感和信任度。选择安静、舒适的就诊环境，查阅孕妇的产检本，核对孕妇基本信息，再次核实孕周。病史采集内容包括以下内容。

1. 一般项目　包括姓名、年龄、婚姻、籍贯、职业、民族、教育程度、宗教信仰、住址等。

2. 主诉　了解孕妇就诊的主要问题，主要症状（或体征）及其出现的时间、持续时间和应对方式。主诉应简明扼要，一般不超过20字，需要护士归纳总结和提炼。常见的就诊问题有停经、停经后阴道流血、下腹部疼痛、胎心异常、胎动异常、羊水量异常等。

3. 现病史　了解本次妊娠经过及妊娠相关疾病（症状）发生的时间、原因、可能的诱因、疾病发展经过、诊疗经过、采取的护理措施及效果。按照时间先后顺序进行询问。

4. 月经史　包括初潮年龄、月经周期、经期的持续时间、经量及经期伴随症状等。可以简写为初潮年龄$\frac{经期}{月经周期}$，如15岁初潮，月经周期为28天，经期持续5天，可以简写为$15\frac{5}{28}$。常规询问末次月经、经量和持续时间。了解有无经前期不适及痛经，若有月经期腹痛，还应询问疼痛部位、性质、程度、起始时间和消失时间。

5. 婚育史　了解结婚年龄、婚次、男方健康情况，是否近亲结婚、同居情况、双方性功能、性病史。生育情况包括足月产、早产、流产次数及现存子女数，以4个阿拉伯数字顺序表示。可简写为：足-早-流-存，如足月产1个、早产1个、流产1次、现存子女2个，可以记录为1-1-1-2；也可以用孕m产n来表现孕产次，如记录为孕3产2（G_3P_2）。同时了解分娩方式、有无难产史、死胎死产史、新生儿出生情况、有无产后出血及产褥感染史，末次分娩或者流产的时间，采用的计划生育方式及效果。

6. 既往史　既往健康情况和患病情况。为防止遗漏，可按照全身各系统依次询问。若曾患某种疾病，应记录疾病名称、患病时间及诊疗转归。

7. 个人史　询问生活和居住情况、出生地和曾居住地区、个人自理程度、饮食、营养、睡眠、生活方式、卫生习惯等。了解与家人、他人的关系，有无烟酒嗜好及吸毒史。

8. 家族史　了解家庭成员包括父母、兄弟姊妹及子女的健康状况，询问家族成员有无遗传性疾病（如血友病、白化病等）、可能与遗传有关的疾病（如糖尿病、高血压、肿瘤等）、传染性疾病（如结核病、乙型肝炎等）及多胎或胎儿畸形分娩史。

四、简易操作流程

简易操作流程见图1-1-1。

五、注意事项

1. 健康史资料常常涉及个人隐私相关的内容，收集资料时可能会使孕妇感到害羞和不适，甚至不愿说出实情。通过有效的交流与沟通，增加孕妇的安全感和信任度，使采集的健康史完整、准确。

2. 在健康史采集过程中，护士要态度和蔼、语言亲切并通俗易懂，关心体贴和尊重孕妇，细致地询问和耐心倾听，并给予保守秘密的承诺。

3. 询问健康史应有目的性，切勿遗漏关键性的内容。可采用启发式提问，但应避免暗示和主观臆测。

4. 对急危重症孕妇，应快速采集可能威胁其生命安全的重要疾病病史，重点关注其生命体征和支持临床诊断的阳性体征，立即配合医生抢救，避免因采集健康史而贻误治疗。

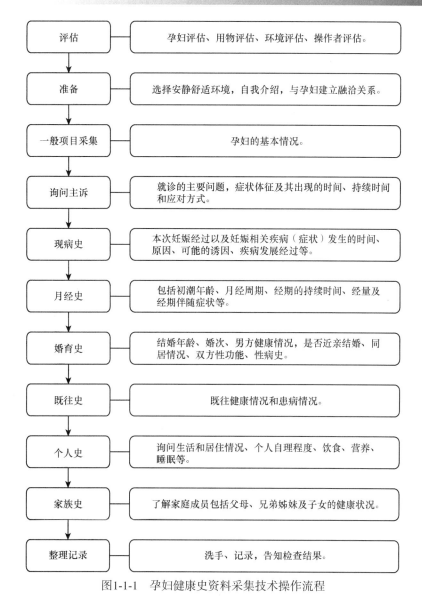

图1-1-1 孕妇健康史资料采集技术操作流程

5. 对不能口述的孕妇，可询问最了解其病情的家属或亲友，记录时备注健康史提供者与孕妇的关系。对外院转诊者，可索阅病情介绍，作为重要参考资料。

六、结局评价

1. 健康史采集过程注意沟通技巧和人文关怀；孕妇对健康史采集过程满意，无不适感受。

2. 健康史采集全面，通过对孕妇进行健康史采集，早期识别妊娠高危因素，能为孕妇进行个性化指导提供依据。

3. 根据健康史采集结果，对孕妇进一步开展身体、心理和社会评估，根据评估结果，进行综合分析判断，发现护理问题，提供相应的护理措施。

七、相关知识

（一）主诉

孕妇就诊的主要问题、主要症状（或体征）、出现的时间、持续时间和应对方式。主诉应简明扼要，通常不超过20字。主诉不是孕妇描述的一句话，需要妇产科护士按其症状及发生时间的顺序，将主诉归纳总结和提炼。产科常见的就诊问题有停经、停经后阴道流血和（或）下腹疼痛、胎动异常、胎心异常、羊水量异常等。如"停经38周，见红1周，阴道流液伴下腹部不规则腹痛2h"。

（二）现病史

了解本次妊娠经过，妊娠相关疾病（症状）发生的时间、原因、可能的诱因、疾病发展经过、诊疗经过、采取的护理措施及效果。按照时间先后顺序进行询问。此外还应了解孕妇的一般情况变化及心理反应，询问发病以来的食欲、大小便、体重、睡眠等的变化。

八、操作考核评分标准

操作考核评分标准见表1-1-1。

表1-1-1　孕妇健康史资料采集技术考核评分标准

考核内容			考核点及评分要求	分值	扣分	得分	备注
评估及准备（20分）	孕妇（6分）		1. 核对孕妇个人基本信息，评估孕周、了解妊娠经过、心理状态、合作程度	3			
			2. 向孕妇解释病史采集的重要性，消除紧张情绪，取得配合	3			
	环境（3分）		符合产前检查室要求：安静、保护孕妇隐私	3			
	操作者（9分）		1. 着装整洁、精神饱满、态度和蔼、语言亲切、通俗易懂、给予保守秘密的承诺	3			
			2. 掌握多种健康史采集方法如观察、交谈、倾听等，尽量采取启发式提问	3			
			3. 掌握良好的沟通技巧、熟练的专科检查技术、人文关怀能力	3			
	用物（2分）		用物准备齐全（少一个扣0.5分，扣完2分为止）；质量符合要求，按操作先后顺序放置	2			
知识与技能评价（80分）	实施（60分）	病史采集的内容（50分）	1. 自我介绍，做好解释工作，建立良好护患关系	5			
			2. 一般项目：姓名、年龄、婚姻、籍贯、职业、民族、教育程度、宗教信仰、住址等	5			
			3. 主诉：了解孕妇就诊的主要问题、主要症状、出现的时间、持续时间和伴随症状等	5			
			4. 现病史：本次妊娠经过，妊娠相关疾病（症状）发生的时间、原因、可能的诱因、疾病发展经过等	5			
			5. 月经史：包括初潮年龄、月经周期、经期的持续时间、经量及经期伴随症状等	5			
			6. 婚育史：结婚年龄、婚次、男方健康情况，是否近亲结婚、同居情况、双方性功能、性病史	5			
			7. 既往史：既往健康情况和患病情况	5			
			8. 个人史：询问生活和居住情况、个人自理程度、饮食、营养、睡眠等	5			
			9. 家族史：了解家庭成员包括父母、兄弟姊妹及子女的健康状况	5			
			10. 心理、社会状况评估	5			
		采集后处理（10分）	1. 对孕妇的配合进行感谢	3			
			2. 整理用物，做好记录	2			
			3. 清洁双手	1			
			4. 进行相关的健康指导，预约下次检查时间	4			

续表

考核内容		考核点及评分要求	分值	扣分	得分	备注
素养评价（20分）	病史采集全面准确（12分）	**1.** 有目的提问，切勿遗漏关键内容	4			
		2. 避免暗示和主观臆测	4			
		3. 危重孕妇，快速采集重要疾病病史，如不能口述则询问亲属	4			
	仪表规范度（4分）	着装规范、符合要求	4			
	沟通有效度（4分）	**1.** 语言亲切，态度和蔼，关爱孕妇	2			
		2. 健康指导内容和方式正确	2			
总分			100			

测试题

1. 对于危重孕妇入院时病史采集的内容不包括（　　）

A. 重要疾病病史　　　　　　**B.** 生命体征　　　　　　　　**C.** 阳性体征

D. 阳性的检查结果　　　　　**E.** 详细病史

2. 婚育史的主要内容不包括（　　）

A. 婚姻状况　　　　　　　　**B.** 结婚年龄　　　　　　　　**C.** 配偶健康状况

D. 末次月经时间　　　　　　**E.** 性生活情况

3. 某孕妇，护士询问其婚育史为足月产2次，无早产，流产3次，现存子女1人，护士应记录生育史为（　　）

A. 0-1-3-2　　　**B.** 2-0-3-1　　　**C.** 1-2-0-3　　　**D.** 2-3-1-0　　　**E.** 0-1-2-3

4. 主诉一般不超过多少个字（　　）

A. 10　　　　　**B.** 20　　　　　**C.** 30　　　　　**D.** 40　　　　　**E.** 50

5. 婚育史不包括以下哪项（　　）

A. 分娩方式　　　　　　　　**B.** 新生儿出生情况　　　　　**C.** 末次月经

D. 计划生育情况　　　　　　**E.** 现存子女数量

（刘　芬）

第二节　宫底高度和腹围测量技术

视频

> **导入情境与思考**
>
> 　某女士，已婚，29岁，孕2产1。平素月经规律，末次月经2022年3月4日。孕妇既往体健，否认高血压、心脏病、糖尿病及传染病史。2016年足月顺产一活女婴，体重4000g，无产后出血。孕妇现停经35周，孕妇担心胎儿体重过重，来门诊行产前检查。
>
> **请思考：**
>
> 　如何通过产前检查来估算胎儿体重？

　宫底高度（宫高）和腹围测量是产科常用的一种检查技术，通过宫底高度、腹围的测量可以了解胎儿宫内发育情况，同时可以通过宫底高度、腹围的测量值大概估算胎儿体重。宫底高度可以采用手或者软尺测量，腹围采用软尺测量。

一、适应证

孕中、晚期孕妇（通常在20周后）。

二、禁忌证

无绝对禁忌证，但对子宫敏感、晚期先兆流产或先兆早产者检查时务必轻柔。

三、操作步骤

（一）评估

1. 孕妇评估 了解孕妇信息，包括孕产史、孕周、体重增长情况等，注意孕妇心理状况及合作程度；解释操作目的，嘱孕妇排空膀胱。

2. 用物评估 准备一次性垫巾，并将它放在合适的位置。

3. 环境评估 环境是否舒适、安全，能否保护孕妇隐私；光线是否充足。

4. 操作者评估 着装整齐，洗手（并温暖双手），戴口罩。

（二）准备

1. 自身准备 着装整齐、精神饱满、掌握与本操作相关的知识。

2. 用物准备 快速手消毒液、一次性垫巾、软尺、笔和纸。

（三）实施

1. 沟通 向孕妇解释本操作的目的、意义，消除孕妇紧张情绪，取得配合。

2. 测量宫底高度 嘱孕妇排空膀胱后取平卧位，操作者站在孕妇右侧并面向孕妇，检查子宫外形，判断子宫底位置；用软尺测量耻骨联合上缘中点至子宫底部最高点的距离即宫底高度。

3. 测量腹围 用软尺经肚脐绕腹部1周，测量1周的长度即腹围。

4. 协助孕妇取安全、舒适体位，整理床单位。

5. 测量结果记录在孕妇保健手册上，与孕周标准相对照。

6. 进行相应的健康教育指导。

四、简易操作流程

简易操作流程见图1-2-1。

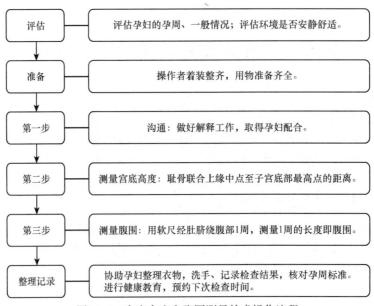

图1-2-1 宫底高度和腹围测量技术操作流程

五、注意事项

1. 测量宫底高度和腹围一般从怀孕20周开始，每4周测量1次，28~35周每2周测量1次，36周后每周测量1次，以观察胎儿发育与孕周是否相符。

2. 测量腹围时不要勒得太紧，测量腹围的时间与测量宫底高度的时间须相同，测量结果及时记录，如发现增长过快或过缓，则应考虑是否羊水过多或胎儿发育迟缓。

3. 测量者动作轻柔，避免刺激引起宫缩。

4. 测量宫底高度和腹围时，孕妇取平卧位进行测量。测量结果用cm表示。

六、结局评价

1. 孕妇对检查过程满意，无不适感受。

2. 检查结果与实际情况相符，能通过宫底高度、腹围的测量来预测胎儿宫内发育迟缓或者羊水过多等情况。

3. 孕妇明确注意事项及下次产检时间。

七、相关知识

1.宫底高度　是耻骨联合上缘中点到子宫底部最高点的距离，它反映子宫纵径长度。

2.腹围　是经肚脐绕腹一周的长度，它能反映子宫的横径和前后径的大小。

八、操作考核评分标准

操作考核评分标准见表1-2-1。

表1-2-1　宫底高度和腹围测量技术考核评分标准

考核内容			考核点及评分要求	分值	扣分	得分	备注
知识与技能评价（80分）	评估及准备（20分）	孕妇（9分）	1. 核对孕妇个人信息，评估孕周、腹形、腹壁张力，了解妊娠经过、心理状态、合作程度	3			
			2. 向孕妇解释检查目的和配合方法，消除孕妇紧张情绪，取得配合	3			
			3. 嘱孕妇排空膀胱	3			
		环境（3分）	符合产前检查室要求：安静、保护孕妇隐私	3			
		操作者（5分）	1. 着装整洁、精神饱满、掌握与操作相关的知识	3			
			2. 修剪指甲，七步洗手法洗手（口述）	2			
		用物（3分）	用物准备齐全（少一个扣1分，扣完3分为止）；质量符合要求，按操作先后顺序放置	3			
	实施（60分）	核对并摆体位（10分）	1. 再次核对孕妇信息，解释并取得配合	2			
			2. 拉上床帘或屏风遮挡，注意保暖，并保护孕妇隐私	4			
			3. 孕妇取仰卧位	4			
		宫底高度腹围的测量（40分）	1. 操作者站于孕妇右侧并面向孕妇，检查子宫外形，判断宫底位置	5			
			2. 暴露孕妇腹部，测量时避免衣物包裹，导致测量数值不准确	5			
			3. 用软尺测量耻骨联合上缘中点到子宫最高点的距离，即宫底高度	15			
			4. 用软尺经肚脐绕腹部1周，测量1周的长度即腹围	15			

考核内容			考核点及评分要求	分值	扣分	得分	备注
知识与技能评价（80分）	实施（60分）	操作后处理（10分）	1. 协助孕妇穿好衣裤后缓慢坐起，询问感受	3			
			2. 整理用物，做好记录	2			
			3. 消毒双手	1			
			4. 告知检查结果并记录，进行相关的健康指导，预约下次检查时间	4			
素养评价（20分）	操作规范度（8分）		1. 操作规范，动作熟练、轻柔，测量结果准确	4			
			2. 在规定时间内完成，每超过1min扣1分，扣完4分为止	4			
	仪表规范度（8分）		1. 着装规范、符合要求	4			
			2. 举止大方、无多余动作	4			
	沟通有效度（4分）		1. 语言亲切，态度和蔼，关爱孕妇	2			
			2. 健康指导内容和方式正确	2			
总分				100			

测试题

1. 关于宫底高度和腹围的测量正确的是（　　）

A. 应嘱孕妇排空膀胱，取侧卧位

B. 皮尺绕腹一周为腹围

C. 皮尺一端放在耻骨联合下缘中点，另一端贴腹壁沿子宫弧度到子宫底最高点为宫底高度

D. 测量腹围时勒紧一些，做到准确无误

E. 从怀孕20周开始测量宫底高度和腹围，每4周1次

2. 宫底高度、腹围测量是用来评估什么方面的问题（　　）

A. 胎儿体重　　　**B.** 胎儿发育情况　　　**C.** 孕妇体重　　　**D.** 孕妇心率　　　**E.** 胎儿身高

3. 宫底高度、腹围测量常用的工具是（　　）

A. 放射线　　　**B.** 血压计　　　**C.** 皮尺　　　**D.** 骨盆测量器　　　**E.** 胎心听诊器

4. 通常情况下，孕妇的宫底高度与胎龄之间的关系是（　　）

A. 成正比　　　**B.** 成反比　　　**C.** 无关　　　**D.** 随机　　　**E.** 倍数关系

5. 宫底高度与腹围可以帮助判断胎儿什么问题（　　）

A. 先天性心脏病　　　**B.** 糖尿病　　　**C.** 生长迟缓　　　**D.** 白内障　　　**E.** 发育异常

（刘　芬）

第三节　腹部四步触诊技术

视频

导入情境与思考

　　某女士，28岁，孕2产0。平素月经规律，末次月经2019年6月4日。停经40余天出现恶心、嗜睡、乏力、食欲减退等早孕反应，停经3个月后症状消失，停经4个月时感胎动。孕妇现停经25周，来门诊行产前检查。

　　请思考：

　　如何判断该孕妇的胎位是否正常？

　　四步触诊是产科常用的一种检查技术，用于判定子宫大小、胎产式、胎先露、胎方位及胎先露是否衔接。

一、适应证

孕中、晚期孕妇（通常在24周后）。

二、禁忌证

无绝对禁忌证。

三、操作步骤

（一）评估

1. 孕妇评估　了解孕妇信息，包括年龄、孕产史、孕周、体重增长情况等，注意孕妇心理状况及合作程度；解释操作目的，嘱孕妇排空膀胱。

2. 用物评估　准备一次性垫巾，并将它放在合适的位置。

3. 环境评估　环境是否舒适、安全，能否保护孕妇隐私；光线是否充足。

4. 操作者评估　着装整齐，洗手（并温暖双手），戴口罩。

（二）操作

1. 核对孕妇信息，再次核对孕周；孕妇排尿后协助其仰卧在检查床上，头部稍垫高，暴露腹部，双腿自然略屈曲，稍分开，使腹部放松。检查者站在孕妇的右侧，面向孕妇头端。

2. 第一步，检查者双手置于子宫底部，了解子宫外形并摸清子宫底高度，估计胎儿大小与妊娠周数是否相符。然后以双手指腹相对轻推，判断子宫底部的胎儿部分，若为胎头，则硬而圆且有浮球感；若为胎臀，则软而宽且形状略不规则（图1-3-1）。

3. 第二步，确定胎产式后，检查者两手掌分别置于腹部左右侧，轻轻深按进行检查。触到平坦饱满部分为胎背，并确定胎背向前、向侧方或向后。触到可变形的高低不平部分为胎儿肢体，有时能感到胎儿肢体在活动（图1-3-2）。

4. 第三步，检查者右手拇指与其他4指分开，置于骨盆入口上方握住胎先露部，进一步检查胎先露部是胎头或胎臀，左右推动以确定是否衔接。若胎先露部仍可以左右移动，表示尚未衔接入盆；若不能被推动，则表示已衔接（图1-3-3）。

5. 第四步，检查者面向孕妇足端，左右手分别置于胎先露部的两侧，沿骨盆入口向下深按，进一步核实胎先露部的诊断是否正确，并确定胎先露部的入盆程度。先露为胎头时，一手能顺利进入骨盆入口，另一手则被胎头隆起部阻挡，该隆起部为胎头隆突。枕先露时，胎头隆突为额骨，与胎儿肢体同侧；面先露时，胎头隆突为枕骨，与胎背同侧（图1-3-4）。

6. 协助孕妇整理衣物，并扶其下检查床。

7. 整理用物，洗手，记录。

8. 告知孕妇检查结果及注意事项，并预约下次产检时间。

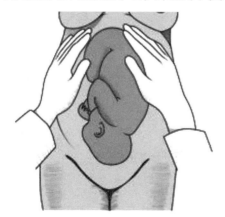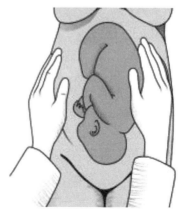

图1-3-1　四步触诊第一步　　　　　图1-3-2　四步触诊第二步

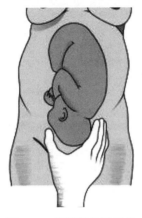 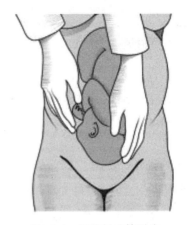

图1-3-3　四步触诊第三步　　　　图1-3-4　四步触诊第四步

四、简易操作流程

简易操作流程见图1-3-5。

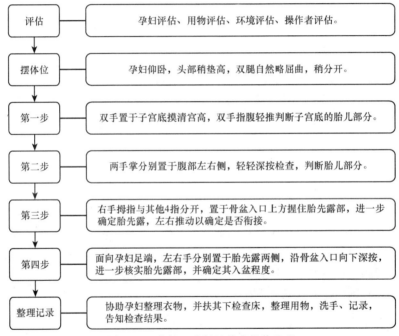

评估	孕妇评估、用物评估、环境评估、操作者评估。
摆体位	孕妇仰卧，头部稍垫高，双腿自然略屈曲，稍分开。
第一步	双手置于子宫底摸清宫高，双手指腹轻推判断子宫底的胎儿部分。
第二步	两手掌分别置于腹部左右侧，轻轻深按检查，判断胎儿部分。
第三步	右手拇指与其他4指分开，置于骨盆入口上方握住胎先露部，进一步确定胎先露，左右推动以确定是否衔接。
第四步	面向孕妇足端，左右手分别置于胎先露两侧，沿骨盆入口向下深按，进一步核实胎先露部，并确定其入盆程度。
整理记录	协助孕妇整理衣物，并扶其下检查床，整理用物，洗手、记录，告知检查结果。

图1-3-5　腹部四步触诊技术操作流程

五、注意事项

1. 注意保护孕妇隐私，气温低时注意保暖。

2. 检查的位置注意保持正确。始终立于孕妇右侧，第一步至第三步面向孕妇头端，最后一步面向孕妇的足端。

3. 动作轻柔，注意子宫敏感度，随时注意观察孕妇表情。

4. 对子宫敏感、晚期先兆流产或先兆早产者检查时务必轻柔，并且需避开宫缩时间，尽量减少检查的时间和次数，对足月已经有宫缩者，应在宫缩间歇期检查。

六、结局评价

1. 孕妇对检查过程满意，无不适感受。

2. 孕妇知道胎先露、胎方位、胎头是否衔接。

3. 孕妇明确注意事项及下次产检时间。

七、相关知识

1. 胎方位　胎儿先露部指示点与母体骨盆的关系：枕先露以枕骨、面先露以颏骨、臀先露以骶骨、肩先露以肩胛骨为指示点。每个指示点与母体骨盆入口左、右、前、后、横的不同位置构成不同胎方位。

2. 胎先露　胎儿最先进入部分与骨盆入口的关系。分头先露、臀先露或肩先露。

3. 胎产式　胎儿纵轴与母体纵轴的关系。分纵产式、斜产式或横产式。

4. 衔接　指胎儿先露部最宽的径线（头先露是双顶径，臀先露是坐骨结节间径）通过骨盆入口平面。如头先露，胎头颅骨最低点达到或低于坐骨棘水平为衔接。

5. 各妊娠月份子宫底高度　12周末在耻骨联合上2~3横指；16周末在脐耻之间；20周末在脐下1横指；24周末在脐上1横指；28周末在脐上3横指；32周末在脐与剑突之间；36周末在剑突下2横指；40周末在脐与剑突之间或略高。

6. 有经验的产科医生可通过四步触诊估算胎儿重量及胎位是否正常。

八、知识拓展

经典四步触诊法又称为 Leopold手法（four maneuvers of Leopold），由德国妇产科医生 Leopold 的老师Carl Siegmund Franz Crede 提出，最早见于1892年的德文教材《助产术与助产士》中。Leopold 手法广泛应用于妇产科临床，同时一些医生在临床实践中不断对其进行改进。Pierre Budin（法国产科医生）改进了 Leopold 手法第二步，称为 Budin手法，是为了精确判断胎背方位而进行轻微调整。Karel Pawlík（捷克妇产科医生）根据头先露的情况改进了Leopold手法第三步，称为 Pawlík握法（Pawlík's grip）。Wilhelm Zangemeister（俄国妇产科医生）结合Pawlík握法第一步及Budin 手法，发明了 Zangemeister 握法，有助于判断胎儿头部位置和骨盆不相称，也被称为 Leopold 手法第五步。近年，Sharma（印度妇产科医生）针对横产式或斜产式改进了 Leopold 手法，通过检查者在不同方位的腹部触诊，创立了 Sharma 四步手法。

九、操作考核评分标准

操作考核评分标准见表1-3-1。

表1-3-1　腹部四步触诊技术考核评分标准

考核内容			考核点及评分要求	分值	扣分	得分	备注
知识与技能评价（80分）	评估及准备（20分）	孕妇（8分）	1. 核对孕妇个人信息，了解妊娠情况、心理状态、合作程度	3			
			2. 向孕妇解释检查目的和配合方法	3			
			3. 嘱孕妇排空膀胱	2			
		环境（3分）	符合产前检查室要求	3			
		操作者（4分）	1. 着装整洁	2			
			2. 修剪指甲，七步洗手法洗手（口述）	2			
		用物（5分）	用物准备齐全（少一个扣1分，扣完5分为止）；质量符合要求，按操作先后顺序放置	5			
	实施（60分）	核对并摆体位（4分）	1. 拉上布帘或屏风遮挡，再次核对信息	2			
			2. 孕妇体位符合检查要求	2			
		第一步手法（10分）	1. 检查方法正确，动作轻柔	6			
			2. 胎头与胎臀判断正确	4			
		第二步手法（12分）	1. 检查方法正确，动作轻柔	6			
			2. 胎背与肢体位置判断正确	6			

续表

考核内容			考核点及评分要求	分值	扣分	得分	备注
知识与技能评价（80分）	实施（60分）	第三步手法（12分）	1. 检查方法正确，动作轻柔	6			
			2. 胎先露部位及衔接情况判断正确	6			
		第四步手法（12分）	1. 检查方法正确，动作轻柔	6			
			2. 核实胎先露部位，判定胎先露部入盆程度正确	6			
		操作后处理（10分）	1. 协助孕妇穿好衣裤后缓慢坐起，询问感受	3			
			2. 整理用物、消毒双手	2			
			3. 做好记录	1			
			4. 告知检查结果，健康教育正确，预约下次检查时间	4			
素养评价（20分）	操作规范度（8分）		1. 操作规范，动作熟练、轻柔，测量结果准确	4			
			2. 在规定时间内完成，每超过1min扣1分，扣完4分为止	4			
	仪表规范度（8分）		1. 着装规范、符合要求	4			
			2. 举止大方、无多余动作	4			
	沟通有效度（4分）		1. 语言亲切，态度和蔼，关爱孕妇	2			
			2. 健康指导内容和方式正确	2			
总分				100			

测试题

1. 腹部四步触诊第二步手法正确的是（　　）

A. 孕妇应该排空膀胱取左侧位　　　　　　　**B.** 检查者立于孕妇左侧

C. 检查者双手指置于孕妇腹部一侧　　　　　**D.** 双手同时轻推和深按

E. 若孕妇有不适要减轻按压幅度

2. 对孕妇进行腹部检查时应注意（　　）

A. 检查者立于孕妇左侧

B. 先听取胎心再进行四步触诊

C. 当触诊过程中出现宫缩，要暂停触诊

D. 对前置胎盘的孕妇禁做四步触诊，只测量子宫底高度、腹围

E. 孕28周前不能做四步触诊

3. 四步触诊法检查的内容不包括（　　）

A. 子宫底高度　　　**B.** 宫缩频率　　　**C.** 胎产式　　　**D.** 胎先露　　　**E.** 胎先露衔接情况

4. 四步触诊法一般于妊娠多少周后进行（　　）

A. 36周　　　　　**B.** 32周　　　　　**C.** 28周　　　　　**D.** 24周　　　　　**E.** 20周

5. 有关产科的四步触诊法，错误的一项是（　　）

A. 第一步手法判断宫底部的胎儿部分

B. 第二步手法判断胎背及胎儿肢体在母体的位置

C. 第三步手法确定先露部是否衔接

D. 第四步检查者面向孕妇头部核对先露部入盆的程度

E. 用以了解子宫的大小、胎先露、胎方位等

（赵琼兰　　唐桂丹）

第四节　骨盆外测量技术

> **导入情境与思考**
>
> 　　某女士，27岁，已婚，因"孕1产0，妊娠28周"来门诊常规产检。查体：身高158cm，体重60kg，T 36.7℃，BP 134/82mmHg，P 80次/分，R 19次/分，腹围87cm，宫高26cm，胎方位LOA，胎心140次/分，双下肢脚踝有轻微水肿。辅助检查：Hb 98g/L，OGTT结果正常。既往体健，孕前体重55kg。
>
> 　　**请思考：**
>
> 　　为判断该孕妇能否经阴道分娩，该做什么检查？

　　骨盆大小及其形状对分娩有直接影响，是决定胎儿能否经阴道分娩的重要因素。骨盆测量是产科常用的一种检查技术，骨盆测量的方法包括骨盆外测量和骨盆内测量两种。

　　骨盆外测量包括髂棘间径、髂嵴间径、骶耻外径、坐骨结节间径和耻骨弓角度5条径线的测量。通过骨盆外测量可以间接判断骨盆大小及其形状。此法操作简便，常用骨盆测量器进行测量。

一、适应证

　　孕期不需要常规进行骨盆外测量。对于阴道分娩者，妊娠晚期可测量出口径线。

二、禁忌证

　　无绝对禁忌证。

三、操作步骤

（一）评估

　　1. 孕妇评估　了解孕妇信息，包括年龄、病史、孕产史、孕周、体重增长情况等，注意孕妇心理状况及合作程度；观察孕妇走路的姿势及体态，是否出现两侧下肢不对称的问题；嘱咐孕妇排空膀胱。

　　2. 用物评估　准备治疗车、医嘱卡、骨盆测量器、手消毒液、毛巾、一次性床单。

　　3. 环境评估　环境是否舒适、安全，能否保护孕妇隐私；光线是否充足。

　　4. 操作者评估　着装整齐，洗手（并温暖双手），戴口罩。

（二）操作

　　1. 再次核对孕妇信息，核对孕周；拉上屏风遮挡；垫毛巾于检查床上，协助孕妇仰卧在检查床上，双腿伸直，双手平放于身体两侧。

　　2. 髂棘间径测量　触清两侧髂前上棘，检查者两手分别将骨盆测量器两端放于两侧髂前上棘外缘，测量两髂前上棘外缘间的距离，读取值，正常值为23～26cm。

　　3. 髂嵴间径测量　触清两侧髂嵴，测量两侧髂嵴外缘间的最宽距离，读取值并判断是否正常，正常值为25～28cm（图1-4-1）。

　　4. 协助孕妇取左侧卧位　左腿屈曲，右腿伸直。

　　5. 骶耻外径测量　测量第5腰椎棘突下至耻骨联合上缘中点的距离，正常值为18～20cm。第5腰椎棘突下相当于米氏菱形窝的上角，或相当于两髂嵴后连线中点下1～1.5cm处。此径线可间接推测骨盆入口前后径的长度，是骨盆外测量中最重要的径线。骶耻外径与骨质厚薄有关，骶耻外径值减去1/2的尺桡周径（围绕右侧尺骨茎突及桡骨茎突测得的前臂下缘周径值，即相当于骨盆入口前后径值（图1-4-2）。

　　6. 孕妇取仰卧位　两腿向腹部屈曲，双手抱双膝。

7. 坐骨结节间径测量　测量两坐骨结节内侧缘的距离（图1-4-3），正常值为8.5～9.5cm，平均值为9cm。亦可用检查者的手拳测量，若此径线能容纳成人横置手拳则属正常。此径线直接测出骨盆出口横径长度。如出口横径小于8cm，应进一步测量出口后矢状径。

8. 耻骨弓角度测量　检查者两手拇指指尖斜着对拢，放于耻骨联合下缘，左右两拇指平放在耻骨降支上面，测量两拇指间的角度即为耻骨弓角度。正常值为90°，小于80°为异常。耻骨弓角度可反映骨盆出口横径的宽度。

9. 协助孕妇整理衣物，并扶其下检查床。

10. 整理用物，洗手，记录。

11. 告知孕妇检查结果及注意事项，并预约下次产检时间。

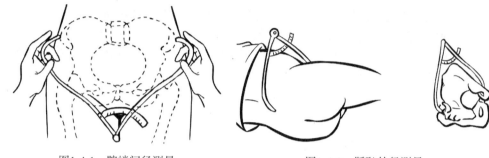

图1-4-1　髂嵴间径测量　　　　　　　　　　图1-4-2　骶耻外径测量

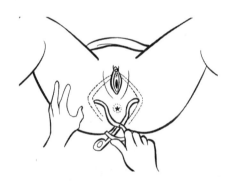

图1-4-3　坐骨结节间径测量

四、简易操作流程

简易操作流程见图1-4-4。

五、注意事项

1. 注意保护孕妇隐私，气温低时注意保暖。

2. 检查位置正确。操作时立在孕妇右侧。

3. 动作轻柔，测量方法正确，读数准确，随时注意观察孕妇表情。

六、结局评价

1. 孕妇对检查过程满意，无不适感受。

2. 孕妇清楚自己各骨盆外径线是否正常。

3. 孕妇明确注意事项及下次产检时间。

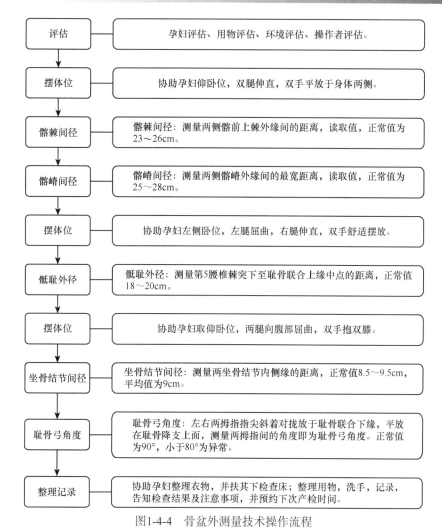

图1-4-4　骨盆外测量技术操作流程

七、操作考核评分标准

操作考核评分标准见表1-4-1。

表1-4-1　骨盆外测量技术考核评分标准

考核内容			考核点及评分要求	分值	扣分	得分	备注
知识与技能评价（80分）	评估及准备（20分）	孕妇（8分）	**1.** 核对孕妇个人信息，了解妊娠情况、心理状态、合作程度	3			
			2. 向孕妇解释检查目的和配合方法	3			
			3. 嘱孕妇排空膀胱	2			
		环境（3分）	符合产前检查室要求	3			
		操作者（4分）	**1.** 着装整洁	2			
			2. 修剪指甲，七步洗手法洗手（口述）	2			
		用物（5分）	用物准备齐全（少一个扣1分，扣完5分为止）；质量符合要求，按操作先后顺序放置	5			
	实施（60分）	核对并摆体位（5分）	**1.** 拉上布帘或屏风遮挡，再次核对信息	2			
			2. 孕妇体位符合检查要求	3			
		髂棘间径测量手法（9分）	**1.** 检查方法正确，动作轻柔	5			
			2. 髂棘间径正常值判断正确	4			

续表

考核内容			考核点及评分要求	分值	扣分	得分	备注
知识与技能评价（80分）	实施（60分）	髂嵴间径测量（9分）	1. 检查方法正确，动作轻柔	5			
			2. 髂嵴间径正常值判断正确	4			
		骶耻外径测量（9分）	1. 检查方法正确，动作轻柔	5			
			2. 骶耻外径正常值判断正确	4			
		坐骨结节间径测量（9分）	1. 检查方法正确，动作轻柔	5			
			2. 坐骨结节间径正常值判断正确	4			
		耻骨弓角度测量（9分）	1. 检查方法正确，动作轻柔	5			
			2. 耻骨弓角度测量正常值判断正确	4			
		操作后处理（10分）	1. 协助孕妇穿好衣裤后缓慢坐起，询问感受	3			
			2. 整理用物、消毒双手	2			
			3. 做好记录	1			
			4. 告知检查结果，健康教育正确，预约下次检查时间	4			
素养评价（20分）	操作规范度（8分）		1. 操作规范，动作熟练、轻柔，测量结果准确	4			
			2. 在规定时间内完成，每超过1min扣1分，扣完4分为止	4			
	仪表规范度（8分）		1. 着装规范、符合要求	4			
			2. 举止大方、无多余动作	4			
	沟通有效度（4分）		1. 语言亲切，态度和蔼，关爱孕妇	2			
			2. 健康指导内容和方式正确	2			
总分				100			

测试题

1. 骨盆外测量中反映骨盆出口横径宽度的是（　　）

A. 髂嵴间径　　　　　　　　**B.** 髂棘间径　　　　　　　　**C.** 坐骨结节间径

D. 耻骨弓角度　　　　　　　**E.** 出口后矢状径

2. 骨盆外测量各条径线的正常值，正确的是（　　）

A. 骶耻外径16～20cm　　　　**B.** 髂棘间径23～26cm　　　　**C.** 出口后矢状径8～9cm

D. 髂嵴间径24～28cm　　　　**E.** 坐骨结节间径8～10cm

3. 骨盆外测量主要测量哪些径线（多选）（　　）

A. 髂棘间径　　　**B.** 髂嵴间径　　　**C.** 骶耻外径　　　**D.** 坐骨棘间径　　　**E.** 坐骨结节间径

（霍　依）

第五节　胎心音听诊技术

视频

导入情境与思考

　　某女士，27岁，已婚，孕1产0，孕28周。孕妇现感胎动减弱来门诊行产前检查。查体：身高165cm，体重70kg，T 36.8℃，BP 130/80mmHg，P 88次/分，R 20次/分，腹围86cm，宫高25cm，胎方位LOA。辅助检查：Hb 95g/L，OGTT结果正常。既往体健，孕前体重65kg。

请思考：

1. 如何对该孕妇进行胎心监测？

2. 胎心监测的注意事项有哪些？

3. 异常胎心音可能的原因及处理措施有哪些？

胎心音就是胎儿的心跳声。胎儿心率受交感神经和副交感神经调节，通过听胎心音可以了解胎动、宫缩时胎儿的反应，以推测宫内胎儿有无缺氧。妊娠12周，用多普勒胎心监护仪经孕妇腹壁能探到胎心音，妊娠18～20周，用普通听诊仪经孕妇腹部可听到胎心音，胎心音呈双音，第一音与第二音接近，像钟表的"滴答声"。正常的胎心音应为每分钟110～160次。胎心异常主要分为：胎心加快及胎心减慢。

一、适应证

孕中、晚期孕妇（通常在20周后）。

二、禁忌证

无绝对禁忌证。

三、操作步骤

（一）评估

1. 孕妇评估　了解孕妇信息，包括年龄、孕产史、孕周、体重增长情况等，注意孕妇心理状况及合作程度；解释操作目的，嘱孕妇排空膀胱。

2. 用物评估　准备多普勒胎心监护仪、医用超声耦合剂（简称耦合剂）、卫生纸、纱布、一次性床单等。

3. 环境评估　环境是否舒适、安全，能否保护孕妇隐私；光线是否充足。

4. 操作者评估　着装整齐，洗手（并温暖双手），戴口罩。

（二）操作

1. 摆体位　取仰卧位，双腿伸直，协助孕妇解松裤带，暴露腹部。

2. 打开多普勒胎心监护仪开关，判断正确的胎背位置，并在腹壁听诊部位涂抹适量耦合剂。

3. 用多普勒胎心监护仪听诊胎心音，数1min，注意胎心频率、节律、强弱。

4. 用卫生纸擦净孕妇皮肤残留耦合剂，用纱布擦净多普勒胎心听诊探头。

5. 告知孕妇结果、整理用物。

6. 洗手、记录、签名。

四、简易操作流程

简易操作流程见图1-5-1。

五、注意事项

1. 注意保暖和遮挡孕妇。

2. 监测胎心音应注意准确性。

3. 注意胎心音的节律，胎心音低于100次/分，应与脉搏、腹主动脉音相鉴别；高于160次/分，应询问或触摸孕妇腹部有无宫缩、胎动，如有上述情况等宫缩间歇或胎动停止后再测胎心音。

4. 测胎心时询问孕妇胎动及宫缩情况，告诉孕妇如有临产先兆、胎膜早破、胎动异常随时通知医护人员。

5. 对子宫敏感、晚期先兆流产或先兆早产者检查时务必轻柔，并且需避开宫缩时间，尽量减少检查的时间和次数，对足月已经有宫缩者，应在宫缩间歇期检查。

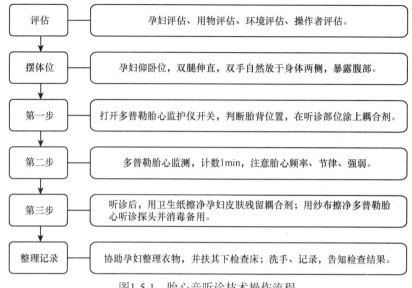

图1-5-1　胎心音听诊技术操作流程

六、结局评价

1. 听诊位置正确，了解胎儿胎心音节律。

2. 孕妇了解胎儿在宫内安全，无焦虑与恐惧。

3. 孕妇对检查过程满意，无不适感受。

七、相关知识

（一）胎心音听诊部位

1. 妊娠13～15周　孕妇子宫刚出盆腔进入腹腔，此时进行胎心音听诊的位置多数围绕在耻骨弓上方1～3横指，此时通过普通的听诊器一般听不到，需要进行超声检查。

2. 妊娠20周左右　需在脐耻之间听诊，即肚脐和耻骨联合连线中点的位置。

3. 妊娠30周以后　进行胎心音听诊时需根据胎位判断最佳听诊位置，如果是头位，胎心音的听诊一般在肚脐水平偏下2～3横指，偏左或偏右，从胎儿的胎背侧听诊胎心音将会更为清晰，胎盘杂音、脐带血循环杂音相对而言也都会更轻，因此在进行胎心音听诊时，应尽量寻找胎背比较平滑、比较规整的位置进行听诊。如果是臀位，胎心音的听诊应在肚脐水平或偏上一点，再偏上一横指，仍然需要寻找胎背，一般在母体的脐水平左侧或右侧进行听诊最为清晰。

4. 头位和臀位也会影响胎心的位置，头位时胎心在脐下左侧或右侧，臀位时胎心在脐上左侧或右侧。

（二）胎心音监测意义

超过160次/分应当警惕缺氧等，低于100次/分更危险。如胎儿缺氧，先是心跳加快，而后逐步变慢，可能的原因是胎盘异常或脐带异常。其他常见的异常因素如下。

1. 母体因素　孕（产）妇高危因素有胎膜早破、前置胎盘、重度子痫前期、羊水量异常、高龄、胎盘气体交换障碍等。

2. 胎儿因素　包括脐带缠绕、扭转、打结，羊水Ⅱ～Ⅲ度粪染等。

（三）异常胎心音的处理

若孕妇在家中监测胎心出现异常情况，应及时就医进行检查；当孕妇做完胎心监测，护士应及时告知孕妇结果，结果在正常范围内告诉孕妇定期检查，结果异常应立即汇报主管医生并行超声检查进一步判断胎心异常原因。

八、知识拓展

电子胎心监护（electronic fetal monitoring，EFM）是指使用电子胎心监护仪对胎儿心跳进行连续观测和记录。EFM不仅可以连续观察并记录胎心率的动态变化，还可以了解胎动、宫缩与胎心的关系。EFM包括内、外监护两种形式。外监护是将宫缩描绘探头和胎心描绘探头直接放在孕妇的腹壁上。对于高危孕妇，电子胎心监护可从32周开始，但具体开始时间和频率应根据孕妇情况及病情，如病情需要，电子胎心监护最早可从进入围生期（妊娠28周）开始。

九、操作考核评分标准

操作考核评分标准见表1-5-1。

表1-5-1　胎心音听诊技术考核评分标准

考核内容			考核点及评分要求	分值	扣分	得分	备注
知识与技能评价（80分）	评估及准备（20分）	孕妇（8分）	1. 核对孕妇个人信息，了解妊娠情况、心理状态、合作程度	3			
			2. 向孕妇解释检查目的和配合方法	3			
			3. 嘱孕妇排空膀胱	2			
		环境（3分）	符合产前检查室要求	3			
		操作者（4分）	1. 着装整洁	2			
			2. 修剪指甲，七步洗手法洗手（口述）	2			
		用物（5分）	用物准备齐全（少一个扣1分，扣完5分为止）；质量符合要求，按操作先后顺序放置	5			
	实施（60分）	核对并摆体位（4分）	1. 拉上布帘或屏风遮挡，再次核对信息	2			
			2. 孕妇体位符合检查要求	2			
		第一步（10分）	1. 暴露腹部	4			
			2. 判断胎背的位置	6			
		第二步（12分）	1. 涂耦合剂于孕妇腹部皮肤上	6			
			2. 将听诊探头放在胎背处听诊	6			
		第三步（12分）	1. 听到钟表"嘀嗒"双音后，计数1min	6			
			2. 注意胎心的频率、节律、强弱	6			
		第四步（12分）	1. 告知胎心正常范围及结果	6			
			2. 擦去腹部及探头耦合剂	6			
		操作后处理（10分）	1. 协助孕妇穿好衣裤后缓慢坐起，询问感受	3			
			2. 整理用物、消毒双手	2			
			3. 做好记录	1			
			4. 告知检查结果，健康教育正确，预约下次检查时间	4			
素养评价（20分）	操作规范度（8分）		1. 操作规范，动作熟练、轻柔，测量结果准确	4			
			2. 在规定时间内完成，每超过1min扣2分，扣完4分为止	4			
	仪表规范度（8分）		1. 着装规范、符合要求	4			
			2. 举止大方、无多余动作	4			
	沟通有效度（4分）		1. 语言亲切，态度和蔼，关爱孕妇	2			
			2. 健康指导内容和方式正确	2			
总分				100			

测试题

1. 胎心率的正常范围是（　　）

A. 80～90次/分　　　　　　　B. 100～110次/分　　　　　　　C. 110～160次/分

D. 170～180次/分　　　　　　E. 80～100次/分

2. 关于胎心音听诊部位的描述正确的是（　　）

A. 头先露听诊在脐上　　　　　B. 臀先露听诊在脐下　　　　　　C. 24周前听不到胎心音

D. 听诊部位与胎先露无关　　　E. 肩先露听诊在脐周

3. 胎心音通常在孕多少周以后可以用多普勒听诊仪经腹壁听到（　　）

A. 10周　　　　B. 12周　　　　C. 14周　　　　D. 16周　　　　E. 18周

4. 妊娠24周以后，听胎心音最清楚的位置是（　　）

A. 胎体所在侧　　B. 胎背所在侧　　C. 胎胸所在侧　　D. 胎臀所在侧　　E. 胎腹所在侧

5. 胎儿心音描述恰当的是（　　）

A. 初孕妇在妊娠18～20周经腹壁可听及　　　　　B. 为单音

C. 妊娠24周后，在胎儿肢体侧听得最清楚　　　　D. 常伴有脐带杂音

E. 胎儿心率与孕妇心率近似

（霍　依）

第六节　胎心监护技术

视频

> **导入情境与思考**
>
> 　　某女士，37岁，孕3产0，妊娠34周，"因头晕、视物模糊2天"到产科门诊就诊。查体：身高156cm，体重80kg，血压160/108mmHg，双下肢水肿（+++），宫高31cm，腹围86cm，胎方位ROA，胎心145次/分。辅助检查：Hb 90g/L，蛋白尿（+++）。初中文化水平，孕前体重68kg，曾自然流产2次。
>
> 　　**请思考：**
>
> 　　对该孕妇及胎儿应进行哪些监护措施？

　　电子胎心监护（EFM）又称为胎心分娩力描记法（cardiotocography，CTG），不仅可以连续观察并记录胎心率的动态变化，还可以了解胎动、宫缩与胎心的关系。正确解读CTG图形对及时发现胎儿缺氧、预防死胎、减少新生儿缺氧和惊厥、减少新生儿酸中毒、防治脑性瘫痪的发生非常重要。

一、适应证

　　孕28周及以上的孕妇。

二、禁忌证

　　无绝对禁忌证。

三、操作步骤

（一）评估及准备

　　1. 孕妇评估　了解孕妇信息，包括年龄、孕产史、孕周、孕期检查情况、胎方位、进食情况等，注意孕妇心理状况及合作程度，有无情绪激动；解释操作目的，嘱孕妇排空膀胱；评估孕妇局部皮肤情况。

2. 用物评估　准备胎心监护仪（胎心仪性能良好）、耦合剂、一次性垫巾、手消毒液、纸等。

3. 环境评估　环境是否舒适、安全，能否保护孕妇隐私；光线是否充足；冬天注意保暖。

4. 操作者评估　着装整齐，洗手（并温暖双手），戴口罩。

（二）操作

1. 核对孕妇信息，简单自我介绍，再次核对孕周，询问孕期情况，介绍操作目的，告知孕妇操作中可能存在的不适，取得孕妇的配合。

2. 孕妇排尿后，协助摆体位，15°斜坡位，左侧30°，暴露腹部（剑突下至耻骨联合上方）。

3. 检查监护仪控制件是否在正常位置。接地线后，连接监护仪电源，打开主机开关。

4. 暴露腹部，四步触诊法触诊胎方位，判断胎背的位置。

5. 将耦合剂涂于胎心听诊探头上，将听诊探头放在胎背处听诊，听到钟表"滴答"双音即为胎心音，注意与腹主动脉音、子宫杂音、脐带杂音相鉴别。

6. 绑腹带固定好胎心音探头。

7. 将宫腔压力探头置于宫底下2~3cm，宫腔压力探头压力调到零位。

8. 调至主屏，监测胎心音、宫腔压力、胎动，录入孕妇信息。

9. 点击开始按钮，开始描记胎心率，指导孕妇自觉有胎动时，可以手按胎动按钮，以便在胎心率图纸上做胎动记号。

10. 根据孕妇情况设定各报警界限值，打开报警系统。

11. 根据情况设定监护时间并记录，监护时间一般为20min，如有异常情况可以延长监护时间至40min；监测过程中如发现异常及时记录并报告医生。

12. 监护完毕，关闭监护仪，撤除各监护探头及绑腹带。

13. 清洁胎心探头及其部位的皮肤，协助孕妇整理衣物，取舒适卧位。

14. 进行相关健康指导，指导孕妇自测胎动的方法。

15. 监测后处理，记录孕妇情况及打印监护结果并报告医生；对监护仪、各导联线、各探头等进行维护。

四、简易操作流程

简易操作流程见图1-6-1。

五、注意事项

1. 注意保护孕妇隐私，气温低时注意保暖。操作时动作轻柔，随时询问孕妇感受。

2. 胎心监护在正常妊娠者孕34～36周为选查项目，孕37周以后每周1次；有妊娠合并症及并发症者，可根据情况从孕28～30周开始进行胎心监护。

3. 胎儿反应正常时行胎心监护20min，异常时可根据情况酌情延长监护时间：若胎心基线稳定在110～160次/分，胎动＞3次，且胎动时胎心率加快＞15次/分，每次持续时间＞15s，那么胎心监护结果为正常，或为"胎心监护反应型"，若胎动时心率无加快，或者持续监护40min无胎动，那么结果为"无反应型"，需复查。

4. 专人守护，及时观察胎心音变化，注意孕妇自觉症状，有胸闷、气促、头晕等症状时及时调整或改变体位，避免空腹行胎心监测。发现异常及时报告医生。

5. 正确设定报警界限，不能关闭报警声音。

六、结局评价

1. 胎心监护期间能及时识别异常并及时处理。

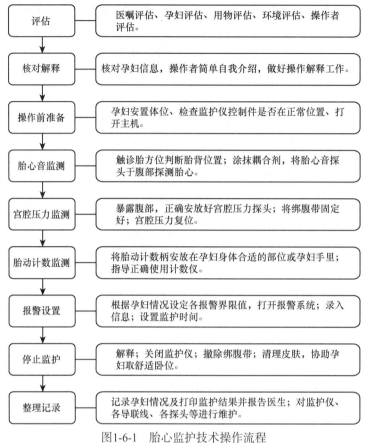

图1-6-1 胎心监护技术操作流程

2. 沟通有效、操作规范，孕妇对操作满意。

3. 孕妇明确注意事项及下次产检时间。

七、相关知识

1. 早期减速 指胎心率曲线下降几乎与宫缩曲线上升同时开始，胎心率曲线最低点与宫缩曲线高峰一致，即波谷对波峰，减速的开始到胎心率最低点的时间≥30s，宫缩后迅速恢复正常。

2. 晚期减速 指胎心率减速多在宫缩高峰后开始出现，即波谷落后于波峰，从开始减速到胎心率最低点的时间≥30s，恢复所需时间较长。

3. 变异减速 指胎心率减速与宫缩无固定关系，下降迅速且下降幅度大（＞70次/分），持续时间长短不一，但恢复迅速。

4. 无应激试验（NST） 指在无宫缩、无外界负荷刺激下，用电子胎心监护仪进行胎心率与胎动的观察和记录，以了解胎儿储备能力。原理：在胎儿不存在酸中毒或神经系统受抑制的情况下，胎动时会出现胎心率的短暂上升，预示着正常的自主神经功能。

5. 催产素激惹试验（OCT） 又称为宫缩应激试验（CST），其目的为观察和记录宫缩后胎心率的变化，了解宫缩时胎盘一过性缺氧的负荷变化，评估胎儿的宫内储备能力。原理：在宫缩的应激下，子宫动脉血流减少，可促发胎儿一过性缺氧表现。对已处于亚缺氧状态的胎儿，在宫缩的刺激下缺氧逐渐加重将诱导出现晚期减速。

八、知识拓展

1. 胎儿监护的目的是降低胎死宫内的风险，目前产前胎儿监护的方法主要有：孕妇自我胎动计数、胎儿超声检查、胎儿多普勒血流检测、胎儿生物物理评分、产前CTG。

2. 产前CTG具有较高的阴性预测值，已经广泛应用于临床实践。中华医学会妇产科学分会产科学组颁布的《孕前和孕期保健指南（2018）》建议电子胎心监护作为32～34孕周低危孕妇的备查项目，37周开始作为必查项目。低危孕妇出现胎动异常、羊水量异常、脐血流异常等表现时，如果胎儿有存活可能，应及时进行CTG，以便进一步评估胎儿情况。

3. NST没有胎心率加速可以是胎儿中枢神经系统受到抑制，也可以是正常胎儿正处于睡眠期，NST至少应持续20min，如果需要排除胎儿睡眠影响可能需要延长监护时长至40min。

4. OCT是评估子宫胎盘功能的一项检查，可以反映胎盘和胎儿的储备功能，其原理是基于胎心率对宫缩的反应。在宫缩时，胎儿的氧合状态可能出现一过性下降，对于基础氧合状态已经不良的胎儿，宫缩导致氧合进一步下降，可诱发胎心率出现晚期减速。羊水过少的胎儿，宫缩也可以诱发胎心率出现变异减速，与脐带受压有关。

九、操作考核评分标准

操作考核评分标准见表1-6-1。

表1-6-1　胎心监护技术考核评分标准

考核内容			考核点及评分要求	分值	扣分	得分	备注
评估及准备（20分）	评估及准备（20分）	孕妇（10分）	**1.** 评估孕妇孕周、胎方位、局部皮肤、合作程度及心理状况	4			
			2. 向孕妇解释检查目的和配合方法	4			
			3. 嘱孕妇排空膀胱，询问进食情况	2			
		环境（2分）	安静、温湿度适宜、有床帘遮挡	2			
		操作者（4分）	**1.** 着装整洁，修剪指甲，手要暖和，七步洗手法洗手（口述）	2			
			2. 精神饱满、专业知识扎实	2			
		用物（4分）	用物准备齐全（少一个扣1分，扣完4分为止）；质量符合要求，按操作先后顺序放置	4			
技能评价（80分）	实施（60分）	核对并摆体位（4分）	**1.** 再次核对信息，孕妇体位符合检查要求	2			
			2. 检查仪器，连接监护仪电源，打开主机开关	2			
		胎心音监测（10分）	**1.** 暴露腹部，触诊胎方位，确定胎背位置	4			
			2. 涂抹耦合剂，胎心音探头置于腹部探测胎心位置	4			
			3. 绑腹带固定好胎心音探头	2			
		宫腔压力监测（8分）	**1.** 暴露腹部，正确安放好宫腔压力探头	2			
			2. 绑腹带固定好	2			
			3. 显示屏上按下复位按钮	4			
		胎动计数监测（8分）	**1.** 将胎动计数柄安放在孕妇身体合适的部位，或者孕妇手里	4			
			2. 指导孕妇正确使用胎动计数仪	4			
		报警设置（12分）	**1.** 根据孕妇情况设定各报警界限值，打开报警系统	4			
			2. 调至主屏，监测胎心音、宫腔压力、胎动，修改孕妇信息	6			
			3. 根据情况设定监护时间并记录				
		停止监护（8分）	**1.** 向孕妇做好解释，关闭监护仪	2			
			2. 撤除各监护探头及绑腹带	2			
			3. 清洁胎心探头及其部位的皮肤，帮助孕妇取舒适卧位	4			
		操作后处理（10分）	**1.** 记录孕妇情况及打印监护结果并报告医生	2			
			2. 对监护仪、各导联线、各探头等进行维护	2			
			3. 消毒双手，询问操作感受	2			
			4. 告知检查结果并记录，健康教育正确，预约下次检查时间	4			
素养评价（20分）	操作规范度（8分）		**1.** 操作规范，动作熟练、轻柔，测量结果准确	4			
			2. 在规定时间内完成，每超过1min扣1分，扣完4分为止	4			
	仪表规范度（8分）		**1.** 着装规范，符合要求	4			
			2. 举止大方，无多余动作	4			

考核内容		考核点及评分要求	分值	扣分	得分	备注
素养评价（20分）	沟通有效度（4分）	1. 语言亲切，态度和蔼，关爱孕妇	2			
		2. 健康指导内容和方式正确	2			
总分			100			

测试题

1. 某女士，30岁，妊娠35^{+5}周，为其行胎心监护时发现宫缩高峰过后胎心率逐渐减慢，下降幅度40次/分，持续时间长，恢复缓慢，这种图形最可能是（　　）

A. 正常变异幅度　　B. 正常变异频率　　　C. 早期减速　　　D. 变异减速　　E. 晚期减速

2. 某女士，做胎心监护时发现有胎心率减速与宫缩无固定关系，下降迅速且下降幅度为80次/分，持续时间长短不一，但恢复迅速，最可能的原因是（　　）

A. 子宫收缩时脐带受压兴奋迷走神经　　　B. 子宫收缩时胎头受压，脑血流量一时性减少

C. 子宫收缩时胎头受压兴奋交感神经　　　D. 子宫胎盘功能不良

E. 胎儿缺氧兴奋副交感神经

3. 某女士，妊娠36周，行电子胎心监护，NST正常，其胎心率基线的变异幅度为（　　）

A. 无变异　　　　　　　　　　B. 1～5次/分　　　　　　　　　C. 6～9次/分

D. 10～25次/分　　　　　　　E. 26～50次/分

4. 孕妇做无应激试验的目的是（　　）

A. 观察胎动对宫缩的影响　　　　　　　　B. 观察子宫对缩宫素的敏感性

C. 观察宫缩对胎心率的影响　　　　　　　D. 观察胎动对胎心率的影响

E. 观察宫缩对胎动的反应

5. 发生变异减速时最简便有效的应对方法是（　　）

A. 迅速镇静　　　　　　　　　B. 立刻终止妊娠　　　　　　　　C. 立即抑制宫缩

D. 给予吸氧　　　　　　　　　E. 嘱孕妇取左侧卧位

（刘　芬）

本章参考答案

第一节

　　1.E　2.D　3.B　4.B　5.C

第二节

　　1.E　2.B　3.C　4.A　5.C

第三节

　　1.E　2.C　3.B　4.D　5.D

第四节

　　1.D　2.B　3.ABCE

第五节

　　1.C　2.E　3.B　4.B　5.A

第六节

　　1.E　2.A　3.D　4.D　5.E

第二章　分娩期妇女护理技术

学习目标

知识目标：掌握针对分娩期妇女常用的护理技术的操作方法和注意事项。

能力目标：1.掌握分娩的概念、影响分娩的因素、先兆临产、临产诊断与产程分期。

2.判断产程进展、观察子宫收缩、听诊胎心及阴道检查，并配合接产。

3.理解分娩期妇女的生理变化，关注其心理状态，提供相应的心理支持。

4.提高分析和解决问题能力，准确判断临产的诊断和产程的分期。

素质目标：1.具有较强的责任心，主动与孕产妇沟通、交流，对分娩期疼痛妇女具有同理心。

2.尊重生命，在为孕产妇提供照护时体现人文关怀。

分娩（delivery）是指妊娠达到及超过28周，胎儿及其附属物从临产开始至全部从母体娩出的全过程。其中，妊娠达到28周至36^{+6}周期间分娩称早产（premature delivery）；妊娠达到37周至41^{+6}周期间分娩称足月产（term delivery）；妊娠达到及超过42周分娩称过期产（postterm delivery）。

分娩启动机制复杂，宫颈成熟是分娩启动的必备条件，缩宫素及前列腺素是触发宫缩及启动分娩的最直接因素。而分娩一旦启动，产力、产道、胎儿及产妇的精神心理因素是决定分娩进展的主要因素。

第一节　宫缩监测技术

> **导入情境与思考**
>
> 某女士，28岁，孕1产0，孕39周，规律产检，孕期检查正常，自诉不规律腹痛来门诊行产前检查，拟"孕1产0，孕39周，LOA，单活胎，先兆临产"入院。
>
> **请思考：**
>
> **1.**如何监测该孕妇的宫缩情况？
>
> **2.**如何评判临产后的宫缩？

宫缩力即子宫收缩力，是临产后将胎儿下降和娩出的主要产力，正常宫缩是宫体肌不随意、有规律地阵发性收缩并伴有疼痛，每次宫缩由弱渐强，维持一定时间，随后由强渐弱，直至消失进入间歇期，间歇期子宫肌肉松弛，宫缩如此反复出现，直至分娩结束。若孕中期及37周前宫缩频繁，可导致早产或流产；分娩过程中出现宫缩乏力可导致产程延长或停滞，宫缩过强可发生急产、胎儿损伤等。

一、适应证

孕32周以后及临产的孕妇。

二、禁忌证

无绝对禁忌证。

三、操作步骤

（一）评估

1. 孕妇评估

（1）评估孕妇生命体征、一般情况和信息，包括年龄、孕产史、孕周、腹部皮肤、有无高危因素情况等。

（2）注意孕妇心理状况及合作程度、疼痛程度；有无焦虑和恐惧，解释操作目的。

（3）嘱孕妇排空膀胱。

（4）根据孕妇情况，可取斜卧位，避免孕晚期仰卧位低血压综合征。

2. 用物评估

电子胎心监护仪或带秒针的手表、胎心监护带两条、耦合剂、速干手消毒剂。

3. 环境评估

环境清洁、舒适、安全，保护孕妇隐私。

4. 操作者准备

着装整齐，洗手，戴口罩。

（二）操作

1. 电子胎心监护

（1）安置体位：孕妇信息核对无误后，取平卧位或斜卧位，暴露腹部，四步触诊法评估胎方位。

（2）打开电子胎心监护仪。

（3）放置胎心探头，触摸到胎儿背部（背部平坦，坚实），挤少量耦合剂，转动探头，抹匀耦合剂，找到胎心音最大处，胎心显示正常后，用胎心监护带固定。

（4）放置宫底探头，宫底探头放置在宫底下方，宫缩时最明显处，用胎心监护带固定（注意不可过松或过紧，以免影响数据）。

（5）调节胎心及报警音量。

（6）在监护站上正确录入孕妇信息，认真核对患者姓名及床号，以免错误。

（7）监护时长20min，必要时延长至40min，结束胎心监护后打印并分析结果。

2. 腹部触诊宫缩

（1）核对信息：至患者床旁，请孕妇说出床号、姓名，复述其床号、姓名，核对腕带信息。

（2）安置体位：协助孕妇取平卧位，暴露腹部。

（3）手掌放置部位：监测宫缩时，将一只手掌放于孕妇腹壁宫底处，感觉宫缩时宫体部隆起变硬，间歇期松弛变软。在监测期间，手不得离开孕妇腹壁，手掌自然放松，不得施压刺激子宫。

（4）监测时间：使用带秒针的手表，观察宫缩持续时间、强度、间歇时间及规律性，须连续观察3次，触诊10min左右。

（5）安置孕妇：协助孕妇整理好衣物，取舒适体位，消毒双手。

（6）记录：在待产记录单上记录宫缩持续时间、间歇期时间、强度及节律。

四、简易操作流程

（一）电子胎心监护

电子胎心监护操作流程见图2-1-1。

（二）腹部触诊宫缩

腹部触诊宫缩操作流程见图2-1-2。

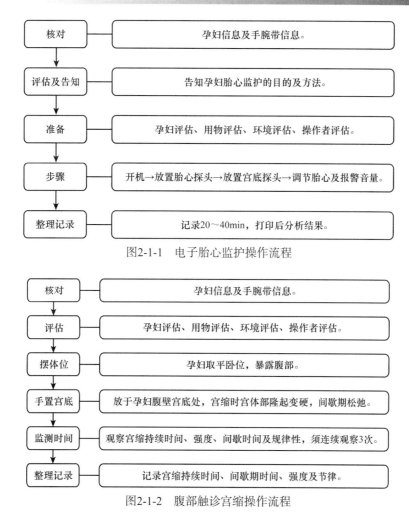

图2-1-1　电子胎心监护操作流程

图2-1-2　腹部触诊宫缩操作流程

五、注意事项

1. 注意保护孕妇隐私，气温低时注意保暖。

2. 血压应在宫缩间歇时测量，评估皮肤张力情况。

3. 触诊时手法应柔和，用力适当。

4. 观察宫缩时孕妇的面部表情、呼吸情况、是否呻吟、是否屏气用力等。

5. 触诊法评估宫缩时，必须由检查者亲自操作，不能仅凭孕妇的主诉。每次观察10min以上，孕妇有规律宫缩时至少观察2～3次宫缩再评价记录。

六、结局评价

1. 孕妇知晓规律宫缩开始的时间、强度及频率。

2. 动作熟练，注意保护孕妇隐私。

3. 使用胎心监护仪时容易受孕妇体位改变、咳嗽和呼吸的影响，对于胎心监护的宫缩结果，要结合触诊法进行判断。

七、相关知识

1. 宫底高度　见图2-1-3。

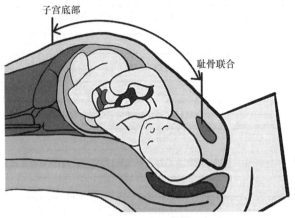

图2-1-3 宫底高度

2. 不同妊娠周数的宫底高度 见表2-1-1、图2-1-4。

表2-1-1 妊娠周数与宫底高度

妊娠周数	手测宫底高度	尺测耻上宫底高度（cm）
满12周	耻骨联合上2~3指	—
满16周	脐耻之间	—
满20周	脐下1横指	18
满24周	脐上1横指	24
满28周	脐上3横指	26
满32周	脐与剑突之间	29
满36周	剑突下2横指	32
满40周	脐与剑突之间或略高	33

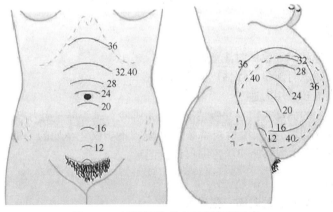

图2-1-4 妊娠周数对应宫底高度示意

3. 宫缩的观察

（1）宫缩乏力是第一产程延长或停滞的最常见危险因素。宫缩活动不够频繁或有力或不够协调，不足以扩张宫颈并使娩出胎儿。

（2）宫缩过频为30min内，平均每10min宫缩超过5次；当宫缩过频与使用缩宫素有关时，胎心率异常可能是最常见的后果；子宫破裂则是罕见的并发症。

（3）对于宫缩的判断，可以借助一些客观的标志，可以将触摸宫缩强度的感觉与触摸"鼻尖""下颌""额头"的感觉进行对比,如果像"鼻子"说明宫缩较弱,像"下颌"说明宫缩中等,像"额头"说明宫缩强。

4.电子胎心监护 在胎心监护图中,上部分图形显示胎心变化,下部分图形显示宫缩情况,如图2-1-5,X轴为时间轴,细的垂直线间隔15s,以4个细格为一大格,稍粗的垂直线间隔为1min;Y轴为压力轴,粗的水平线间隔为10mmHg,范围在0~100mmHg。可以从频率、振幅及时间三个方面来描述宫缩。

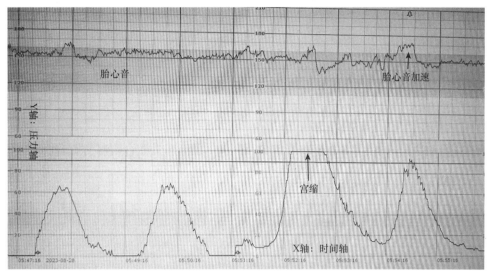

图2-1-5 胎心监护图

临产后,子宫平滑肌出现规律性收缩,孕妇常有强烈的痛感。产程开始时,宫缩压力可达到20~40mmHg,持续30s,间隔5~6min。随着产程的进展,宫缩压力逐渐增强,持续时间增加,且频率增加。在第一产程末期,宫缩压力达到60~100mmHg,持续时间60s,间隔1~2min,宫缩间歇期压力亦略增加。

八、操作考核评分标准

操作考核评分标准见表2-1-2。

表2-1-2 宫缩监测技术考核评分标准

考核内容			考核点及评分要求	分值	扣分	得分	备注
知识与技能评价(80分)	评估及准备(20分)	孕妇(8分)	1. 评估孕妇孕期检查、腹部皮肤情况	3			
			2. 向孕妇解释检查目的和配合方法	3			
			3.嘱孕妇排空膀胱	2			
		环境(3分)	环境整洁舒适,保护隐私	3			
		操作者(4分)	1. 着装整洁	2			
			2. 修剪指甲,七步洗手法洗手(口述),戴口罩	2			
		用物(5分)	用物准备齐全(少一个扣1分,扣完5分为止)	5			
	实施(60分)	操作要点(50分)	1. 操作者至床旁,核对孕妇床号、姓名,评估孕周、子宫收缩力、宫底高度,向孕妇说明观察宫缩的目的和方法,取得孕妇的理解和配合	2			
			2. 操作者洗手、戴口罩,携用物至床旁,再次核对孕妇姓名,关闭门窗	2			
			3. 指导孕妇取舒适体位	1			

续表

考核内容			考核点及评分要求	分值	扣分	得分	备注
知识与技能评价（80分）	实施（60分）	操作要点（50分）	**触诊法：** 1. 操作者站在孕妇一侧，以手掌置于孕妇腹壁上，指导孕妇精神放松	5			
				5			
			2. 实时记录宫缩持续时间和间歇时间	5			
			3. 连续观察	5			
			4. 整理床单位，协助取舒适体位	5			
			5. 记录宫缩持续时间、强度、规律性及间歇时间	5			
			胎心监护法： 1. 打开胎心监护仪，检查导线连接情况	2			
			2. 四部触诊了解胎方位	6			
			3. 涂耦合剂于胎心音探头上，安放宫缩探头及胎心音探头，用胎心监护带绑好，松紧合适	6			
			4. 调节参数及报警音量。	3			
			5. 再次核对产妇信息，监护20～40min，录入信息	3			
		操作后处理（10分）	1. 协助孕妇取舒适体位	3			
			2. 整理用物、消毒双手	2			
			3. 告知检查结果并记录，健康教育正确	5			
素养评价（20分）	操作规范度（8分）		1. 操作规范，动作熟练、轻柔，测量结果准确	4			
			2. 在规定时间内完成，每超过1min扣1分，扣完4分为止	4			
	仪表规范度（8分）		1. 着装规范、符合要求	4			
			2. 举止大方、无多余动作	4			
	沟通有效度（4分）		1. 语言亲切、态度和蔼，关爱孕妇	2			
			2. 健康指导内容和方式正确	2			
总分				100			

测试题

1. 以下哪种宫缩监测方法最准确（　　）

A. 腹部触诊宫缩　　　　　　B. 宫缩外监护　　　　　C. 宫腔内压力监测

D. 电子胎心监护　　　　　　E. B超

2. 下列哪项不是正常宫缩的特点（　　）

A. 对称性　　　　　　　　　B. 缩复性　　　　　　　C. 节律性

D. 强直性　　　　　　　　　E. 极性

3. 下列哪种方法不是监测宫缩的方法（　　）

A. 腹部触诊监测宫缩　　　　B. 超声监测　　　　　　C. 宫缩外监护

D. 宫腔内压力监测　　　　　E. 电子胎心监护仪监测

4. 宫缩过频指（　　）

A. 10min内＞5次宫缩　　　　B. 10min内＞6次宫缩

C. 10min内＞4次宫缩　　　　D. 10min内＞7次宫缩

E. 10min内3~5次宫缩

5. 电子胎心监护一般监护多长时间（　　）

A. 10 min　　　　　　　　　B. 20 min　　　　　　　C. 35 min

D. 45 min　　　　　　　　　E. 50 min

（管雅雯）

第二节　头盆评估技术

导入情境与思考

某女士，30岁，因停经39⁺³周，规律下腹痛1h入院，平素月经规律，末次月经2023年12月5日，孕早期无毒物及射线接触史，孕4月余自觉胎动至今。孕期定期产检，孕早期唐氏筛查及无创产前筛查低风险，孕中期Ⅲ级排畸彩超未见异常，OGTT结果正常，孕晚期超声未见异常，孕期血压平稳正常，孕晚期自数胎动正常。于凌晨4时30分左右出现下腹宫缩痛，强度逐渐增强并逐渐趋于规律，目前宫缩20s/（5～6）min，宫缩持续20s，胎心音150次/分，无阴道流血流液等其他不适，胎动正常，入院宫口开0.5cm，拟"足月待产"收入院，入院诊断为：孕1产0，孕39⁺³周，宫内妊娠，LOA，单活胎临产。

请思考：

从哪些方面了解并评估孕妇是否可以经阴道分娩？

骨盆及胎儿异常是造成难产的重要原因之一，医护人员通常需要采用能代表骨盆入口及出口平面、临床可以测量的径线为指标，了解骨盆大小及胎儿大小，在临产前评估孕妇有无头盆不称。

一、适应证

有意愿阴道分娩的孕妇。

二、禁忌证

孕妇前置胎盘、妊娠期高血压疾病、妊娠合并心脏病等病情危重时不能经阴道分娩妊娠。

三、操作步骤

（一）评估

（1）评估孕妇心理状况，与其沟通，告知检查的目的、方法、注意事项及检查过程中可能出现的不适，取得配合。

（2）评估有无佝偻病、小儿麻痹症、脊柱变形、骨盆骨折，以及曾有无剖宫产、阴道手术助产、胎儿臀位、胎儿横位、新生儿产伤史等，应仔细检查有无骨盆异常及头盆不称。

（二）准备

1. 孕妇准备

（1）向孕妇解释操作目的、过程、可能的风险。

（2）排空膀胱。

（3）孕妇仰卧，两腿伸直，取合适体位。

2. 物品准备　骨盆测量器、石蜡油、手套、软尺、一次性垫巾等。

3. 环境准备　安静，温湿度适宜，保护孕妇隐私。

4. 操作者准备　确认孕妇信息，讲明操作的必要性，洗手，戴口罩。

（三）操作

1. 核对孕妇信息。

2. 一般检查　观察腹部形态，尖腹及悬垂腹者提示可能有盆腔入口平面狭窄。身高低于145cm，应警惕均小骨盆。

3. 腹部检查　一般初产妇在36～38周时，胎头多已入盆衔接。在临产后应持续观察评估胎头下降情况，有无胎头跨耻征阳性（图2-2-1）。检查方法：嘱孕妇排空膀胱后仰卧，两腿伸直，检查者一手放在耻骨联合上方，另一手将胎头向骨盆方向推压。

（1）胎头跨耻征阴性：胎头低于耻骨联合平面，提示胎头已衔接入盆。

（2）胎头跨耻征可疑阳性：胎头与耻骨联合平面在同一平面，提示可疑头盆不称。

（3）胎头跨耻征阳性：胎头高于耻骨联合平面，表示头盆不称。

对出现跨耻征阳性的孕妇，应让其取两腿屈曲半卧位，再次检查胎头跨耻征，若转为阴性，提示为骨盆倾斜度异常，而不是头盆不称。头盆不称提示可能有骨盆相对性或绝对性狭窄，但不能单凭胎头跨耻征阳性轻易做出临床诊断，需要观察产程进展或产后方可做出最终诊断。此项检查在产妇预产期前两周或经产妇临产后胎头尚未入盆时有一定的临床意义。

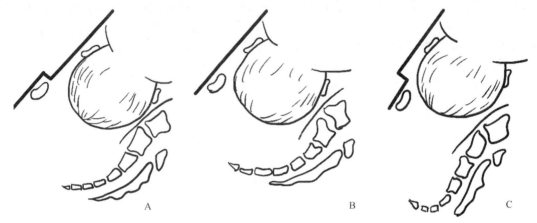

图2-2-1　检查头盆相称程度

A.头盆相称；B.可疑头盆不称；C.头盆明显不称

4.骨盆评估

（1）评估骨盆对角径（diagonal conjugate，DC）：即评估自耻骨联合下缘至骶岬上缘中点的距离。检查者一手戴手套，用示、中指伸入阴道，用中指尖触骶岬上缘中点，示指上缘紧贴耻骨联合下缘，并标记示指与耻骨联合下缘的接触点。中指尖至此接触点的距离，即为对角径，正常值为12.5～13cm，此值减去1.5～2.0cm即为真结合径值，代表骨盆入口前后径长度（图2-2-2）。

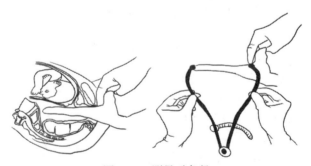

图2-2-2　测量对角径

（2）评估坐骨结节间径［又称出口横径（transverse outlet，TO）］：孕妇取仰卧位，两腿弯曲，双手紧抱双膝，测量两坐骨结节内侧缘的距离，正常值为8.5～9.5cm（图2-2-3）。

（3）评估出口前后径：用一手中指尖触到骶尾关节，示指上缘紧贴耻骨联合下缘，另一手示指固定标记此接触点，抽出阴道内的手指，测量中指尖到此接触点距离可粗略估量出口前后径，正常平均值是11.5cm（图2-2-4）。

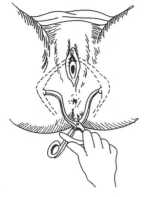
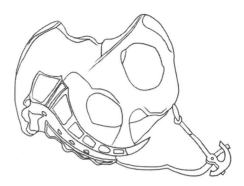

图2-2-3　测量坐骨结节间径　　　　图2-2-4　测量出口前后径

（4）评估出口后矢状径：即评估坐骨结节间径中点至骶骨尖端的长度。检查者戴指套的右手示指伸入孕妇肛门向骶骨方向，拇指置于孕妇体外骶尾部，两指共同找到骶骨尖端，将骨盆出口测量器一端放在坐骨结节间径的中点，另一端放在骶骨尖端处，测量器标出的数字即为出口后矢状径值，正常值为（8～9cm）（图2-2-5）。出口后矢状径与坐骨结节间径值之和＞15cm时表示骨盆出口狭窄不明显。

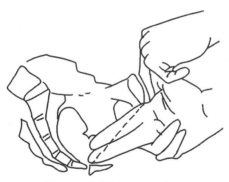

图2-2-5　测量出口后矢状径

（5）评估耻骨弓角度：用左右手拇指指尖斜着对拢，放置在耻骨联合下缘，左右两拇指平放在耻骨降支上，测量两拇指间角度，为耻骨弓角度（图2-2-6），正常值为90°，小于80°为异常。此角度反映骨盆出口横径的宽度。

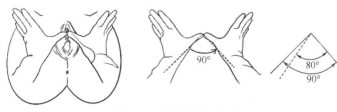

图2-2-6　测量耻骨弓角度

（6）评估骶耻外径：孕妇取左侧卧位，右腿伸直，左腿弯曲，检查者位于孕妇一侧，两手持骨盆测量尺的两臂前端，前方为耻骨联合上缘下1cm处，后方为第5腰椎棘突下方处，正常值为18～20cm（图2-2-7）。

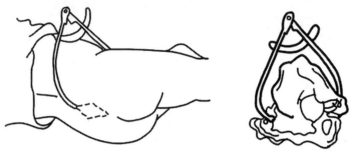

图2-2-7　测量骶耻外径

5. 胎儿评估　B超检查是胎儿体重预测重要手段，最常见的参数估计包括双顶径（BPD）、头围（HC）、腹围（AC）及股骨长（FL）。

6. 协助孕妇整理衣物，并扶其下检查床。

7. 整理用物，洗手，记录。

8. 告知孕妇检查结果及注意事项。

四、简易操作流程

简易操作流程见图2-2-8。

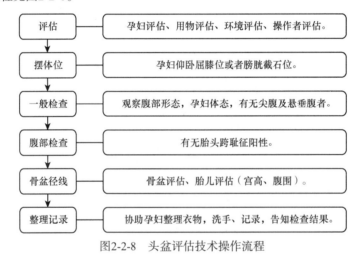

评估	—	孕妇评估、用物评估、环境评估、操作者评估。
摆体位	—	孕妇仰卧屈膝位或者膀胱截石位。
一般检查	—	观察腹部形态，孕妇体态，有无尖腹及悬垂腹者。
腹部检查	—	有无胎头跨耻征阳性。
骨盆径线	—	骨盆评估、胎儿评估（宫高、腹围）。
整理记录	—	协助孕妇整理衣物，洗手、记录，告知检查结果。

图2-2-8　头盆评估技术操作流程

五、注意事项

1. 注意保护孕妇隐私，注意保暖。

2. 检查的位置注意保持正确。

3. 动作轻柔，随时注意观察孕妇表情。

六、结局评价

1. 孕妇对检查过程满意，无不适感受。

2. 孕妇知晓结果，保护隐私。

3. 孕妇明确自身的试产骨盆条件。

七、相关知识

（一）头盆评分

1. 头位分娩评分　是以骨盆大小、胎儿体重、胎儿位置及宫缩强度为指标进行评分（表

2-2-1），累计4项评分为总分，>10分有利于阴道分娩，其中以骨盆大小与胎儿体重两项评分更为重要。

表2-2-1 头位分娩评估

骨盆大小	评分	胎儿体重（g）	评分	胎儿位置	评分	宫缩强度	评分
>正常	6	2500±250	4	枕前位	3	强	3
正常	5	3000±250	3	枕横位	2	中	2
临界	4	3500±250	2	枕后位	1	弱	1
轻度狭窄	3	4000±250	1				
中度狭窄	2						
重度狭窄	1						

2. 头盆关系与评分 根据骨盆与胎儿情况进行综合评估（表2-2-2）。

表2-2-2 头盆关系与评分

头盆关系	评分	骨盆大小	评分	胎儿体重（g）	评分	头盆评分
头盆相称	8	>正常	6	3500±250	2	8
		正常	5	3000±250	3	8
		临界狭窄	4	2500±250	4	8
头盆临界不称	7	正常	5	3500±250	2	7
		临界狭窄	4	3000±250	3	7
		轻度狭窄	3	2500±250	4	7
头盆轻度不称	6	正常	5	4000±250	1	6
		临界狭窄	4	3500±250	2	6
		轻度狭窄	3	3000±250	3	6
		中度狭窄	2	2500±250	4	6
头盆中度不称	5	临界狭窄	4	4000±250	1	5
		轻度狭窄	3	3500±250	2	5
		中度狭窄	2	3000±250	3	5
头盆重度不称	4	轻度狭窄	3	4000±250	1	4
		中度狭窄	2	3500±250	2	4
		重度狭窄	1	3000±250	3	4

注：头盆临界不称及轻度不称为轻度头盆不称（6~7分）均可试产，头盆中度不称及重度不称为严重头盆不称（4~5分）均应考虑选择剖宫产，入口狭窄头盆评分5分，可短暂试产。

头盆评分应用与意义：头盆评分在头位分娩4项评分中为不可变因素，骨盆大小与胎儿体重的评分相加为头盆评分。头盆评分应在妊娠38周后，最晚于临产后做出评分，决定头盆关系，产重头盆不称（≤5分），可考虑选择剖宫产，因胎儿体重估计不一定很可靠，可短暂试产，轻度头盆不称（6~7分）均可试产，试产中发现孕妇产程延缓和阻滞，应行全面评估，进一步做出决定和处理。

头位分娩评分法使用的相关问题：头位分娩评分法在应用过程中也存在一些问题，如中骨盆大小、胎头可塑性、宫颈坚韧度、胎头高浮、超巨大儿、脐带缠绕等因素均未列入评分标准。又如超声对预测胎儿体重，特别对超巨大儿体重的预测准确度相对较低，妊娠合并糖尿病等引起的巨大儿软组织构成肩性梗阻性难产的情况也不可忽视，胎儿体重预测值不十分准确等，在评分过程中均应充分注意。

（二）骨盆狭窄评分

骨盆狭窄评分见表2-2-3。

表2-2-3　骨盆狭窄评分

分级	入口平面狭窄［对角径（cm）］	中骨盆平面狭窄［坐骨棘间径（cm）］	出口平面狭窄		
			坐骨棘间径+中骨盆后矢状径（cm）	坐骨结节间径（cm）	坐骨结节间径+出口后矢状径（cm）
Ⅰ级（临界性）	11.5	10.0	13.5	7.5	15.0
Ⅱ级（相对性）	10.0～11.0	8.5～9.5	12.0～13.0	6.0～7.0	12.0～14.0
Ⅲ（绝对性）	≤9.5	≤8.0	≤11.5	≤5.5	≤11.0

八、操作考核评分标准

操作考核评分标准见表2-2-4。

表2-2-4　头盆评估技术考核评分标准

考核内容			考核点及评分要求	分值	扣分	得分	备注
知识与技能评价（80分）	评估及准备（20分）	孕妇（8分）	1.核对孕妇个人信息，了解妊娠情况、心理状态、合作程度	3			
			2.向孕妇解释检查目的和配合方法	3			
			3.嘱孕妇排空膀胱	2			
		环境（3分）	室内整洁安静，保护隐私	3			
		操作者（4分）	1.着装整洁	2			
			2.修剪指甲，七步洗手法洗手（口述），戴口罩	2			
		用物（5分）	用物准备齐全（少一个扣1分，扣完5分为止）	5			
	实施（60分）	核对并摆体位（4分）	1.拉上床帘或屏风遮挡，再次核对信息	2			
			2.孕妇体位符合检查要求	2			
		一般评估（4分）	观察腹部形态、孕妇体态，有无尖腹及悬垂腹	4			
		腹部评估（10分）	胎头跨耻征评估	10			
		骨盆评估（36分）	评估骨盆对角径、坐骨结节间径、出口前后径、出口后矢状径、耻骨弓角度、骶耻外径（少一个扣6分）	36			
		胎儿评估（4分）	宫高、腹围测量及计算	4			
		操作后处理（2分）	整理用物、消毒双手	2			
素养评价（20分）	操作规范度（8分）		1.操作规范，动作熟练、轻柔，测量结果准确	4			
			2.在规定时间内完成，每超过1min扣1分，扣完4分为止	4			
	仪表规范度（8分）		1.着装规范、符合要求	4			
			2.举止大方、无多余动作	4			
	沟通有效度（4分）		1.语言亲切，态度和蔼，关爱孕妇	2			
			2.健康指导内容和方式正确	2			
总分				100			

测试题

1. 以下关于头盆评估的操作描述中不正确的是（　　）

A. 孕妇排空膀胱，仰卧，两腿屈曲

B. 如胎头高于耻骨联合平面，表示头盆不称

C. 若胎头低于耻骨联合平面，表示头盆相称

D. 检查者一手放在耻骨联合上方，另一手将胎头向骨盆方向推压

E. 若胎头与耻骨联合平面在同一平面，提示可疑头盆不称

2. 初产妇临产后胎头未入盆时，首先应考虑（　　）

A. 脑积水　　　　　B. 腹壁松弛　　　C. 羊水过多　　　D. 头盆不称　　　E. 宫缩乏力

3. 坐骨结节间径正常值为（　　）

A. 6.5～7.0cm　　B. 8.5～9.5cm　　C. 8.0～9.5cm　　D. 8.5～10.0cm　　E. 7.0～8.0cm

4. 以下哪项不是头位分娩评分指标（　　）

A. 骨盆大小　　　B. 胎儿体重　　　C. Bishop评分　　D. 胎儿位置　　　E. 宫缩强度

5. 下列骨盆测量正确的是（　　）

A. 耻骨弓角度90°　　　　　　　　　B. 坐骨结节间径8～9cm

C. 骶耻外径17～21cm　　　　　　　D. 出口前后径10cm　　　　　E. 骨盆倾斜度80°

（管雅雯）

第三节　阴道检查技术

导入情境与思考

　　某女士，28岁，孕2产1，孕40周，LOA，单活胎，孕期产检无异常，因胎膜早破办理入院，体格检查：T 36.9℃，P 82次/分，R 20次/分，BP 124/72mmHg，可见垫巾上少量阴道流液，色清，伴有少量血性分泌物，扪及宫缩持续25～30s，间隔4 min。

请思考：

1. 如何评估孕妇阴道情况？

2. 产前行阴道检查的意义及护理要点有哪些？

　　阴道检查可以直接摸清骨盆的弯曲度、宫颈的软硬度、宫颈的厚薄、宫口的扩张程度、胎膜是否破裂、胎头的下降情况、胎头的矢状缝及囟门、确定胎方位以便决定分娩方式。阴道检查是产科医护人员必须掌握的重要技术之一。

一、适应证

适用于孕晚期的临产后的孕产妇。

二、禁忌证

1. 前置胎盘出血或不明原因的产前阴道流血者。

2. 不能耐受检查者。

三、操作步骤

（一）评估

1. 孕妇评估

（1）嘱孕妇排空膀胱。

（2）注意观察精神心理状态。

（3）了解孕产史、孕周、妊娠有无并发症及其相关检查、腹痛及阴道流血情况等。

2. 物品评估　检查床上垫好一次性垫巾（一人一用，避免交叉感染），长棉签一包，0.5%碘

伏，无菌手套一副、石蜡油一瓶，用物均在有效期内。

3. 操作者准备　核对孕妇信息，解释阴道检查目的和方法，取得孕妇同意并配合操作；修剪指甲，洗手，戴口罩。

4. 环境评估　室温24～26℃，湿度50%～60%，保护孕妇隐私。

（二）操作

1. 孕妇仰卧在检查床上，铺一次性垫巾，协助孕妇脱去一侧裤腿，盖在另一侧上，注意保暖，孕妇取仰卧位，两腿分开，暴露会阴，操作者站在孕妇两腿之间，臀下垫一次性垫巾，同时查看外阴情况（有无水肿、静脉曲张）。

2. 按外阴消毒程序消毒外阴。

3. 右手戴无菌手套，指导孕妇放松，做深呼吸，右手示、中指并拢以后倒石蜡油润滑后进入阴道，勿接触肛门及阴唇。

4. 检查宫颈情况，用示、中二指向前探查宫颈（宫颈是否消失，宫颈的软硬程度、厚度，位置是否居中，有无宫颈水肿等，以便进行宫颈成熟度评分）。

5. 检查宫口情况，触摸宫口边缘，估计宫口扩张程度。

6. 检查胎先露情况，头先露应扪及矢状缝与囟门或耳郭方向和骨盆的关系，可确定胎方位（注意有无产瘤和颅骨是否重叠等）。

7. 检查胎膜是否存在，未破膜者，可在胎先露前方触及有弹性光滑感的前羊膜囊；已破膜者，可直接触及胎先露部，头位可触及毛发及粗糙感，推动胎头可见羊水流出，观察其羊水性状。

8. 检查骨产道情况，向两侧摸清突出的坐骨棘来评判胎先露的位置，了解耻骨弓角度、对角径、骶尾关节活动度、坐骨棘间径、坐骨切迹和突出度等来判断头盆关系。

9. 操作后脱去手套，协助孕妇整理衣裤，询问有无不适，并取舒适体位，告知其检查结果，消除紧张情绪。

10. 洗手，记录检查结果。

四、简易操作流程

简易操作流程见图2-3-1。

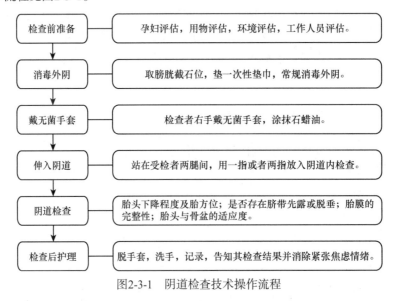

图2-3-1　阴道检查技术操作流程

五、注意事项

1. 以一次检查清楚为原则，不得反复进出阴道，控制检查次数，每次检查人数不超过2人；

初产妇潜伏期每4h检查一次，进入活跃期后每1～2h检查1次。

2. 操作者可在事先测量右手手指、手掌的长度，以利于阴道检查时正确推测检查部位之间的距离。

3. 若出现会阴膨隆、阴道血性分泌物增多、排便感等应立即行阴道检查，明确是否宫口快速扩张。

4. 检查时动作轻柔、规范、熟练，临产后在宫缩时进行。

5. 前置胎盘或不明原因的产前出血者禁止阴道检查。

六、结局评价

1. 指导孕妇自我监测胎动，左侧卧床休息。

2. 沟通良好，体现人文关怀，保护孕妇隐私。

3. 温度适宜，孕妇积极配合操作，无明显不适。

七、相关知识

1. 宫颈成熟度的判断 临床上常用Bishop评分法（表2-3-1），了解宫颈长度、位置、质地、扩张情况及先露高低，估计试产的成功率。满分为13分，>9分均成功，7～9分成功率为80%，4～6分的成功率为50%，≤3分失败率较高。

表2-3-1 Bishop评分表

指标	分数			
	0	1	2	3
宫颈扩张（cm）	0	1～2	3～4	≥5
宫颈管消退（%）（未消退为2～3cm）	0～30	40～50	60～70	≥80
先露位置（坐骨棘水平=0）	-3	-2	-1～0	1～2
宫颈硬度	硬	中	软	/
宫口位置	朝后	居中	朝前	/

注：≥7分，可直接引产；<7分，引产前先促宫颈成熟。

2. 胎先露位置 以坐骨棘水平为指示点确定胎先露的高低，胎头颅骨最低点平坐骨棘水平，用"0"表示；位于坐骨棘平面上1cm，用"-1"表示，位于坐骨棘平面下1cm时，用"+1"表示，其余以此类推（图2-3-2），一般在宫口开大4～5cm时，胎头最低点达到坐骨棘水平。

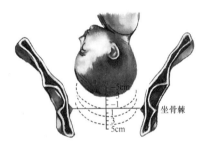

图2-3-2 判断胎先露高低示意图

八、操作考核评分标准

操作考核评分标准见表2-3-2。

表2-3-2 阴道检查技术考核评分标准

考核内容			考核点及评分要求	分值	扣分	得分	备注
知识与技能评价（80分）	评估及准备（20分）	孕妇（8分）	1. 核对孕妇个人信息，了解妊娠情况、心理状态、合作程度，宫缩强度及胎心情况	3			
			2. 向孕妇解释检查目的和配合方法	3			
			3. 嘱孕妇排空膀胱	2			
		环境（3分）	安静，清洁，温湿度适宜，光线充足，有遮挡	3			
		操作者（4分）	1. 着装整洁	2			
			2. 修剪指甲，七步洗手法洗手（口述）	2			

续表

考核内容			考核点及评分要求	分值	扣分	得分	备注
知识与技能评价（80分）		用物（5分）	用物准备齐全（少一个扣1分，扣完5分为止）；摆放整齐，检查床上垫好一次性垫巾	5			
	实施（60分）	安置体位（4分）	1. 操作者携用物至检查床旁，协助孕妇取膀胱截石位	1			
			2. 脱去一条裤腿，暴露外阴部，对侧肢体注意保暖	2			
			3. 孕妇已排空膀胱	1			
		检查方法（10分）	1. 站在产妇两腿间，常规消毒外阴	3			
			2. 操作者右手戴无菌手套，用一指或者两指放入阴道内检查	5			
			3. 指导孕妇深呼吸	2			
		检查内容（36分）	1. 外阴、阴道发育情况及有无异常	6			
			2. 盆底软组织情况	6			
			3. 宫口扩张程度，宫颈软硬，有无水肿，位置是否居中	6			
			4. 了解先露部及先露高低、胎方位，颅骨是否重叠	6			
			5. 是否破膜，羊水情况	6			
			6. 骨产道情况等	6			
		操作后处理（10分）	1. 协助孕妇整理衣裤，整理床单位，更换一次性会阴垫	3			
			2. 整理用物、分类处理	2			
			3. 脱手套，洗手记录检查结果	1			
			4. 进行健康宣教，交代注意事项	4			
素养评价（20分）	操作规范度（8分）		1. 操作规范，动作熟练、轻柔，测量结果准确	4			
			2. 在规定时间内完成，每超过1min扣1分，扣完4分为止	4			
	仪表规范度（8分）		1. 着装规范、符合要求	4			
			2. 举止大方、无多余动作	4			
	沟通有效度（4分）		1. 语言亲切，态度和蔼，关爱孕妇	2			
			2. 健康指导内容和方式正确	2			
总分				100			

测试题

1. 判断胎先露高低的标志是（　　）

A. 骨盆入口平面　　**B.** 坐骨棘　　　　**C.** 中骨盆平面　　**D.** 骨盆出口平面　　　**E.** 耻骨联合上缘

2. 下列哪项标志枕先露下降至坐骨棘水平下2cm（　　）

A. "0"　　　　　　**B.** "–1"　　　　**C.** "–2"　　　　　**D.** "+1"　　　　　　**E.** "+2"

3. 某产妇在第一产程，观察宫口开大情况一般方法是（　　）

A. 腹部检查　　　　**B.** 骨盆检查　　**C.** 阴道检查　　　**D.** 肛门检查　　　　　**E.** 双合诊检查

4. 某产妇8h前临产，经阴道检查，先露"+1"是指（　　）

A. 胎儿双顶径在坐骨棘平面以上1cm

B. 胎儿双顶径在坐骨棘平面以下1cm

C. 胎头颅骨最低点在坐骨棘平面以上1cm

D. 胎头颅骨最低点在坐骨棘平面以下1cm

E. 胎儿先露部在坐骨棘平面以下1cm

5. 以下不是阴道检查须掌握的信息是（　　）

A. 骨产道　　　　　**B.** 软产道　　　**C.** 胎方位　　　　**D.** 胎先露　　　　　　**E.** 蜕膜

（管雅雯）

第四节 分娩球使用技术

导入情境与思考

某女士，38岁，初产妇，怀孕早期产检时被医生诊断骨盆出口径线稍差，但她非常希望能顺产，医生告知分娩球能改善此种情况，于是她从37周开始，每天坚持到产科坐分娩球。进入临产状态后，继续使用分娩球配合拉玛泽呼吸法来减轻宫缩带来的阵痛，加速了产程的进展，同时也缓解了她的紧张。其产程进展顺利，分娩一活男婴，重3500g，产后母子平安。

请思考：

该如何指导孕妇使用分娩球？

分娩球，也叫导乐球，是一种专为产妇设计的富有弹性的PVC球，产妇坐在分娩球上时，上下活动可缓解胎头对骨盆底肌肉及软组织的冲击力及早期的排便感；左右摆动可帮助放松骨盆各关节间的韧带，以达到扩大骨盆各个径线的作用。

一、适应证

1.单胎、头位、胎儿情况正常者。

2.胎膜未破。

二、禁忌证

1.母亲因素 高血压、癫痫病、心脏病、精神疾病或沟通障碍等。

2.妊娠并发症 前置胎盘、胎盘早剥、多胎妊娠、早产、胎位异常。

3.胎儿因素 胎心异常、羊水污染。

4.硬膜外分娩镇痛。

5.药物使用，如哌替啶。

三、操作步骤

（一）评估

1.孕妇评估 了解孕妇信息，包括年龄、孕产史、孕周、体重增长情况等，注意孕妇心理状况及合作程度；解释操作目的，嘱孕妇排空膀胱。

2.用物评估 准备合适的衣物、瑜伽垫、水杯、毛巾、多普勒胎心监护仪等。

3.环境评估 环境是否舒适、安全，能否保护孕妇隐私；光线是否充足；有条件可以播放轻柔的音乐。

4.操作者评估 着装整齐，洗手（并温暖双手）。

（二）操作

1.核对孕妇信息，再次核对孕周，孕妇排尿后协助选择合适的分娩球。

（1）球的质量是安全的第一保障。使用前检查分娩球有无破损、球体充盈状态是否达标。

（2）球的大小应适合孕妇的身材（图2-4-1）。

（3）分娩球充气不要太满，充气70%～80%为宜，坐上去应有一定的弹性空间。

（4）坐在分娩球上时，双腿屈曲，大腿与躯干呈90°左右为宜，坐球、起身感觉舒适自如。

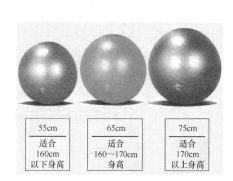

图2-4-1 分娩球

（5）球体最好能有一定的前后左右移动空间。

2. 坐姿 孕妇骑坐在分娩球上，两腿分开与肩同宽（或打开更大一些），双脚踩实地面稳住重心，保持脊柱直立，两手臂放松，自然放在两侧膝盖或扶住床尾。活动时，慢慢旋转髋关节，左右前后摆动或上下颠球均可，活动幅度可适当增大，原则以孕妇舒适为宜，过程中一定要保持住重心（图2-4-2）。

3. 跪趴位 分娩球放在软垫、瑜伽垫或床上，孕妇膝盖跪在垫子上，肩膀和前胸趴在分娩球上，手臂自然放松环抱分娩球，慢慢地左右前后摇晃。陪护人员可以帮助按摩腰部酸痛的地方。这个姿势除了缓解腰痛，还能帮助胎位不正的宝宝旋转位置，加速产程进展（图2-4-3）。

4. 站趴位 分娩球放在床上，孕妇正位站立，双脚向两侧打开1.5倍肩宽，脚趾对准前方或稍朝外，身体前倾，双手抱球，胸部、肩部和头俯卧在球上，慢慢地左右前后摇晃，陪护人员帮助按摩腰部酸痛的地方，可以缓解腰痛和帮助宝宝旋转，加速产程进展（图2-4-4）。

5. 背式 较适合分娩过程中腰背部疼痛严重的孕妇们。将分娩球固定在墙角，孕妇腰背部倚靠在分娩球上，帮助按摩腰背部，减轻疼痛。也可将分娩球靠紧墙面，背部贴紧分娩球，依球缓慢上下滑行（图2-4-5）。

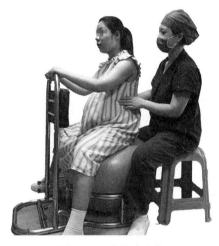

图2-4-2 分娩球坐姿

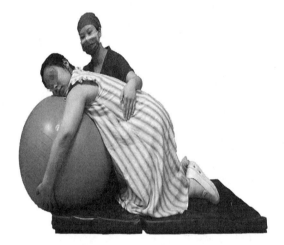

图2-4-3 分娩球跪趴位

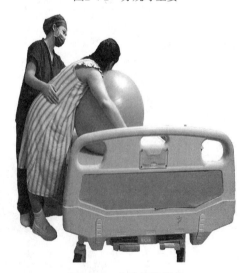

图2-4-4 分娩球站趴位

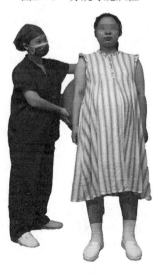

图2-4-5 分娩球背式

6. 协助孕妇整理衣物，并擦干汗液，补充水分，评估疼痛有无缓解等。

7. 整理用物，洗手，记录。

8. 告知孕妇注意事项及产程进展。

四、简易操作流程

简易操作流程见图2-4-6。

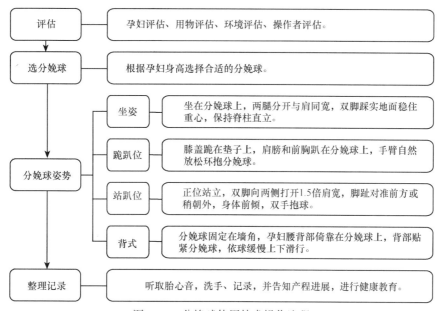

图2-4-6 分娩球使用技术操作流程

五、注意事项

1. 环境温度控制在18~32℃，避免在湿热的环境中运动。

2. 穿着宽松、舒适的服装。

3. 根据身高选择大小适宜的球体。

4. 使用前检查分娩球有无破损、球体充盈状态是否达标。

5. 注意防滑，禁止俯卧在球上。

6. 使用分娩球时，需有家属或助产士陪伴。

7. 运动中及时补充水分。

8. 运动时配合呼吸。

9. 循序渐进。

10. 使用分娩球过程中需关注孕妇主诉，注意胎心变化。

六、结局评价

1. 孕妇对使用过程满意，疼痛等不适感受减轻。

2. 孕妇知道分娩球的作用，主动配合。

3. 孕妇明确注意事项及产程进展。

七、相关知识

1. **前置胎盘** 妊娠28周后，胎盘附着于子宫下段，甚至胎盘下缘达到或覆盖宫颈内口，其位置低于胎先露部，称为前置胎盘。前置胎盘是妊娠晚期出血的常见原因之一。

2. **胎盘早剥** 妊娠20周后或分娩期，正常位置的胎盘在胎儿娩出前，部分或全部从子宫壁剥离，称为胎盘早剥。胎盘早剥是妊娠中晚期出血常见原因之一，起病急、进展快，如不及时处理可威胁母儿生命，是妊娠期严重并发症。

3. 硬膜外分娩镇痛　是目前产科分娩镇痛的常用方法，其可在分娩过程中，根据产妇的实际情况科学控制麻醉药物的使用剂量，保持产妇清醒，降低麻醉风险。

八、知识拓展

分娩是一个正常、自然、健康的过程。分娩球目前已广泛应用于产科领域，拉玛泽呼吸法及分娩球配合自由体位能放松肌肉，稳定情绪，有效减轻产时疼痛，减少药物的使用，缩短产程，减少产程干预，增加胎儿氧的供给量，降低剖宫产率，促进产妇的自然分娩。并且在产程中，助产士给予产妇分娩球技术将更好地挖掘产妇的内在潜力和主观能动性，将有效地影响着产妇的心理及生理，配合拉玛泽呼吸法调整产妇的呼吸状态，给予产妇自由舒适的体位，使产妇身心处于最佳状态，从而使产妇的分娩程序按正常节奏进行，顺产率将大大提高，有效地降低剖宫产率。

九、操作考核评分标准

操作考核评分标准见表2-4-1。

表2-4-1　分娩球使用技术考核评分标准

考核内容			考核点及评分要求	分值	扣分	得分	备注
知识与技能评价（80分）	评估及准备（20分）	孕妇（8分）	**1.** 核对孕妇个人信息，了解妊娠情况、心理状态、合作程度	3			
			2. 向孕妇解释检查目的和配合方法	3			
			3. 嘱孕妇排空膀胱	2			
		环境（3分）	符合产前检查室要求	3			
		操作者（4分）	**1.** 着装整洁	2			
			2. 修剪指甲，七步洗手法洗手（口述）	2			
		用物（5分）	用物准备齐全（少一个扣1分，扣完5分为止）；质量符合要求，按操作先后顺序放置	5			
	实施（60分）	核对并选择分娩球（4分）	**1.** 播放轻音乐，调节室温，再次核对信息	2			
			2. 选择合适的分娩球	2			
		坐姿（12分）	**1.** 指导正确，语气温柔，动作轻柔	6			
			2. 孕妇姿势正确，愿意配合	6			
		跪趴位（12分）	**1.** 指导正确，语气温柔，动作轻柔	6			
			2. 孕妇姿势正确，愿意配合	6			
		站趴位（12分）	**1.** 指导正确，语气温柔，动作轻柔	6			
			2. 孕妇姿势正确，愿意配合	6			
		背式（12分）	**1.** 指导正确，语气温柔，动作轻柔	6			
			2. 孕妇姿势正确，愿意配合	6			
		操作后处理（8分）	**1.** 协助孕妇擦汗或更换衣裤，补充水分	3			
			2. 整理用物	2			
			3. 询问感受，并告知产程进展，健康教育正确	3			
素养评价（20分）	注意事项（8分）		**1.** 注意防滑，全程监护	3			
			2. 运动中及时补充水分及能量	3			
			3. 配合呼吸，循序渐进	2			

续表

考核内容		考核点及评分要求	分值	扣分	得分	备注
素养评价（20分）	仪表规范度（8分）	1. 着装规范、符合要求	4			
		2. 举止大方、无多余动作	4			
	沟通有效度（4分）	1. 语言亲切、态度和蔼、关爱孕妇	2			
		2. 健康指导内容和方式正确	2			
总分			100			

测试题

1. 分娩球禁用什么姿势（　　）

A. 坐姿　　　　　　　　B. 跪趴位　　　　　　　C. 俯卧

D. 任意姿势均可　　　　E. 站趴位

2. 不属于分娩球应用禁忌证的是（　　）

A. 孕妇拒绝　　　　　　B. 胎膜未破　　　　　　C. 不稳定心脏病、肺病

D. 前置胎盘　　　　　　E. 胎盘早剥

3. 使用分娩球的好处有（　　）

A. 促进孕妇的骨盆弹性和胎儿下降　　　　B. 缓解分娩时的阵痛

C. 分散注意力　　　　　D. 增加舒适度　　　　　E. 以上都是

4. 应用分娩球促进自然分娩。对产妇的好处有（　　）

A. 产后恢复快　　　　　B. 产后出血少　　　　　C. 降低麻醉风险及术后感染风险

D. 促进子宫收缩　　　　E. 以上全是

5. 分娩球在选择时应考虑的主要因素不包括（　　）

A. 孕妇的身高　　　　　B. 孕妇的体重　　　　　C. 孕妇的喜好

D. 孕妇的骨盆形态　　　E. 分娩球的质量

（李　娟）

第五节　拉玛泽呼吸法指导技术

视频

> **导入情境与思考**
>
> 　　某女士，28岁，孕2产0。平素月经规律，末次月经2019年6月4日。停经40余天出现恶心、嗜睡、乏力、食欲减退等早孕反应，停经3月后症状消失，停经4月时感胎动。孕妇现停经36周。
>
> **请思考：**
>
> 　　在助产士门诊，作为产科助产士，如何指导孕妇进行拉玛泽呼吸法训练？

经过拉玛泽呼吸法训练后，孕妇能在分娩时将注意力集中在对自己呼吸的控制上，根据宫缩的强度、频率和持续时间主动调整呼吸频率和节律，从而缓解分娩疼痛和精神紧张，增强产妇的自我控制能力，以良好的状态应对分娩全过程，促进自然分娩的成功。

一、适应证

孕28周以后及临产的孕妇。

二、禁忌证

有气道疾病及有严重妊娠合并症或并发症而无法进行阴道分娩的孕妇。

三、操作步骤

1. 评估

（1）孕妇评估：①一般情况评估：了解孕妇信息，包括年龄、孕产史、孕周、体重增长情况，孕妇对分娩相关知识的认知程度，对疼痛的耐受程度，有无妊娠合并症和并发症等。②专科情况评估：产程进展情况、疼痛程度、孕妇心理状况及合作程度、胎儿情况。

（2）用物评估：准备供孕妇休息的座椅或沙发、必要时准备沐浴设备、按摩热敷物品等，并将它们放在合适的位置。

（3）环境评估：环境是否舒适、安全、安静，灯光是否调暗，能否保护孕妇隐私。

（4）操作者评估：着装整齐，洗手，向孕妇说明呼吸法的作用，取得孕妇配合。

2. 操作

（1）核对孕妇信息，孕妇排尿后协助其坐在沙发上或躺在床上，指导孕妇取舒适的姿势，指导者在孕妇的右侧。

（2）廓清式呼吸（每项运动前后均需要做此呼吸）：眼睛注视一个焦点，身体完全放松，用鼻子慢慢吸气至腹腔，然后用嘴唇像吹蜡烛一样慢慢吐出。

（3）初步阶段（产程早期，宫口开大3cm左右）：每次宫缩进行4～6次胸式呼吸，时长32～48s。①身体完全放松。②眼睛注视一个焦点。③由鼻孔吸气，嘴巴吐气，腹部保持放松。④胸式呼吸：一次吸气吐气过程8～10s，每分钟进行4～6次吸气及吐气，每次呼吸速度平稳，吸入及呼出量保持均匀。⑤训练步骤及口令：收缩开始；吸……吐……（廓清式呼吸）；吸，二、三、四，吐，二、三、四；吸，二、三、四，吐，二、三、四；吸，二、三、四，吐，二、三、四；吸，二、三、四，吐，二、三、四；吸……吐……（廓清式呼吸）；宫缩结束。

（4）加速阶段（活跃期，宫口开大4～8cm）：宫缩期进行浅而慢的加速呼吸，总时长约42s。①身体完全放松。②眼睛注视一个定点。③由鼻孔吸气，嘴巴吐气，腹部保持放松。④胸式呼吸：深慢至浅快至深慢，随宫缩增强而加速呼吸，随宫缩减缓而减慢呼吸。仍采用胸式呼吸，宫缩加强时每次缩短2～4s，至宫缩峰位需快速吸吐，宫缩减弱时每次增加2～4s。⑤训练步骤及口令：收缩开始；吸……吐……（廓清式呼吸）；吸，二、三、四，吐，二、三、四；吸，二、三，吐，二、三；吸，二，吐，二；吸、吐，吸、吐，吸、吐……吸，二，吐，二；吸，二、三，吐，二、三；吸，二、三、四，吐，二、三、四；吸……吐……（廓清式呼吸）；收缩结束。

（5）转变阶段（临近分娩，宫口开大8～10cm）：宫缩期进行浅呼吸，总时长约32s。①身体完全放松。②眼睛注视一定点。③微微张开嘴巴，快速吸吐，吸吐转换保持胸部气道高位气流在喉咙处打转发出"嘻嘻"音，又称"嘻嘻轻浅式呼吸"。完全用口呼吸，吸气与呼气相等量，避免换气过度。④连续4～6个快速吸气再大力吐气，重复至宫缩结束（产妇可以按照自己的节奏做快速吸吐）。⑤训练步骤及口令：收缩开始；吸……吐……（廓清式呼吸）；"嘻嘻嘻嘻"吐……"嘻嘻嘻嘻"吐……"嘻嘻嘻嘻"吐……"嘻嘻嘻嘻"吐……吸……吐……（廓清式呼吸）；收缩结束。

（6）胎儿娩出阶段：胎儿正在娩出，产妇有自发性用力感。①身体完全放松。②眼睛注视一个定点。③遵循自身的感觉，等待自发性下坠感的到来。④当有自发性用力欲望时才可用力；为了避免胎儿过快娩出，常采用张口缓慢深长的哈气；宫缩间歇时，根据需要，按助产士的引导用力，至胎儿娩出。⑤训练步骤及口令：宫缩开始；廓清式呼吸；顺应身体需要，用力5～7s；（宫缩时）按助产士口令：吸气、屏气、用力。（胎儿娩出时）按助产士口令：不要用力，呼出，哈气（嘴巴张大，缓慢深长地发出轻柔的"哈—哈—哈"声）。廓清式呼吸。宫缩结束。

（7）整理用物，洗手，评价实施效果。

四、简易操作流程

简易操作流程见图2-5-1。

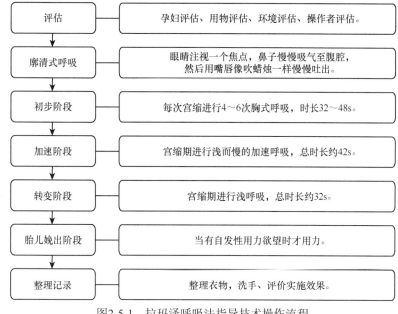

图2-5-1　拉玛泽呼吸法指导技术操作流程

五、注意事项

1. 练习时指导孕妇取舒适的体位。

2. 需要有家属或导乐师陪伴，给予心理支持与配合。

3. 呼吸过程中密切关注孕妇各项情况，注意孕妇的主诉，如有异常和不适应立即停止，报告医生。

4. 保持环境安静，避免打扰孕妇练习。

六、结局评价

1. 孕妇知晓拉玛泽呼吸法的作用。

2. 孕妇会根据不同的阶段采取适当的呼吸方法。

3. 孕妇感觉拉玛泽呼吸法减痛效果明显。

七、相关知识

拉玛泽呼吸法是法国产科医生拉玛泽（Lamaze）1952年创立的一整套呼吸法，孕妇在产前经过训练，在产时应用，以减轻分娩疼痛。

拉玛泽呼吸法又称精神预防性无痛分娩法。拉玛泽呼吸法在孕28周后开始训练，经过训练可以使准父母在产前做好心理和生理准备，使产妇大脑产生一个新的注意中心，降低临产时宫缩引起的不适，度过分娩过程中最困难的阶段。有控制的节奏式呼吸也能保证产妇有充足的血氧供应，从而维持良好的生理状态，保证胎儿及新生儿安全。

八、知识拓展

在产程中，除了拉玛泽呼吸法的使用，一些有节奏的呼吸技巧如慢呼吸法及打开声门自然呼吸放松法也逐渐在产程中应用，这些呼吸方法可以在妊娠晚期教授给产妇，即使产妇从未接触过任何呼吸法，在宫缩间歇期也可以学会这些简单而有节奏的呼吸技巧，非常简单有效。

1. 慢呼吸法　潜伏期应用。方法：宫缩来临，产妇取舒适体位，全身放松，眼睛注视一焦点，然后用鼻子充分深吸气时将腹部膨起，直至全身处于紧张状态，然后再用嘴巴慢慢呼气使全身放松。

2. 打开声门自然呼吸放松法　用于活跃期。方法：告知产妇放松全身肌肉，可以按自己感到舒适的方式呼吸，尽量能做到深而慢地吸气与吐气，避免过度过快地呼吸。当感到疼痛难忍时，鼓励其打开声门，发出"啊—哈"的声音，从喉咙深处发声。在开始宫缩疼痛时发声，尽可能延续至宫缩结束。

九、操作考核评分标准

操作考核评分标准见表2-5-1。

表2-5-1 拉玛泽呼吸法指导技术考核评分标准

考核内容			考核点及评分要求	分值	扣分	得分	备注
知识与技能评价（80分）	评估及准备（20分）	孕妇（8分）	1. 核对孕妇个人信息，了解孕妇的生命体征，有无妊娠合并症与并发症，了解孕妇的产程进展情况，疼痛评分及心理状况、了解胎儿情况	3			
			2. 向孕妇解释检查目的和配合方法	3			
			3. 嘱孕妇排空膀胱	2			
		环境（3分）	舒适温馨、安静，灯光暗淡	3			
		操作者（4分）	1. 着装整洁	2			
			2. 七步洗手法洗手（口述）	2			
		用物（5分）	用物准备齐全（少一个扣1分，扣完5分为止）；质量符合要求，按操作先后顺序放置	5			
	实施（60分）	核对并摆体位（4）	1. 关好门窗，调节好室内温度，再次核对信息	2			
			2. 协助孕妇取舒适的坐位或卧位	2			
		廓清式呼吸（8分）	1. 指导孕妇眼睛注视一个焦点，身体完全放松	4			
			2. 指导孕妇用鼻子慢慢吸气至腹腔，然后用嘴唇像吹蜡烛一样慢慢吐出	4			
		初步阶段（12分）	1. 每次宫缩进行4～6次胸式呼吸，时长32～48s	3			
			2. 指导孕妇呼吸时身体完全放松，眼睛注视一个焦点由鼻孔吸气，嘴巴吐气，腹部保持放松	3			
			3. 胸式呼吸：一次吸气吐气过程8～10s，每次呼吸速度平稳，吸入量及呼出量保持均匀	3			
			4. 训练步骤及口令正确，节奏平稳，宫缩开始和结束均要指导孕妇进行廓清式呼吸一次	3			
		加速阶段（12分）	1. 宫缩期进行浅而慢的加速呼吸，总时长约42s	3			
			2. 指导孕妇呼吸时身体完全放松，眼睛注视一个焦点，由鼻孔吸气，嘴巴吐气，腹部保持放松	3			
			3. 深慢—浅快—深慢，随宫缩增强而加速呼吸，随宫缩减缓而减慢呼吸。宫缩加强时每次缩短2～4s，至宫缩峰位需快速吸吐，宫缩减弱时每次增加2～4s	3			
			4. 训练步骤及口令正确，节奏平稳，宫缩开始和结束均要指导产妇进行廓清式呼吸一次	3			
		转变阶段（12分）	1. 宫缩期进行浅呼吸，总时长约32s	3			
			2. 指导孕妇呼吸时身体完全放松，眼睛注视一个焦点	3			
			3. 微微张开嘴巴，快速吸吐，吸吐转换保持胸部气道高位气流在喉咙处打转，发出"嘻嘻"音，完全用口呼吸，吸气与呼气相等量，避免换气过度	3			
			4. 连续4～6个快速吸气再大力吐气，重复至宫缩结束（孕妇可以按照自己的节奏做快速吸吐），宫缩开始和结束均要指导孕妇进行廓清式呼吸一次	3			
		胎儿娩出阶段（12分）	1. 指导孕妇在有自发性屏气用力感时才用力	3			
			2. 指导孕妇呼吸时身体完全放松，眼睛注视一个焦点遵循自身的感觉，等待自发性下坠感的到来	3			

续表

考核内容			考核点及评分要求	分值	扣分	得分	备注
知识与技能评价（80分）	实施（60分）	胎儿娩出阶段（12分）	**3.** 当有自发性用力欲望时用力；胎头着冠后为了避免胎儿过快娩出，宫缩时指导张口缓慢深长地哈气；宫缩间歇时，引导用力，至胎儿娩出	3			
			4. 宫缩开始顺应身体需要，用力5～7s，指导呼吸节奏平稳，吸气哈气时机正确	3			
素养评价（20分）	操作规范度（8分）		**1.** 操作规范、流程熟练	4			
			2. 不同阶段指导呼吸方法、频率、节律正确	4			
	仪表规范度（8分）		**1.** 着装规范、符合要求	4			
			2. 举止大方、无多余动作	4			
	沟通有效度（4分）		**1.** 语言亲切、态度和蔼，对孕妇进行有效评估	2			
			2. 健康指导内容和方式正确	2			
总分				100			

测试题

1. 拉玛泽呼吸初步阶段错误的是（　　）

A. 身体完全放松　　　　　　　　　　B. 眼睛注视一个焦点

C. 由鼻孔吸气，嘴巴吐气，腹部保持放松　D. 腹式呼吸

E. 每次呼吸速度平稳，吸入量及呼出量保持均匀

2. 拉玛泽呼吸法加速阶段指导正确的是（　　）

A. 胸式呼吸：深慢—浅快—深慢　　　　B. 胸式呼吸：一次吸气吐气过程8～10s

C. 连续4～6个快速吸气再大力吐气　　　D. 当有自发性用力欲望时才可用力

E. 微微张开嘴巴，快速吸吐

3. 拉玛泽呼吸法技巧训练的好处是（　　）

A. 能在分娩时有效地将注意力集中在对自己呼吸控制上

B. 能根据宫缩的强度、频率和持续时间主动调整呼吸频率和节律

C. 增强产妇的自我控制能力

D. 促进自然分娩的成功

E. 以上都对

4. 拉玛泽呼吸法练习的注意事项有（　　）

A. 练习时指导孕妇取舒适的体位　　　　B. 注意保护孕妇隐私，气温低时注意保暖

C. 注意产妇的主诉，如有不适立即停止　D. 保持环境安静，避免打扰孕妇练习

E. 以上都对

（吴江萍）

第六节　产程中体位管理技术

导入情境与思考

某女士，28岁，孕2产0。平素月经规律，末次月经2019年6月4日。停经40余天出现恶心、嗜睡、乏力、食欲减退等早孕反应，停经3个月后症状消失，停经4个月时感胎动。现停经39周，因规律宫缩入院待产。

请思考：

如何在产程中对产妇进行体位管理？

产程中体位管理指产程中指导产妇采取卧、走、坐、立、跪、趴、蹲等姿势，帮助产妇选择感到舒适并能缓解疼痛的体位，提高产妇在分娩过程中的自主性与舒适度。

一、适应证

1. 自愿参与的产妇。

2. 无明显头盆不称。

3. 低危产妇、无严重合并症者。

4. 胎膜早破，胎头与宫颈紧贴。

5. 镇痛分娩具备下床活动条件者。

二、禁忌证

1. 拒绝的产妇。

2. 明显头盆不称、胎膜早破且胎头与宫颈不能紧贴。

3. 胎位异常、有下床活动禁忌证者。

三、操作步骤

（一）评估

1. 产妇评估

（1）一般情况评估：了解产妇信息，包括孕周、生命体征、疼痛评估、有无使用体位与运动禁忌证等、有无使用镇静止痛药、休息与睡眠情况、进食与排便情况、注意产妇心理状况及合作程度；解释操作目的，嘱产妇排空膀胱。

（2）专科情况评估：产程进展情况、宫缩情况、胎方位、胎心情况、有无妊娠合并症或并发症。

2. 用物评估　根据不同体位与运动需要配置辅助物品，如分娩椅、分娩凳、瑜伽垫、分娩球、靠垫、枕头、助步车、长围巾等，性能完好，安全。

3. 环境评估　环境是否安静、安全，室内是否有不稳定的物品；是否调节合适的温湿度；光线是否柔和；必要时根据产妇喜好播放合适的音乐。

4. 操作者评估　着装整齐规范，具备体位与运动相关知识技能。

（二）操作

1. 操作前准备　核对产妇信息，排除禁忌证，解释并告知体位与运动的原理、目的、方法及注意事项，知情同意并取得配合。提醒产妇排空大小便，根据产妇的情况选择合适的体位与运动，选择合适的辅助用具，将灯光、温度调节到产妇感觉舒适的状态，根据产妇需要选择背景音乐。

2. 各种体位操作要点

（1）站立位及前倾站立位（图2-6-1）

1）应用时机：第一产程、第二产程。

2）适应证：①产程进展缓慢；②宫缩弱，需要增强宫缩时；③胎头枕后位协助胎头内旋转时；④产妇感觉此体位舒适；⑤产妇腰背痛（前倾站位）。

3）操作方法：产妇两腿自然分开呈直立位，必要时搀扶或手抓握栏杆，亦可在站立的基础上上身前倾趴在支持物上（如分娩球、窗台、陪伴者、椅子等），也可扶着行走椅行走，产妇还可同时左右摇摆骨盆。可配合左右摇摆、前后摇摆、旋转及下蹲运动。

4）作用：①有利于身体的活动；②增加重力作用，加强宫缩；③有利于胎头的旋转与下降，纠正枕后位与枕横位；④缓解分娩疼痛；⑤促进产程进展；⑥增加胎轴与骨盆入口的一致性及骨盆入口空间。

5）注意：下列情况不适宜使用站位。①骨盆倾斜度过大，悬垂腹；②有下床活动禁忌证者；③宫颈水肿者；④胎膜破裂，胎头不能紧贴宫颈；⑤产妇不喜欢用此体位；⑥药物镇痛分娩致腿部无力而影响身体平衡。

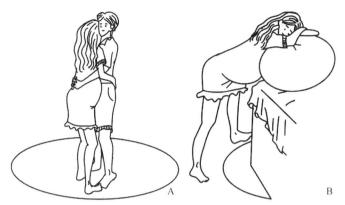

图2-6-1　站立位及前倾站立位
A.站立位；B.前倾站立位

（2）侧卧位及侧俯卧位（图2-6-2）

1）应用时机：侧卧位第一产程及第二产程均可以用，侧俯卧位用于第一产程。

2）适应证：①产妇休息时；②使用镇静药后；③存在急产迹象或发生急产时；④脐带受压或仰卧位低血压致胎心变化时；⑤枕后位和枕横位时加速胎头内旋转。

3）操作方法：①侧卧位：产妇侧卧于床上，侧卧方向与胎儿枕骨及背部同侧，双髋及膝关节屈曲，在小腿或大腿间放置一个枕头，可持续15～30min；②侧俯卧位：产妇面向一侧（纠正枕后位时，朝着胎儿枕骨相反的方向侧卧），下面的手放在身后（或体前），前胸尽量贴近床面，下面的腿尽可能伸直，上面腿弯曲呈90°，并用一两个枕头或花生形分娩球垫起来，身体就像一个转轴，不完全地转向前方。

4）作用：有利于枕后位的胎儿内旋转，可纠正胎方位。产妇采用此体位也能避免骶骨受压，达到放松休息的作用。

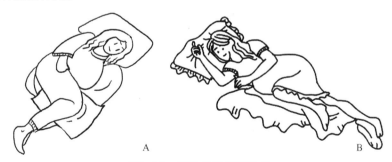

图2-6-2　侧卧位及侧俯卧位
A.侧卧位；B.侧俯卧位

（3）半坐卧位与坐位（图2-6-3）

1）应用时机：第一产程、第二产程。

2）适应证：①产妇喜欢此体位；②产妇感到疲倦想休息时；③行硬膜外麻醉镇痛，需以此体位代替仰卧位或侧卧位；④产程中，需改变骨盆大小与形状来增加胎儿与骨盆的适应性及重力作用时；⑤骨盆倾斜度较大，悬垂腹，跨耻征阳性者（半坐卧位）；⑥活跃期缓慢进展时，产妇采用双膝低于髋的坐姿可加快产程进展，第二产程，更好地暴露会阴（坐位）。

3）操作方法：①半坐卧位：协助与指导产妇取坐位，背靠抬高的床头或其他支撑物，躯干与床或地面夹角呈45°以上；②坐位：产妇上半身垂直坐于床上、椅子上、坐便器上或分娩球上。

4）作用：①半坐卧位时有利于产妇休息，便于身体的活动；②可以增加胎儿重力的作用，相较于仰卧位，半坐卧位与坐位可以增加骨盆入口径线和增加胎儿供氧。③坐位可以缓解腰背部疼痛，有利于陪伴者按摩、热敷或冷敷。

5）注意：下列情况不适宜使用。①产妇不愿意或采用此体位后疼痛加剧时；②发生胎心改变时；③高血压者；④已告知或怀疑胎位为枕后位时不宜使用半坐卧位。

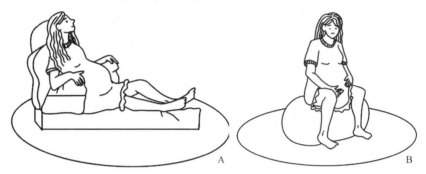

图2-6-3 半坐卧位与坐位

A.半坐卧位；B.坐位

（4）前倾坐位（图2-6-4）

1）应用时机：第一产程、第二产程。

2）适应证：①产程进展缓慢尤其是第二产程；②加速胎头内旋转与下降；③产妇自觉腰背部疼痛；④产妇需要进行腰背部及骶尾部按摩。

3）操作方法：产妇坐在支撑物（如椅子、分娩球、床、分娩椅、分娩凳等）上，双足平放分开，两臂放松，放在面前的支撑物或大腿上；身体向前倾屈，亦可两腿分开骑坐在坐便器或椅子上，身体放松，向前趴在水箱上、椅子背部或其他支撑物上。

4）作用：①增加重力作用、增加骨盆入口空间，加速产程；②增加胎轴与骨盆入口的一致性；③有利于腰背部按摩，缓解腰背部疼痛；④有利于纠正枕后位与枕横位。

5）注意：①产妇不愿意，不能用此体位；②药物镇痛分娩致腿部无力不能保持身体平衡者，不能用此体位。

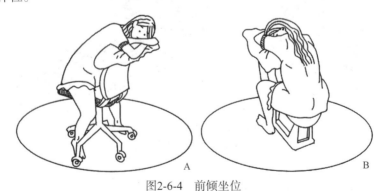

图2-6-4 前倾坐位

（5）前倾跪位与手膝位（图2-6-5）

1）应用时机：第一产程、第二产程。

2）适应证：①异常胎方位；②产妇自诉腰骶部疼痛；③产妇需要腰骶部及背部按摩或行双髋挤压；④产程进展缓慢；⑤产妇有宫颈或会阴水肿；⑥产妇需减轻痔疮疼痛；⑦脐带脱垂时，

缓解脐带受压所致的胎心异常；⑧取仰卧位或者侧卧位时发生胎儿宫内窘迫；⑨产妇需要进行骨盆摇摆时；⑩产妇感觉该体位舒适时。

3）操作方法：①前倾跪位：产妇跪于床上或地面瑜伽垫上，戴护膝或膝下垫棉垫，双腿分开与肩同宽，上身前倾趴于床背、陪伴者、分娩球或其他支撑物上。根据具体情况，产妇可在此体位上进行前后、左右、旋转运动。②手膝位：产妇跪于床上或地面瑜伽垫上，戴护膝或膝下垫棉垫，四肢与地面垂直，双膝及双手掌或拳头支撑身体，可在此体位上进行左右、前后、旋转及摇摆骨盆运动。

4）作用：①增加重力作用，使胎头下降；②增加骨盆入口空间；③增加胎轴与骨盆入口的一致性；④缓解腰背部疼痛；⑤有利于腰背部按摩；⑥有利于纠正胎头完成内旋转，纠正枕后位与枕横位；⑦有利于产妇身体活动。

5）注意：①产妇感觉膝部或腿部疼痛时，不能用此体位；②药物镇痛分娩致腿部无力影响身体平衡，不适用此体位；③产妇感觉疲劳，不适合用此体位。

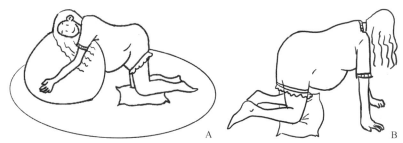

图2-6-5 前倾跪位与手膝位

A.前倾跪位；B.手膝位

（6）膝胸卧位（图2-6-6）

1）应用时机：第一产程、第二产程。

2）适应证：①脐带脱垂时，缓解脐带受压；②分娩前或者产程早期胎头疑似高直位或枕后位；③产妇发生过早屏气向下用力的情况时；④产妇宫颈前唇水肿或宫颈水肿持续未消退。

3）操作方法：产妇跪趴在垫子上，双膝分开，胸部紧贴垫子，双臀抬高，前臂支撑身体重量，大腿与躯干夹角＞90°时称开放式膝胸卧位，夹角＜90°时称闭合式膝胸卧位。为了增加舒适度可让产妇双足轻抵在支撑物上，胸部下面放置薄枕。

4）作用：①孕30周后纠正横位及臀位等异常胎位；②临产早期应用此体位有助于胎头退出骨盆，调整胎头位置，重新入盆；③有助于缓解脐带脱垂时脐带受压；④缓解宫颈水肿；⑤缓解产妇腰背部、骶尾部及痔疮疼痛。

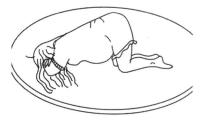

图2-6-6 膝胸卧位

5）注意：以下情况不适宜用此体位。①产妇呼吸不畅；②药物镇痛分娩导致腿部无力影响身体平衡；③产妇合并高血压、青光眼。

（7）不对称站位、坐位、跪位（图2-6-7）

1）应用时机：第一产程、第二产程。

2）适应证：①腰背部、骶尾部疼痛时；②活跃期延缓；③加速胎头内旋转；④疑似不均倾位或其他胎头位置异常。

3）操作方法：产妇站位、坐位或跪位时，一条腿抬高且同侧膝盖和臀部放松，双足不在同一平面上，在纠正枕后位且胎方位明确时，应抬起胎儿枕骨侧腿，如果胎方位不明时，可以交替抬腿。

4）作用：①大腿抬高，牵拉内收肌，使同侧坐骨移动，增加骨盆出口径线；②有助于枕后位及枕横位完成内旋转；③缓解腰背痛；④增加重力作用，有利于胎头下降；⑤呈弓箭步，扩大骨盆出口径线。

5）注意：下列情况不适宜用此体位。①产妇感觉此体位加剧膝关节、髋关节或耻骨联合疼痛；②药物镇痛分娩导致腿部无力而影响身体平衡。

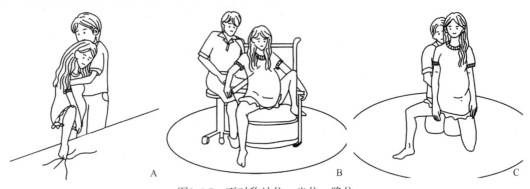

图2-6-7　不对称站位、坐位、跪位

A.不对称站位；B.不对称坐位；C.不对称跪位

（8）蹲位（图2-6-8）

1）应用时机：主要用于第二产程。①蹲位不适合胎头较高及不均倾位；②蹲位时间不能太久，每1～2次宫缩后需要站立片刻。

2）适应证：①第二产程骨盆出口狭窄需要增大骨盆空间；②产程进展缓慢，产妇不会使用腹压。

3）操作方法：产妇由站位转成蹲位时，双足平放于地面或床上，此时须有陪护者或床栏或拉绳的协助，或有其他支撑身体的方式。根据产妇的实际情况，在蹲位基础上可协助产妇，使其上身在两腿之间来回摆动。

4）作用：①重力作用促使胎头下降；②增大骨盆出口平面；③缓解腰背部疼痛；④增加身体的自由活动，产妇更省力。

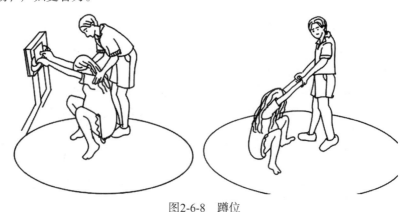

图2-6-8　蹲位

（9）支撑蹲位与悬吊位（图2-6-9）

1）应用时机：第二产程。

2）适应证：①需要增加骨盆关节的活动度；②胎头不均倾位，需要拉长产妇躯干；③第二产程胎头下降缓慢或停滞；④不均倾位、枕横位、枕后位等。

3）操作方法：①支撑蹲位：宫缩时产妇背靠着陪伴者，陪伴者双臂绕过产妇腋下并握紧产妇双手，托住产妇整个身体，宫缩间歇期产妇站立休息。②悬吊位：陪伴者坐在高床或高凳上，双腿分开，双足踏在椅子或支撑物上，产妇背靠着站在陪伴者双腿间，两手弯曲放在支撑者大腿上，宫缩时身体慢慢下蹲用力，陪伴者大腿夹住产妇胸部并支撑产妇的全部体重。宫缩间歇时产妇休息。

4）作用：①有效利用重力；②牵拉产妇躯干，使骨盆更放松，有助于纠正胎头不均倾位及角度；③增大骨盆关节的活动度。

5）注意：①支撑者容易疲劳，需要背靠着墙或支撑架；②支撑时间太长容易导致产妇臂丛神经受压，会引起双手麻痹，因此，宫缩间歇期产妇可站立起来或用悬吊物支撑产妇。

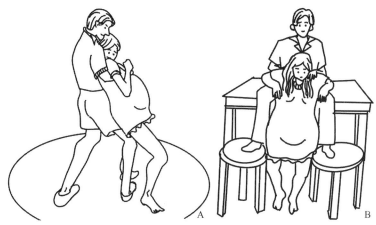

图2-6-9 支撑蹲位法与悬吊位

A.支撑蹲位；B.悬吊位

3. 整理用物，洗手，做好相关数据的评估及记录，如产妇的生命体征、舒适度、胎心音、宫缩、产妇自觉症状、胎方位变化等。

四、简易操作流程

简易操作流程见图2-6-10。

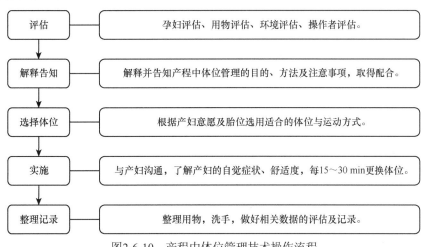

图2-6-10 产程中体位管理技术操作流程

五、注意事项

1. 注意保护产妇隐私，气温低时注意保暖。

2. 在产程中，体位与运动的采用仅限于低危产妇，高危产妇要根据医疗常规，并结合医生医嘱采用相应的体位。

3. 产程中任何的体位均有其优缺点，没有哪种单一体位对于任何产妇在任何情况下均适用，可以多种体位相结合。

4. 实施过程中应动态评估效果，任何一种体位的使用时间不要超过30min，每30min听胎心音1次，出现胎心或胎动异常时，需立即改用其他体位并进行严密监测。

5. 提供必要且安全的分娩支持工具，做好相关防范措施，最大限度地保障母婴安全。

6. 实施过程中产妇出现不适应如异常阴道流血、疼痛（与宫缩无关）、头晕、胸闷等应停止直立式体位，改成让产妇舒适的体位。

六、结局评价

1. 产妇了解产程中体位管理的目的、方法及注意事项。

2. 产程进展顺利。

3. 产妇疼痛减轻，生命体征平稳，分娩体验良好。

七、相关知识

1. 在晚期妊娠，激素水平的变化能够松弛骨盆关节的韧带和软骨，使骶髂关节和耻骨联合有更大的活动度，骨盆的活动度能够使骨盆的形状和大小产生细微的改变，这将促使第一产程胎头以最佳位置入盆以及第二产程胎头的俯屈，胎儿内旋转、下降。

2. 产程中产妇改变体位的好处

（1）调整骨盆关节使骨盆塑形和容量增加。

（2）增强宫缩的频率、持续时间、强度。

（3）可调整胎轴与骨盆轴间角度，有利于胎儿下降。

（4）增加重力作用。

（5）增加胎儿的供氧量。

（6）促进胎儿与骨盆更好地适应，减轻疼痛。

八、知识拓展

世界卫生组织出版的《正常分娩临床实用指南》中将自由体位归纳为有用的一类措施，强调产程中应用运动和改变体位可以对分娩产生更积极的效果，并指出自由体位分娩能使产妇更舒适，更符合生理体位，更利于自然分娩，产程中应该鼓励产妇选择自愿的、舒适的体位进行分娩。

自由体位不是现代产科才有的，早在古代就存在多种不同的分娩体位，其中"竖式分娩"中的坐姿分娩最受古代产妇推崇。在隋代巢元方等所编撰的《诸病源候论》中也有记载"妇人产，有坐有卧"。近代产科在多种手术器械助产开展以后，才把仰卧截石位作为主要的分娩体位。

九、操作考核评分标准

操作考核评分标准见表2-6-1。

表2-6-1 产程中体位管理技术考核评分标准

考核内容			考核点及评分要求	分值	扣分	得分	备注
知识与技能评价（80分）	评估及准备（25分）	产妇（10分）	**1.** 核对产妇个人信息，了解孕周、生命体征、疼痛评估情况、有无禁忌证、用药情况、休息与睡眠情况、进食与排便情况、心理状况及合作程度	4			
			2. 评估产妇产程进展情况、宫缩情况、胎方位、胎心情况、有无妊娠合并症或并发症	4			
			3. 解释并告知体位与运动的原理、目的、方法及注意事项，知情同意并取得配合	2			

考核内容			考核点及评分要求	分值	扣分	得分	备注
知识与技能评价（80分）	评估及准备（25分）	环境（5分）	安静、安全，调节合适的温湿度；光线柔和；必要时播放产妇喜欢的音乐	5			
		操作者（5分）	1. 着装整齐规范	2			
			2. 具备体位与运动相关知识技能	3			
		用物（5分）	多普勒胎心监护仪、血压计、时钟、分娩球、导乐车、分娩凳等辅助用具，保持其性能完好，质量符合要求，按操作要求放置（少一个扣1分，扣完5分为止）	5			
	实施（55分）	核对与沟通（5分）	1. 再次核对信息，有无高危因素	2			
			2. 与产妇沟通，了解产妇的需求及想采用的体位	3			
		选择体位、指导实施与注意事项（40分）	1. 根据产妇的主诉、胎方位、产程进展等采取合适且舒适的体位	5			
			2. 生命体征监测：每4h监测一次	5			
			3. 饮食：不限饮食，鼓励适量摄入易消化食物	5			
			4. 鼓励产妇排空膀胱：每2h提醒产妇排尿一次	5			
			5. 不采用单一体位，每15～30min变化一次体位，动态关注产程进展及胎方位情况	5			
			6. 监测胎心变化：每30min听胎心一次，出现胎心或胎动异常时，需立即改用其他体位并进行严密监测	5			
			7. 时刻关注产妇的安全及舒适感，如果产妇采用某一体位持续不变时，需区分其是喜欢还是无力转换为其他体位	5			
			8. 有急产倾向或产程进展较快的产妇不宜应用站立位	5			
		操作后处理（10分）	1. 向产妇交代自由体位相关注意事项	4			
			2. 整理用物	1			
			3. 消毒双手	1			
			4. 做好相关数据的评估及记录，如产妇的生命体征、舒适度、胎心音、宫缩、产妇自觉症状、胎方位变化等	4			
素养评价（20分）	操作规范度（8分）		1. 操作规范，动作熟练、指导产妇体位正确有效	4			
			2. 一种体位无效时要实时更换体位，产妇感觉舒适	4			
	仪表规范度（8分）		1. 着装规范、符合要求	4			
			2. 礼貌用语，自我介绍	4			
	沟通有效度（4分）		1. 语言亲切，态度和蔼，关爱产妇	2			
			2. 健康指导内容和方式正确	2			
总分				100			

测试题

1. 妊娠合并青光眼不能采取的体位是（　　）

A. 侧卧位　　　　　**B.** 坐位　　　　　**C.** 膝胸卧位　　　　**D.** 前倾跪位　　　　**E.** 前倾站位

2. 第一产程中不均倾位可采取的体位错误的是（　　）

A. 支撑蹲位　　**B.** 不对称站位　　**C.** 半坐卧位　　　　**D.** 膝胸卧位　　　　**E.** 前倾位

3. 不适宜采用膝胸卧位的情形下列错误的是（　　）

A. 产妇感觉膝部或腿部疼痛时　　　　　　**B.** 药物镇痛分娩致腿部无力影响身体平衡

C. 产妇感觉疲劳　　**D.** 妊娠30周后横位或臀位　　　　　　**E.** 产妇不愿意

4. 产程中体位管理，下列说法错误的是（　　）

A. 体位与运动的采用仅限于低危产妇

B. 前倾坐位对于任何产妇在任何情况下均适用

C. 任何一种体位的使用时间不要超过30min

D. 每30min听胎心音1次，出现胎心或胎动异常时，需立即改用其他体位并进行严密监测。

E. 注意保护产妇隐私，气温低时注意保暖

（吴江萍）

第七节　产程中导尿术

导入情境与思考

　　某女士，28岁，孕2产0。平素月经规律，末次月经2019年6月4日。预产期2020年3月11日，现停经39周，临产，查宫口开大8cm，胎先露头，S^{+1}，4h未解小便，膀胱膨隆达耻骨联合上两横指，经过听流水声等诱导排尿措施，仍不能自行排尿。

　　请思考：

　　作为产科助产士，你该如何进行产时导尿操作？

　　产程中导尿术是指在严格无菌操作下，用导尿管经尿道插入膀胱为尿潴留产妇引流尿液的方法。

一、适应证

产程中膀胱充盈不能自行排尿的产妇。

二、禁忌证

外伤导致骨盆骨折的产妇、经过诱导排尿能够排出小便的产妇。

三、操作步骤

（一）评估

1. 产妇评估　　了解产妇信息，包括年龄、孕产史、孕周、疼痛评分、产程进展情况、膀胱充盈度、会阴部皮肤黏膜情况与清洁度、心理状况及合作程度，解释导尿目的、方法与注意事项。

2. 用物评估　　一次性导尿包、手消毒液、弯盘、一次性垫巾、浴巾、医疗及生活垃圾桶等。

3. 环境评估　　环境是否舒适、安全、安静、温暖，灯光是否明亮、能否保护产妇隐私。必要时关闭门窗。

4. 操作者评估　　着装整齐，修剪指甲，洗手，戴口罩，向产妇阐述导尿的目的，取得产妇配合。

（二）操作

1. 核对　　携用物至床旁，采用双向核对方式核对产妇姓名、床号、手腕带。

2. 准备

（1）移床旁椅至操作同侧的床尾，将便盆放在床尾床旁椅上，打开便盆巾。

（2）松开床尾盖被，帮助产妇脱去对侧裤腿，盖在近侧腿部，并盖上浴巾，对侧腿用盖被遮盖。

3. 准备体位　　协助产妇取屈膝仰卧位，两腿略外展，暴露外阴。

4. 垫巾　　将一次性垫巾垫于产妇臀下，弯盘置于近外阴处，消毒双手，核对检查并打开导尿包，取出初步消毒用物，操作者一只手戴上手套，将消毒液棉球倒入小方盘内。

5. 消毒

（1）初步消毒： 操作者一手持镊子夹取消毒液棉球初步消毒阴阜、大阴唇，另一戴手套的手分开大阴唇，消毒小阴唇和尿道口；污棉球置于弯盘内；消毒完毕脱下手套置于弯盘内，将弯盘及小方盘移至床尾处。

（2）打开导尿包：用洗手消毒液消毒双手后，将导尿包放在产妇两腿之间，按无菌技术操作原则打开治疗巾。

（3）戴无菌手套，铺孔巾：取出无菌手套，按无菌技术操作原则戴好无菌手套，取出孔巾，铺在产妇的外阴处并暴露会阴部。

（4）整理用物，润滑导尿管：按操作顺序整理好用物，取出导尿管，用润滑液棉球润滑导尿管前段，根据需要将导尿管和集尿袋的引流管连接，取消毒液棉球放于弯盘内。

（5）再次消毒：弯盘置于外阴处，一手分开并固定小阴唇，一手持镊子夹取消毒液棉球，分别消毒尿道口、两侧小阴唇、尿道口。污棉球、弯盘、镊子放入床尾弯盘内。

6. 导尿

（1）产程中胎先露未达坐骨棘水平采用常规导尿操作方法：将方盘置于孔巾口旁，嘱产妇张口呼吸，用镊子夹持导尿管对准尿道口轻轻插入尿道4～6cm。见尿液流出再插入 1cm左右，松开固定小阴唇的手下移固定导尿管，将尿液引入集尿袋内。

（2）胎先露达到坐骨棘水平及以下时，将方盘置于孔巾口旁，用镊子夹持导尿管与腹部呈15°～30°对准尿道口轻轻插入4～6cm后嘱产妇张口哈气，然后放平角度轻柔插入尿管1～2cm，再降低15°～30°轻柔插入尿管3～4cm见尿液流出再插入1cm左右（如有插管不畅，可在严格消毒下将左手伸入阴道向上轻推胎先露，改善胎先露对尿道的压迫，右手将导尿管轻轻插入），松开固定小阴唇的手下移固定导尿管，将尿液引入集尿袋内。

7. 夹管、倒尿 引流出适量的尿液后夹管，如需要留取尿标本用尿杯接适量尿，如需要做尿培养，则用无菌容器接取中段尿盖好后送检。

8. 操作后处理

（1）导尿完毕，轻轻在宫缩间歇期拔出导尿管，撤下孔巾，擦净外阴，收拾导尿用物弃于医用垃圾桶内，撤出产妇臀下的小橡胶单和治疗巾放于治疗车下层。脱去手套，用手消毒液消毒双手，协助产妇穿好裤子。整理床单位。

（2）清理用物，测量尿量，尿标本贴标签后送检。

（3）消毒双手，记录，整理用物，洗手。

四、简易操作流程

简易操作流程见图2-7-1。

五、注意事项

1. 严格执行查对制度和无菌技术操作原则。

2. 产妇经过漫长的产程已很疲劳和紧张，对疼痛的耐受性下降，操作中要动作轻柔、缓慢，避免粗暴、急躁，注意保护产妇的隐私，并采取适当的保暖措施，防止产妇着凉。

3. 膀胱高度膨胀时，第一次导尿不得超过1000ml。大量放尿可使腹腔内压急剧下降，血液大量滞留在腹腔内，导致血压下降而虚脱；另外膀胱内压突然降低，还可导致膀胱黏膜急剧充血，发生血尿。

4. 如导尿管误入阴道，应更换无菌导尿管，然后重新插管。

5. 活跃期及第二产程中强有力的宫缩会使胎先露下降的过程挤压尿道，从而增加导尿管插入的阻力，同时也会将膀胱向上推挤而增加插入导尿管的长度。所以要在宫缩间歇操作才会减少阻力，否则常规插入导尿管的长度为4～6cm，导尿管长度不够导致不能引出尿液误认为产妇无尿，使膀胱持续充盈引起膀胱肌的麻痹，产后尿潴留发生率提高，同时因为膀胱持续充盈影

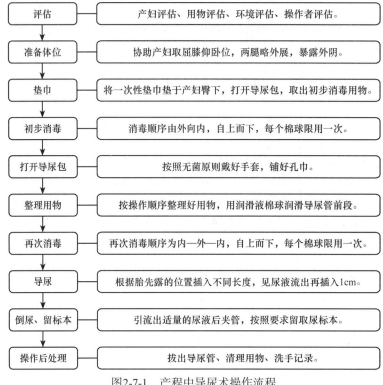

图2-7-1 产程中导尿术操作流程

响胎先露的下降，使产程延长。

6. 产妇增大的腹部将尿道向前推挤，使尿道与腹部形成了一定的角度，并非像一般女性尿道与腹部呈平行，所以为产妇插入导尿管时要掌握好角度，避免插入困难。在退出导尿管时也要在宫缩间歇缓慢进行，以免强有力的宫缩使胎先露下降的过程压迫尿道，强行拔出会损伤尿道或发生尿道断裂。

六、结局评价

1. 产妇了解导尿的目的和意义。

2. 产妇知晓如何配合操作，减少污染。

3. 产妇知晓产时尿潴留的相关知识。

七、相关知识

1. 产时尿潴留 是指产妇在第一、二产程中不能自解小便，经努力及多种诱导方法仍不能自解，且在耻骨联合上可扪及充盈的膀胱，导出尿量在300ml以上者。尿潴留是产科常见的并发症，可发生于产前、产时和产后的各个时期。临床上产后尿潴留的发生率相对较高，其护理方法日渐成熟，但主要针对产时尿潴留的相关临床研究较少。产时尿潴留是产后女性泌尿系感染的主要原因之一，不仅不利于乳汁的分泌，而且还影响子宫的收缩和胎先露下降，严重者甚至导致产后大出血，威胁母婴生命。

2. 产时尿潴留发生原因

（1）产程因素：分娩过程中胎先露的压迫及阴道检查，使之充血、水肿，其中产程延长者更甚，加之屏气时腹压增加，膀胱内压明显上升，可致膀胱感觉、张力均有所减退，逼尿肌收缩力下降。

（2）精神心理因素：初产妇由于对分娩了解不足，导致精神过度紧张和忧虑，容易引起排尿困难，继而形成尿潴留。

（3）疼痛影响：由于产程中频繁的宫缩痛，产妇减少排尿而引起尿潴留。

（4）不习惯床上排尿。

（5）由于产前使用某些药物如硫酸镁解痉等导致膀胱张力降低发生尿潴留。

八、知识拓展

在导尿过程中疼痛和机械性刺激不仅给产妇带来不适感，部分产妇还可能出现尿道平滑肌痉挛，使导尿管插入变得困难，甚至是失败。无痛导尿术是一种在进行尿液采集或引流时减轻产妇疼痛感的技术。它的技术原理主要包括以下几个方面。

1. 局部麻醉 在进行无痛导尿时，通常会先对导尿部位进行局部麻醉。常用的局部麻醉方法有局部麻醉药物外搽、注射或喷洒等，能够使导尿部位的感觉神经暂时失去感觉，减轻产妇疼痛感。

2. 小孔导尿管 无痛导尿时通常使用比较细且柔软的导尿管，可以减少对尿道黏膜的刺激，减轻疼痛感。

3. 慢速导尿 无痛导尿时一般采用慢速进行，避免导尿管在输尿管或膀胱内的移动过快引起疼痛。

4. 合理姿势 无痛导尿时应根据产妇具体情况选择合适的姿势，如躺卧位或半卧位等，以减少产妇的不适感。

总之，无痛导尿通过局部麻醉、选择适合的导尿管和合理的姿势等方式，减轻产妇在导尿过程中的疼痛感，可提高导尿的舒适度。

九、操作考核评分标准

操作考核评分标准见表2-7-1。

表2-7-1 产程中导尿术考核评分标准

考核内容			考核点及评分要求	分值	扣分	得分	备注
知识与技能评价（85分）	评估及准备（15分）	产妇（5分）	1.核对产妇信息，包括年龄、孕产史、孕周、疼痛评分、产程进展情况、膀胱充盈度、会阴部皮肤黏膜情况与清洁度、产妇心理状况及合作程度	2			
			2.向产妇解释导尿的目的、方法和配合注意事项	2			
			3.指导家属协助产妇清洗外阴	1			
		环境（2分）	环境舒适、安全、安静、温暖，灯光明亮，保护产妇隐私。必要时关闭门窗	2			
		操作者（3分）	1.着装整洁、符合规范	1			
			2.七步洗手法洗手（口述）	2			
		用物（5分）	一次性导尿包、手消毒液、弯盘、一次性垫巾、浴巾、医疗及生活垃圾桶。用物准备齐全（少一个扣1分，扣完5分为止）；按操作先后顺序放置	5			
	实施（70分）	核对、准备（8分）	1.携用物至床旁，采用双向核对方式核对产妇姓名、床号、手腕带	2			
			2.准备：①移床旁椅至操作同侧的床尾；②松开床尾盖被，帮助产妇脱去对侧裤腿盖在近侧腿部，并盖上浴巾，对侧腿用盖被遮盖，协助产妇取屈膝仰卧位，两腿略外展，暴露外阴	6			
		消毒、导尿：（49分）	1.初步消毒：操作者一手持镊子夹取消毒液棉球（2分）初步消毒阴阜（2分）、大阴唇（2分），另一戴手套的手分开大阴唇（2分），消毒小阴唇和尿道口（2分）；污棉球置弯盘内（2分）；消毒完毕脱下手套置弯盘内（2分），将弯盘及小方盘移至床尾处（2分）	16			
			2.打开导尿包：用洗手消毒液消毒双手后（1分），将导尿包放在产妇两腿之间（1分），按无菌技术操作原则打开治疗巾（1分）	3			

考核内容			考核点及评分要求	分值	扣分	得分	备注
知识与技能评价（85分）	实施（70分）	消毒、导尿：（49分）	**3.戴无菌手套，铺孔巾**：取出无菌手套，按无菌技术操作原则戴好无菌手套（2分），取出孔巾，铺在产妇的外阴处并暴露会阴部（3分）	5			
			4.整理用物，润滑尿管：按操作顺序整理好用物（1分），取出导尿管，用润滑液棉球润滑导尿管前段（1分），根据需要将导尿管和集尿袋的引流管连接（1分），取消毒液棉球放于弯盘内（1分）	4			
			5.再次消毒：弯盘置于外阴处（2分），一手分开并固定小阴唇（2分），一手持镊子夹取消毒液棉球（2分），分别消毒尿道口（2分）、两侧小阴唇（2分）、尿道口（2分）。污棉球、弯盘、镊子放入床尾弯盘内（2分）	14			
			6.导尿：① 胎先露未达坐骨棘水平轻轻插入尿道4～6cm，见尿液流出再插入1cm（3分）；② 胎先露达到坐骨棘水平及以下时持导尿管与腹部呈15°～30°对准尿道口轻轻插入4～6cm后嘱产妇张口哈气，然后放平角度轻柔插入导尿管1～2cm，再降低15°～30°轻柔插入导尿管3～4cm，见尿液流出再插入1cm（4分）	7			
		夹管、倒尿（3分）	引流出适量的尿液后夹管，如需要留取尿标本用尿杯接适量尿，如需要做尿培养，则用无菌容器接取中段尿，盖好后送检	3			
		操作后处理（10分）	**1.**导尿完毕，轻轻在宫缩间歇期拔出导尿管，撤下孔巾，擦净外阴，收拾导尿用物，撤出产妇臀下一次性垫巾丢入医疗垃圾桶内。脱去手套，用手消毒液消毒双手，协助产妇穿好裤子。整理床单位	4			
			2.清理用物，测量尿量，尿标本贴标签后送检	3			
			3.消毒双手，记录整理用物，洗手，评价记录实施效果	3			
素养评价（15分）	操作规范度（7分）		**1.**操作规范，流程熟练、动作轻柔	4			
			2.在规定的时间内完成，超过1min扣1分	3			
	仪表规范度（4分）		**1.**着装规范、符合要求	2			
			2.举止大方、无多余动作	2			
	沟通有效度（4分）		**1.**语言亲切、态度和蔼，与产妇进行有效沟通	2			
			2.健康指导内容和方式正确	2			
总分				100			

测试题

1. 产程中导尿的注意事项下列错误的是（　　）

A. 严格执行无菌操作

B. 插导尿管时动作缓慢轻柔

C. 为了减轻导尿不适，应在宫缩时插入尿管

D. 为了减轻导尿不适，应在宫缩间歇时插入尿管

E. 退出尿管时也要在宫缩间歇缓慢进行

2. 为膀胱高度膨隆的产妇导尿时第一次放尿不超过（　　）

A. 500ml　　　　**B.** 800ml　　　　**C.** 1000ml　　　　**D.** 1100ml　　　　**E.** 1200ml

3. 胎先露达到坐骨棘水平及以下时，导尿管与腹部呈什么角度插入（　　）

A. 10°～15°　　　**B.** 15°～30°　　　**C.** 20°～30°　　　**D.** 15°～20°　　　**E.** 25°～35°

4. 初步消毒的注意事项下列哪项错误（　　）

A. 每个棉球限用一次

B. 镊子不可接触肛门区域

C. 消毒顺序是由外向内，自上而下

D. 因为有镊子，消毒时可不用戴手套

E. 镊子接触了肛门应立即更换

5. 导尿前清洁外阴的主要目的是（　　）

A. 防止污染导尿管　　　　　　**B.** 使产妇舒适　　　　　　**C.** 便于固定导尿管

D. 清除并减少会阴部病原微生物　　**E.** 防止污染导尿的无菌物品

（吴江萍）

第八节　缩宫素的应用观察技术

> **导入情境与思考**
>
> 　　某女士，28岁，孕1产0，孕41周，于2017年1月12日入院。检查：宫高34cm，腹围110cm，LOA，已衔接，胎心率150次/分，骨盆测量均正常，宫颈管未扩张，胎膜未破。入院后检查：未扪及明显宫缩，胎心135次/分。宫颈评分（Bishop）8分，电子胎心监护NST为反应型。医嘱：缩宫素2.5U加入生理盐水500ml静脉滴注。
>
> 　　**请思考：**
> 　　**1.** 该孕妇在输注缩宫素前应该评估哪些内容？
> 　　**2.** 缩宫素使用的适应证和禁忌证有哪些？

　　缩宫素又名催产素，是一种九肽类垂体激素。缩宫素通过诱导宫缩帮助孕妇进入及加快产程，是最常用的催引产药物。

一、适应证

（一）缩宫素引产

1. 妊娠＞34周，胎膜早破超过6h尚未临产，宫颈评分＞4分。

2. 延期妊娠（妊娠已达41周仍未临产）或过期妊娠。

3. 晚期羊水（相对）过少（羊水指数≤50mm，AFV≤20mm）。

　　4. 某些妊娠并发症或妊娠合并症经治疗效果不满意，继续妊娠将威胁母体和胎儿生命，需终止妊娠者，如妊娠高血压疾病、妊娠合并糖尿病等。

5. 胎儿畸形、死胎。

6. 其他。

（二）缩宫素催产

1. 预防和处理滞产。

2. 对协调性（原发性或触发性）宫缩乏力，排除梗阻性因素后可采用缩宫素催产。

二、禁忌证

（一）缩宫素引（催）产绝对禁忌证

1. 存在骨盆、胎位异常等明显头盆不称因素，不能经阴道分娩者。

　　2. 软产道异常，如未经治疗的疱疹感染活动期等急性生殖道感染性疾病、宫颈浸润癌等不能经阴道分娩者。

3. 孕妇患严重合并症或并发症，不能耐受阴道分娩者。

　　4. 因胎儿附属物异常不能经阴道分娩者，如完全性及部分性前置胎盘或前置血管，严重胎盘

功能不良、脐带先露或脐带隐性脱垂等。

5. 对缩宫素过敏者。

（二）缩宫素引（催）产相对禁忌证

1. 子宫下段剖宫产史。

2. 具备阴道分娩条件的臀位。

3. 羊水过多。

4. 多胎妊娠。

5. 经孕妇分娩次数≥5次者。

三、操作步骤

（一）评估

1. 孕妇 了解孕妇孕周、孕产史及胎儿情况，评估孕妇身心状况。告知操作目的、方法、注意事项，取得配合。

2. 环境 安静舒适，温湿度适宜。

3. 操作者 着装干净整齐、洗手（并温暖双手）、戴口罩。

4. 用物 用物准备齐全、性能良好，在有效使用期内。

（二）准备

1. 操作者 着装整洁、洗手、戴口罩。

2. 用物

（1）电子胎心监护仪、卫生纸、耦合剂、胎心监护带、血压计、体温计。

（2）物品及药品准备：生理盐水500ml、10U缩宫素1支、1ml注射器、输液器、静脉留置针、基础治疗盘、微电脑输液泵、锐器盒、医用垃圾桶等。

3. 环境 清洁舒适，保护孕妇隐私。

4. 孕妇 嘱孕妇排空膀胱，协助孕妇取舒适体位。操作前测量血压、体温、心率，行20min的电子胎心监护，观察宫缩强度及胎心率的变化。

（三）操作

1. 双人核对医嘱，查看孕妇有无签署缩宫素引（催）产知情同意书。

2. 备齐所需药物及用物。

3. 推治疗车，携用物至床旁。

4. 核对孕妇，向孕妇及家属说明缩宫素引（催）产的目的，取得孕妇配合。

5. 选择合适的穿刺部位，消毒皮肤，按无菌技术原则进行穿刺，成功后松止血带，固定。再次核对孕妇信息，建立静脉通道，输注生理盐水500ml，有条件的医院可使用微电脑输液泵控制滴速，调节滴数4～5滴/分。

6. 观察胎心监护及宫缩情况，再次核对孕妇信息，将2.5U缩宫素溶于生理盐水500ml中，充分摇匀并作醒目标记继续滴入。

7. 再次核对滴速是否准确。

8. 缩宫素静脉滴注期间，安排专人监护，监测宫缩、胎心、血压及产程进展等状况。

9. 出现规律宫缩后，通过肛门检查或阴道检查（图2-8-1），观察宫颈口扩张和胎先露下降的情况。根据宫缩强弱进行调整，调整间隔时间15～30min，每次增加1～2mU/min为宜，最大剂量通常不超过60滴/分（20mU/min），维持宫缩时宫腔内压力达50～60mmHg，宫缩持续40～60s，间隔2～3min。对不敏感者，可酌情增加缩宫素给药的剂量。通过触诊子宫、电子胎心监护和宫腔内导管测量宫缩力的方法，评估宫缩强度，随时调节剂量、浓度和滴速，若10min内宫缩5次、宫缩持续1min以上或胎心率异常，应立即停止滴注缩宫素。避免因宫缩过强而发生子宫破裂或胎儿窘迫等严重并发症。

10. 安置孕妇于舒适体位或左侧卧位，向孕妇交代注意事项。

11. 整理物品，洗手，做好记录。

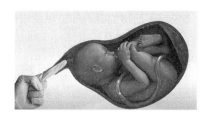

图2-8-1　阴道检查

四、简易操作流程

简易操作流程见图2-8-2。

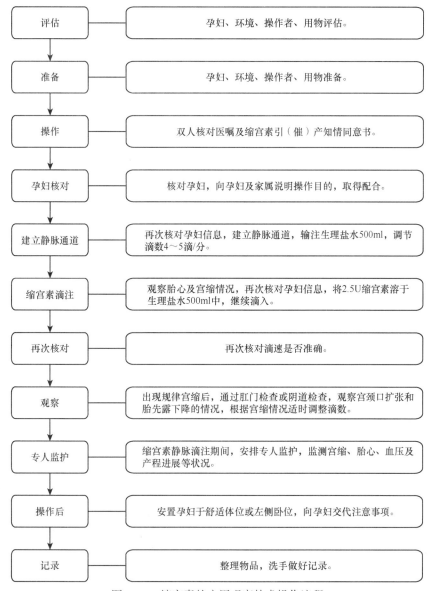

评估	孕妇、环境、操作者、用物评估。
准备	孕妇、环境、操作者、用物准备。
操作	双人核对医嘱及缩宫素引（催）产知情同意书。
孕妇核对	核对孕妇，向孕妇及家属说明操作目的，取得配合。
建立静脉通道	再次核对孕妇信息，建立静脉通道，输注生理盐水500ml，调节滴数4～5滴/分。
缩宫素滴注	观察胎心及宫缩情况，再次核对孕妇信息，将2.5U缩宫素溶于生理盐水500ml中，继续滴入。
再次核对	再次核对滴速是否准确。
观察	出现规律宫缩后，通过肛门检查或阴道检查，观察宫颈口扩张和胎先露下降的情况，根据宫缩情况适时调整滴数。
专人监护	缩宫素静脉滴注期间，安排专人监护，监测宫缩、胎心、血压及产程进展等状况。
操作后	安置孕妇于舒适体位或左侧卧位，向孕妇交代注意事项。
记录	整理物品，洗手做好记录。

图2-8-2　缩宫素的应用观察技术操作流程

五、注意事项

1. 应用缩宫素引产前专科护士应全面评估孕妇及胎儿情况，如孕妇血压、心肺情况、骨盆测量、宫颈评分等，排除禁忌证；履行告知义务，签署缩宫素引（催）产知情同意书。

2. 缩宫素用于催产时应注意：一旦发生协调性宫缩乏力，立即寻找原因，消除孕妇紧张情绪，避免过多使用镇静剂和过早使用麻醉剂；排除缩宫素使用禁忌证后，方可应用缩宫素加强宫缩。

3. 引产时宫口开大达5cm时，即可逐渐减少缩宫素用量，此时子宫已有自律的规则宫缩，以最小有效量维持至产后1~2h，以减少宫缩乏力性产后出血。

4. 缩宫素应用不当可致宫缩过强、强直性宫缩或不协调宫缩、子宫破裂等，导致母儿预后不良。如果有异常征象，应减量或立即停药，为迅速缓解过强的宫缩可采用硝酸甘油0.6mg舌下含化或25%$MgSO_4$ 20ml和晶体液20ml缓慢静脉注射（>5min）或β肾上腺能受体兴奋剂静脉滴注。

5. 警惕过敏反应。即使是常用量甚至更小剂量缩宫素也可发生过敏反应（表现为胸闷、呼吸不畅、寒战甚至休克），一旦出现应立即停用并给予抗过敏和抗休克处理。

6. 一次缩宫素引产不成功，次日要重新评估孕妇及胎儿情况，再次排除禁忌证后方可继续引产，最多连续引产3次。

六、结局评价

1. 规律宫缩出现后，若能维持生理性宫缩，则适当减少滴数。

2. 实施有效，能够顺利分娩。

3. 孕妇情绪稳定，积极配合医护人员的治疗。

七、知识拓展

缩宫素（oxytocin，OT）为人熟知，其功能包括促进分娩时宫缩、哺乳以及在社会行为中的作用，被认为是内源性镇痛的重要介质。缩宫素及外周或中枢神经系统表达的缩宫素受体显示出强大的镇痛作用，它发挥强大镇痛作用的一个关键模式是由存在于中枢和外周神经系统中广泛联系的缩宫素及缩宫素受体所组成的神经网络系统所介导（图2-8-3）。

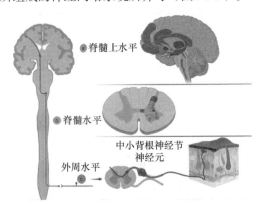

图2-8-3 疼痛相关的缩宫素与缩宫素受体系统分布

八、操作考核评分标准

操作考核评分标准见表2-8-1。

表2-8-1 缩宫素的应用观察技术考核评分标准

考核内容			考核点及评分要求	分值	扣分	得分	备注
知识与技能评价（80分）	评估及准备（20分）	孕妇（8分）	1. 了解孕妇孕周、孕产史及胎儿情况，评估孕妇身心状况	4			
			2. 告知检查目的、方法、注意事项，取得配合	4			
		环境（3分）	安静舒适，温湿度适宜	3			
		操作者（4分）	着装干净整齐，洗手，戴口罩	4			
		用物（5分）	用物准备齐全、性能良好，在有效使用期内	5			
	实施（60分）	核对（4分）	双人核对医嘱、输液单	2			
			查看孕妇有无签署缩宫素引（催）产知情同意书	2			

考核内容			考核点及评分要求	分值	扣分	得分	备注
知识与技能评价（80分）	实施（60分）	用物准备（3分）	核对医嘱，备齐所需药物及用物	3			
		操作前准备（3分）	推治疗车，携用物至床旁	3			
		孕妇核对（4分）	核对孕妇，向孕妇及家属说明缩宫素引（催）产的目的，取得孕妇配合	4			
		建立静脉通道（10分）	1. 选择合适的穿刺部位，消毒穿刺，并固定	5			
			2. 再次核对孕妇信息，建立静脉通道生理盐水500ml，调节滴数4~5滴/分	5			
		缩宫素输注（6分）	观察胎心监护宫缩情况，再次核对孕妇信息，将2.5U缩宫素溶于生理盐水500ml中，继续滴入	6			
		再次核对（2分）	再次核对滴速是否准确	2			
		专人监护（5分）	缩宫素静脉滴注期间，安排专人监护，监测宫缩、胎心、血压及产程进展等状况	5			
		观察（13分）	1. 出现规律宫缩后，通过肛门检查或阴道检查，观察宫颈口扩张和胎先露下降的情况	5			
			2. 评估宫缩强度，视宫缩情况调节缩宫素滴速或浓度	8			
		操作后处理（10分）	1. 安置孕妇于舒适体位或左侧卧位，向孕妇交代注意事项	5			
			2. 整理物品，洗手做好记录	5			
素养评价（20分）	操作规范度（8分）		1. 操作规范、动作熟练、轻柔，测量结果准确	4			
			2. 在规定时间内完成	4			
	仪表规范度（8分）		1. 着装规范、符合要求	4			
			2. 举止大方、无多余动作	4			
	沟通有效度（4分）		1. 语言亲切，态度和蔼，关爱孕妇	2			
			2. 健康指导内容和方式正确	2			
总分				100			

测试题

1. 静脉滴注缩宫素加强宫缩一般每分钟不超过（　　）

A. 20滴　　　　　**B.** 30滴　　　　　**C.** 40滴　　　　　**D.** 50滴　　　　　**E.** 60滴

2. 静脉滴注缩宫素的方法正确的是（　　）

A. 先定好滴数，再加入缩宫素后摇匀　　　**B.** 先加缩宫素入液内，再行静脉穿刺

C. 宫缩过程时再减慢滴数　　　　　　　　**D.** 出现不协调宫缩，减慢缩宫素滴速

E. 静脉滴注40min至1h观察宫缩

3. 缩宫素使用不当造成的后果是（　　）

A. 宫缩过强　　　**B.** 强直性宫缩　　　**C.** 不协调宫缩　　　**D.** 子宫破裂　　　**E.** 以上都是

（廖红伍　李澳雪）

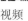

视频

第九节　人工破膜及观察技术

导入情境与思考

　　某女士，26岁，孕1产0。孕40周，于2020年5月12日11:00入院。入院检查：宫高34cm，腹围105cm，LOA，已衔接，胎心率150次/分，骨盆测量均正常，宫口扩张4cm，S⁰，胎膜未破，目前宫缩间歇4min，持续30s，已持续2h产程无明显进展。医嘱：予人工破膜术。

　　请思考：

　　1. 该孕妇在人工破膜前应该评估哪些方面？

　　2. 人工破膜术的适应证和禁忌证有哪些？

人工破膜术是用人工的方法使胎膜破裂，是诱发或促进宫缩、加速分娩的重要手段。护士需要熟练掌握人工破膜术的适应证、禁忌证和注意事项，充分做好破膜前的准备，配合医生完成操作，同时密切观察破膜过程中出现的并发症及异常情况，及时报告医生，积极处理，确保人工破膜的安全性和有效性。

一、适应证

1. 急性羊水过多，有严重压迫症状者，计划分娩。

2. 低位胎盘、部分性前置胎盘反复阴道出血及胎盘早期剥离，一般情况良好。

3. 过期妊娠宫颈已成熟，胎头已入盆。

4. 各种妊娠特有疾病，如妊娠期高血压疾病，妊娠合并症如慢性肾炎、糖尿病等，经药物治疗无效者。

5. 头位分娩，宫口开4～5cm，宫缩乏力，产程停滞，但无明显头盆不称。

6. 确诊胎死宫内或胎儿畸形，如脑积水、无脑儿等，计划分娩引产。

二、禁忌证

1. 明显的头盆不称不可能经阴道分娩，且不宜试产者，如胎位不正、横位或臀位。

2. 明显影响先露入盆的产道梗阻

（1）阴道肿瘤影响先露下降。

（2）严重的宫颈水肿。

（3）子宫肌瘤阻塞产道。

（4）卵巢肿瘤前置。

3. 胎盘功能严重低下，胎儿不能耐受阴道分娩。

4. 孕妇合并或并发严重疾病，不宜阴道分娩者。

5. 脐带先露。

三、操作步骤

（一）评估

1. 孕妇评估　评估其心理和产程进展情况，有无禁忌证，是否有人工破膜指征。

2. 用物评估　血压计、无菌大头棉签、一次性垫巾、无菌手套、无菌石蜡油、碘伏、无菌艾利斯钳。

3. 环境评估　选择产房或待产室进行，清洁舒适、安全安静、注意保暖、保护孕妇隐私。

4. 操作者评估　着装整洁，洗手，戴口罩，协助医生破膜。护士或助产士配合听诊胎心音。

（二）操作

1. 破膜前后由配合者听取胎心音，严密监测有无胎儿宫内窘迫存在。

2. 操作者检查阴道清洁度，严格消毒下行阴道检查，当胎头没有完全衔接时，应排除脐带先露。

3. 破膜方式及具体操作

（1）低位破膜是目前常用的刺破胎膜的方法。操作方法如下。

1）前羊水囊充盈者，在两次宫缩之间，用手指引导注射针头刺破前羊膜囊，防止脐带脱垂，破口不宜过大，应使羊水缓慢流出，必要时可以阴道内填塞纱布或用手阻止羊水过快涌出（图2-9-1）。

2）前羊水囊不充盈者，胎膜与胎头之间没有空隙，用左手中、示指伸入阴道引导，右手持破膜钳夹持，撕开胎膜，并用手指将破口扩大，注意观察是否可见胎发，羊水的量及性状。当羊水量少时，可上推胎头，以利羊水流出便于判断（图2-9-2）。

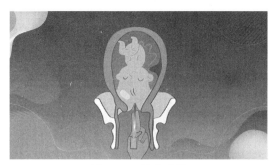

图2-9-1　针头破膜

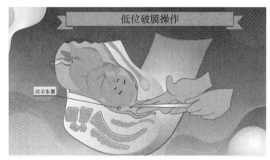

图2-9-2　有齿钳破膜

（2）高位破膜是将导管自宫口插入宫腔，在宫口上方15～20cm处刺破胎膜，羊水流出，以减少子宫容积，可以保留前羊水囊对宫颈的扩张作用。但此法并发症多，易导致子宫穿孔及胎盘损伤，目前已基本不用。

4.破膜后，立即听取胎心音，必要时行胎心监护。

5.孕妇平卧或取头低脚高位。

6.助产士记录孕妇生命体征、破膜时间、羊水的性状及量、宫缩及宫口扩张等产程进展情况，观察有无并发症的发生。

四、简易操作流程

简易操作流程见图2-9-3。

五、注意事项

1.注意消毒外阴，预防感染。

2.为防止羊水栓塞，破膜操作应在两次宫缩间歇期进行。

3.一般破膜后2～6h可出现宫缩，如破膜达12h仍未临产，应进行外阴无菌护理，减少肛门检查次数，避免上行性感染，常规加用抗生素。可以使用缩宫素引产，尽可能争取在 24h之内结束分娩。

4.破膜前后均要听诊胎心音。

六、结局评价

1.操作一次成功。

2.孕妇无并发症发生。

3.严格无菌操作。

七、相关知识

1. 脐带脱垂　刺破胎膜一般不会增加脐带脱垂的发生率，但应注意以下几点：①刺破胎膜

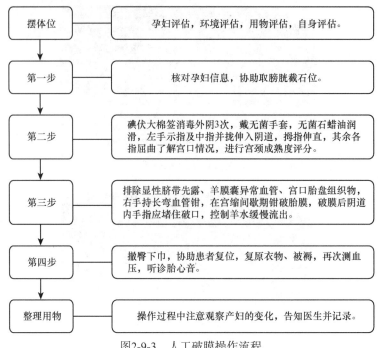

图2-9-3　人工破膜操作流程

引产应避免在胎头尚没有入盆时操作。②臀位发生脐带脱垂的概率比头位大，不应行人工破膜。③刺破胎胎膜操作前应尽量取臀高位；破膜后应及时观察胎心变化。④发生脐带脱垂，应即刻抬高臀部，在严密消毒条件下，徒手上推头部将脐带松解及还纳脐带，立即行剖宫产术挽救胎儿。

2. 胎儿宫内窘迫　人工破膜后，宫内压力降低，胎头直接受压，胎儿负荷有所增加，迷走神经兴奋，出现一过性胎心减慢。

3. 羊水栓塞　人工破膜后，出现较强宫缩，羊水及其内容物进入血液循环而引起。

4. 破膜后的宫内感染　人工破膜可能造成宫腔内感染。有资料报道，破膜24h以内分娩者，菌血症的发生率只有3%。24h以后分娩者中，菌血症的发生率为17%。由于抗生素的应用，临床症状不明显。此外，经腹穿刺抽取羊水培养，破膜24h以上者，有74%为阳性。

八、知识拓展

2020年《正常分娩临床实践指南》明确规定，不主张产程中常规行人工破膜，足月妊娠时，与宫口直接接触的绒毛膜会减少释放能够降解前列腺素的前列腺素脱氢酶（PDHG），使羊膜中的前列腺素与子宫颈接触，促进子宫颈成熟和缩短。如果早期人工破膜，这些前列腺素对子宫颈的影响会消失，同时宫腔内环境过早暴露于外界，会增加绒毛膜羊膜炎的风险。因此，不推荐潜伏期行人工破膜。进入活跃期后人工破膜，一般指宫口≥5cm时破膜，若人工破膜后出现协调性宫缩乏力时，可使用缩宫素促进产程进展，人工破膜术联合静脉滴注缩宫素的方法可以缩短从引产到分娩的时间，宫口开全后胎膜仍未破裂，影响胎头下降，可在宫缩间歇期行人工破膜，有利于胎头下降及手转胎头。

九、操作考核评分标准

操作考核评分标准见表2-9-1。

表2-9-1 人工破膜操作考核评分标准

考核内容			考核点及评分要求	分值	扣分	得分	备注
知识与技能评价（80分）	评估及准备（20分）	孕妇（8分）	1. 核对孕妇床号、姓名，评估孕妇产程进展、意识、自理能力、合作程度及耐受力	3			
			2. 向孕妇解释检查目的和配合方法	3			
			3. 嘱孕妇排空膀胱	2			
		环境（3分）	选择产房或待产室进行，清洁舒适、安全安静、注意保暖、保护孕妇隐私	3			
		操作者（4分）	1. 着装整洁。工作衣、帽、鞋穿戴整齐（男医生要求女性医务人员陪同）	2			
			2. 修剪指甲，七步洗手法洗手（口述）	2			
		用物（5分）	用物准备齐全（少一个扣1分，扣完5分为止）；质量符合要求，按操作先后顺序放置	5			
	实施（60分）	核对并摆体位（4分）	1. 拉上床帘或屏风遮挡，再次核对信息	2			
			2. 取膀胱截石位，操作者站在孕妇的右侧	2			
		第一步（12分）	1. 消毒外阴3遍，戴无菌手套	6			
			2. 行阴道检查，了解宫颈成熟度及宫口扩张情况	6			
		第二步（12分）	1. 用艾利斯钳或注射器行破膜	6			
			2. 破膜后手指停留在阴道内控制羊水缓慢流出	6			
		第三步（12分）	1. 如羊水流出不多，用手指扩大破口或上推胎先露，使羊水流出	6			
			2. 注意观察羊水的性状和量	6			
		第四步（12分）	1. 听诊胎心音，测量血压	6			
			2. 观察孕妇有无不适，协助摆舒适体位	6			
		操作后处理（8分）	1. 告知并记录破膜时间及羊水性状	3			
			2. 询问感受，并告知产程进展，健康教育正确	3			
			3. 整理用物，消毒双手	2			
素养评价（20分）	操作规范度（8分）		1. 破膜时机必须在两次宫缩之间	4			
			2. 操作规范，动作熟练、轻柔，破膜成功，无并发症发生	4			
	仪表规范度（8分）		1. 着装规范，符合要求	4			
			2. 举止大方，无多余动作	4			
	沟通有效度（4分）		1. 语言亲切，态度和蔼，关爱产妇	2			
			2. 健康指导内容和方式正确	2			
总分				100			

测试题

1. 有关破膜的处理，错误的是（　　）

A. 记录破膜时间　　　　　　　　　　B. 破膜后即听胎心音

C. 胎头高浮者，须抬高床尾　　　　　D. 观察羊水性状

E. 破膜超过24h，需给予抗生素

2. 破膜多发生于（　　）

A. 第二产程初　　　　　B. 第一产程初　　　　　C. 见红后

D. 宫口近开全时　　　　E. 强烈宫缩时

3. 人工破膜的指征是（　　）

A. 宫口扩张3cm　　　　　B. 头盆不称　　　　　C. 胎头衔接者

D. 应在消毒情况下，宫缩发动时　　　E. 急产产妇

4. 人工破膜操作不正确的是（　　）

A. 触摸胎先露前方有无血管搏动　　　B. 于宫缩间歇期夹破胎膜

C. 于宫缩期夹破胎膜　　　　　　　**D.** 破膜后缓慢释放羊水

E. 注意破膜前后胎心变化

5. 人工破膜后最重要的观察点是（　　）

A. 胎心变化　　　**B.** 面色　　　　**C.** 体温　　　　**D.** 脉搏　　　　**E.** 血压

（赵来苹）

第十节　产前会阴消毒技术

视频

> **导入情境与思考**
>
> 　　某女士，28岁，孕1产0，孕40^{+3}周。阴道检查宫口开全，S^{+2}，胎膜已破，羊水清亮，胎心音140次/分，入产房，医嘱予会阴消毒，做好接产准备。
>
> 　　**请思考：**
>
> 　　**1.** 如何为该孕妇做好会阴消毒护理？
>
> 　　**2.** 操作中有哪些注意事项？

　　产前会阴消毒可以保持孕妇会阴部清洁，提高舒适度；同时有利于会阴伤口的愈合，预防和减少生殖系统、泌尿系统的逆行感染。

一、适应证

　　适用于经阴道分娩前的会阴清洁消毒准备。

二、禁忌证

　　无绝对禁忌。

三、操作步骤

（一）评估

　　1. 孕妇评估　心理状况，与其沟通，告知检查的目的、方法、注意事项及检查过程中可能出现的不适，取得配合，摆好体位。

　　2. 用物评估　医嘱单、治疗车、无菌棉球（或大头棉签）、消毒干纱球、碘伏、无菌持物钳、消毒卵圆钳、一次性手套、一次性无菌换药碗、大便器、一次性垫巾、无菌治疗巾。

　　3. 环境评估　清洁、舒适、安全、注意保暖、屏风遮挡，保护孕妇隐私。

　　4. 操作者评估　着装整洁、洗手、戴口罩。

（二）操作

　　1. 备齐用物，携用物至床旁。

　　2. 再次核对孕妇身份，观察孕妇会阴部有无水肿、瘢痕。

　　3. 协助孕妇平卧于产床上，臀下垫一次性垫巾，暴露外阴部及肛门，两腿屈曲并分开。用消毒干纱球盖住阴道口。防止消毒液体进入阴道口。

　　4. 冲洗外阴。温开水冲洗外阴部，由外到内，自上而下。冲洗顺序按大阴唇→小阴唇→阴阜→大腿内上1/3→会阴及肛门周围，随后取出阴道口纱球及便盆，再用消毒于纱球拭干。

　　5. 消毒外阴。用碘伏消毒外阴，顺序是：小阴唇→大阴唇→阴阜→大腿内侧上1/3段→会阴→肛门周围。

　　6. 按院感要求完成终末处置。

　　7. 铺无菌治疗巾，做好接产准备。

四、简易操作流程

简易操作流程见图2-10-1。

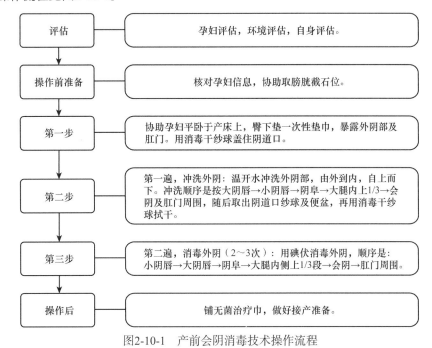

评估	孕妇评估，环境评估，自身评估。
操作前准备	核对孕妇信息，协助取膀胱截石位。
第一步	协助孕妇平卧于产床上，臀下垫一次性垫巾，暴露外阴部及肛门。用消毒干纱球盖住阴道口。
第二步	第一遍，冲洗外阴：温开水冲洗外阴部，由外到内，自上而下。冲洗顺序是按大阴唇→小阴唇→阴阜→大腿内上1/3→会阴及肛门周围，随后取出阴道口纱球及便盆，再用消毒干纱球拭干。
第三步	第二遍，消毒外阴（2~3次）：用碘伏消毒外阴，顺序是：小阴唇→大阴唇→阴阜→大腿内侧上1/3段→会阴→肛门周围。
操作后	铺无菌治疗巾，做好接产准备。

图2-10-1　产前会阴消毒技术操作流程

五、注意事项

1. 注意保护孕妇隐私，气温低时注意保暖。
2. 遵循无菌操作原则，顺序正确，动作轻柔。

六、结局评价

1. 孕妇对操作过程满意，无不适感受。
2. 孕妇未发生生殖道及泌尿系统感染。

七、操作考核评分标准

操作考核评分标准见表2-10-1。

表2-10-1　产前会阴消毒技术考核评分标准

考核内容			考核点及评分要求	分值	扣分	得分	备注
知识与技能评价（80分）	评估及准备（20分）	孕妇（8分）	**1.** 核对孕妇床号、姓名，评估孕妇产程进展、意识、会阴、阴道及肛门周围皮肤情况	3			
			2. 向孕妇解释操作目的和配合方法	3			
			3. 嘱孕妇排空膀胱	2			
		环境（3分）	选择产房或待产室进行，清洁舒适、安全安静、注意保暖、保护孕妇隐私	3			
		操作者（4分）	**1.** 着装整洁。工作衣、帽、鞋穿戴整齐（男医生要求女性医务人员陪同）	2			
			2. 修剪指甲，七步洗手法洗手（口述）	2			
		用物（5分）	用物准备齐全（少一个扣1分，扣完5分为止）；质量符合要求，按操作先后顺序放置	5			
	实施（60分）	核对并摆体位（4分）	**1.** 拉上床帘或屏风遮挡，再次核对信息	2			
			2. 取膀胱截石位，操作者站在孕妇的右侧	2			

考核内容			考核点及评分要求	分值	扣分	得分	备注
知识与技能评价（80分）	实施（60分）	第一步（12分）	1. 臀下垫一次性垫巾，暴露外阴部及肛门	6			
			2. 用消毒干纱球盖住阴道口	6			
		第二步（12分）	1. 用温开水按照顺序冲洗外阴部	6			
			2. 用消毒干纱球拭干	6			
		第三步（12分）	1. 用碘伏按从内到外顺序消毒第一遍	6			
			2. 用碘伏按从内到外顺序消毒第二遍	6			
		第四步（12分）	1. 臀下更换无菌小中单	6			
			2. 观察胎心音及先露下降情况	6			
		操作后处理（8分）	1. 消毒后铺好无菌治疗巾，做好接产准备	3			
			2. 询问感受，告知产程进展，健康教育正确	3			
			3. 按院感要求整理用物，消毒双手	2			
素养评价（20分）	操作规范度（8分）		1. 消毒顺序正确，符合无菌操作原则	4			
			2. 操作规范、动作熟练、轻柔	4			
	仪表规范度（8分）		1. 着装规范、符合要求	4			
			2. 举止大方、无多余动作	4			
	沟通有效度（4分）		1. 语言亲切，态度和蔼，关爱孕妇	2			
			2. 健康指导内容和方式正确	2			
总分				100			

测试题

1. 为孕妇行会阴消毒时，宜采用的体位是（　　）

A. 膀胱截石位或屈膝仰卧位　　　　**B.** 仰卧位　　　　**C.** 头高足低位

D. 端坐位　　　　**E.** 膝胸位

2. 行会阴消毒时，第二遍消毒会阴的顺序正确的是（　　）

A. 由外到内　　　　**B.** 从内到外　　　　**C.** 从外到内，从下到上

D. 从内到外，从下到上　　　　**E.** 最后消毒伤口

3. 会阴擦洗消毒选用何种消毒液（　　）

A. 75%乙醇　　　**B.** 5%乙醇　　　**C.** 0.1%苯扎溴铵　　　**D.** 碘伏　　　**E.** 90%乙醇

（赵来苹）

第十一节　自然分娩接生技术

导入情境与思考

　　某女士，25岁，初产妇，孕3产0流产2，停经40周，下腹胀痛5h，阴道流液1h于2023年5月28日8:00入院。9:00行椎管内麻醉，11:00查宫口开10cm，胎头坐骨棘下2cm，宫缩间歇1～2min，持续50s，持续胎心监护无异常，医嘱予自然分娩接生术。

　　请思考：

　　如何为该产妇接生？

　　自然分娩接生技术是助产人员协助产妇选择适宜分娩体位，在产妇分娩时适当控制胎头娩出速度，采取适度保护会阴的方法，在必要时选择合适的会阴切开方式，让胎儿按照分娩机制安全娩出、同时胎盘等附属物也顺利娩出，确保母婴安全、避免产妇发生严重会阴裂伤的一种产科技术手法。

一、适应证

1. 孕妇无心肺等器质性病变及严重合并症。

2. 初产妇宫口开大10cm，S^{+2}；经产妇宫口开大4～6cm，S^{+1}；胎心监护正常。

3. 无禁忌证。

二、禁忌证

1. 孕妇有心肺等器质性病变及严重的合并症。

2. 孕妇分娩时生命体征不平稳，疑似胎盘早剥、羊水栓塞，不能短时间（5min）内分娩者。

3. 母体骨产道异常、软产道异常、明显骨盆不称，影响胎先露下降。

4. 异常胎方位如横位、臀位、肩先露等。

5. 三类胎心监护，胎心频繁晚期减速。

6. 胎儿估重在4000g及以上、胎儿严重畸形。

三、操作步骤

（一）接生前准备

1. 环境评估。产房温度25～28℃；新生儿辐射台提前预热，台面温度32～34℃，肤温32～36℃；关闭门窗保护产妇隐私；室内宽敞明亮。

2. 用物评估。各种用物（新生儿复苏、接生、照明）保证处于完好功能状态；根据产妇情况备好各种药品及用物。

3. 助产人员自身评估。着装规范、语言柔和恰当，态度和蔼可亲、外科手消毒。

4. 核对产妇身份，并向其做好解释，以取得配合。

5. 评估产前检查病史、产程进展情况、宫缩、胎心、胎方位、羊水、胎儿大小、会阴条件、产妇的分娩计划及配合程度等。

6. 指导正确使用腹压。协助产妇取舒适且适宜产程进展的体位，备好相关支持性用具，如多功能产床、护栏、分娩凳等，当产妇有自发性用力欲望时，鼓励并指导产妇使用腹压。

7. 根据评估结果协助产妇选择并摆放适宜的分娩体位，如仰卧位、侧卧位、站立位、坐位、蹲位、跪位等，观察产程进展情况，当胎头拨露时，暴露会阴部，再次给予会阴清洁、消毒、把握接生时机。

8. 做好肩难产、新生儿复苏、防跌倒等应急准备。

9. 接生者做好自我防护，必要时备防护目镜、鞋套等。

（二）接生

1. 助产人员上台前行外科洗手，穿无菌衣、戴无菌手套。

2. 铺设产台，准备接生物品，与巡回助产士仔细核对接生器械、纱布，并做好记录；助产人员整理产台，将接生器械放置于自己随手可以取用的一侧。

3. 助产人员根据评估结果选择合适的分娩体位接生并与产妇做好有效沟通，告知产妇配合的要领及方法。以无保护会阴或适度保护会阴接生法为例。

（1）根据情况，选择接生时机消毒会阴、铺巾，助产人员外科洗手，穿消毒隔离衣、戴消毒手套、取正位面对产妇准备接生。

（2）当胎头拨露5cm×4cm接近着冠、会阴后联合紧张时，开始控制胎头娩出速度。根据评估情况，行适度会阴保护或不保护会阴，宫缩时以单手或双手控制胎头，宫缩间歇时放松。

（3）控制胎头娩出的速度，以每次宫缩时胎头直径增大不超过1cm为宜。控制胎头娩出速度时注意不要有协助胎头俯屈的动作，不干预胎头娩出的方向和角度。

（4）胎头双顶径娩出时，指导产妇均匀用力。对产力过强的产妇，指导其于宫缩间歇时期缓缓将胎儿娩出。

（5）待胎儿双顶径娩出时，不要刻意协助胎头仰伸，否则容易造成小阴唇内侧及前庭裂伤。

（6）待胎儿双顶径娩出后，则顺序娩出额、鼻、口、颏。待胎头完全娩出后，不要急于娩肩，等待下一次宫缩。羊水清，新生儿活力好，无须挤净口鼻黏液。

（7）宫缩时，双手托住胎头，嘱产妇均匀用力顺势先娩前肩，再娩后肩，娩出后一手托住胎儿头颈后背部，一手托住胎儿的臀部缓慢娩出，注意娩胎肩时不要用力下压或上抬胎肩，以免增加会阴裂伤程度和新生儿锁骨骨折的发生。

4. 新生儿娩出后大声说出新生儿出生时间和新生儿性别。立即将新生儿放置于预先铺好干毛巾的母亲腹部，如羊水清或羊水粪染，新生儿有活力，在5s内开始彻底擦干新生儿，擦干时间20~30s。擦干顺序为眼睛、面部、头、躯干、四肢及背部。擦干的过程中快速评估呼吸状况。彻底擦干撤除湿巾。刺激新生儿，若有呼吸或哭声，将新生儿腹部向下、头偏向一侧。取清洁已预热的干毛巾覆盖新生儿，并给新生儿戴上帽子。

5. 晚断脐。更换消毒手套，等待脐带搏动停止后（产后1~3min），在距脐带根部2cm的位置一次断脐。

6. 新生儿与母亲开始持续皮肤接触90min，完成第一次母乳喂养后，接生者进行新生儿体格检查等护理。

7. 将储血器放置于产妇臀下以计出血量。

8. 观察胎盘有无剥离征象，避免过度牵拉脐带，如胎盘已剥离，可一手轻压腹部子宫底处，同时另一手轻轻牵拉脐带，协助胎盘娩出。当胎盘娩出至阴道口时，接生者用双手捧住胎盘，向一个方向旋转并缓慢向外牵拉，协助胎盘胎膜完整剥离排出。如发现胎膜部分断裂，用血管钳夹住断裂上端的胎膜，再继续向原方向旋转，直至胎膜完全排出。

9. 胎盘胎膜排出后，按摩子宫刺激其收缩以减少出血。同时了解子宫收缩的强度，准确评估阴道流血量，注意流血的时间、颜色和有无血凝块。常用的出血评估方法有称重法、容积法、面积法和休克指数法。

10. 胎盘娩出后，将胎盘铺平，检查胎盘母体面胎盘小叶有无缺损，将胎盘提起，检查胎膜是否完整，同时检查胎盘胎儿面边缘有无血管断裂，及时发现有无副胎盘。

11. 仔细检查软产道，注意有无宫颈裂伤、阴道裂伤及会阴裂伤。如果有裂伤，按解剖组织进行缝合修复。

12. 进行肛门指检，判断有无阴道壁血肿及缝线有无穿透直肠黏膜。

13. 所有操作完成后，再次与巡回助产士核对，清点所用的器械和纱布，并做好记录。

四、简易操作流程

简易操作流程见图2-11-1。

五、注意事项

1. 接生过程中注意减少不必要的侵入性操作和医疗干预。

2. 接生过程中严密监测母婴情况。

3. 保证安全的前提下，在选择分娩体位时，尊重自然及产妇的意愿。当体位无效或产妇不适时，及时更换体位，每种体位持续时间一般不超过30min。

4. 产妇分娩尤其是取自由体位时，陪伴的助产人员不能离开。分娩时应及时呼叫助手协助。

5. 若产妇宫缩强、产程进展快、会阴条件不理想、估计胎儿体重≥3500g，助产人员认为难以控制胎头娩出速度时，助产人员应协助产妇取仰卧位或侧卧位等体位完成分娩。

6. 环境适宜，保护孕妇隐私。

7. 家属共同陪伴，给予精神上的鼓励和支持。

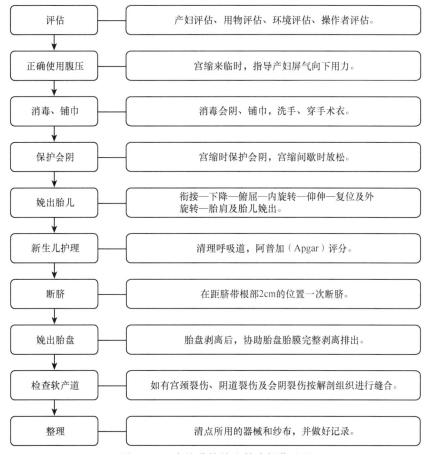

评估	产妇评估、用物评估、环境评估、操作者评估。
正确使用腹压	宫缩来临时，指导产妇屏气向下用力。
消毒、铺巾	消毒会阴、铺巾，洗手、穿手术衣。
保护会阴	宫缩时保护会阴，宫缩间歇时放松。
娩出胎儿	衔接—下降—俯屈—内旋转—仰伸—复位及外旋转—胎肩及胎儿娩出。
新生儿护理	清理呼吸道，阿普加（Apgar）评分。
断脐	在距脐带根部2cm的位置一次断脐。
娩出胎盘	胎盘剥离后，协助胎盘胎膜完整剥离排出。
检查软产道	如有宫颈裂伤、阴道裂伤及会阴裂伤按解剖组织进行缝合。
整理	清点所用的器械和纱布，并做好记录。

图2-11-1 自然分娩接生技术操作流程

8. 正确掌握分娩机制和接生方法。

9. 明确各种体位的优缺点，尊重产妇的意愿，选择合适的分娩体位。

10. 助产人员熟悉各种分娩体位的接生技巧，最大限度地减少母儿损伤。

11. 第二产程时严密观察胎心及产妇生命体征情况，控制胎头胎体娩出速度。

12. 掌握肩难产及新生儿复苏抢救的应急流程。

13. 分娩后应每隔15～30min评估、观察产妇及新生儿状况，及早发现有无并发症。

六、相关知识

分娩机制是指在分娩过程中，胎儿先露部通过产道时，为适应骨盆各个平面的不同形态而被动地进行的一系列适应性转动，以最小径线通过产道的全过程。临床上枕先露占95.55%～97.55%，以枕左前位最多见，故以枕左前位为例说明分娩机转，包括衔接、下降、俯屈、内旋转、仰伸、复位及外旋转等动作。

（一）衔接

胎头双顶径进入骨盆入口平面，胎头颅骨的最低点接近或达到坐骨棘水平称为衔接，此时胎儿呈半俯屈状态以枕额径进入骨盆入口，胎头矢状缝位于骨盆入口右斜径上，胎头枕骨在骨盆左前方（图2-11-2）。部分初产妇可在预产期前的

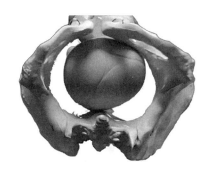

图2-11-2 枕左前衔接

1~2周内胎头衔接，经产妇则多在分娩开始后衔接。如初产妇临产后胎头仍未衔接，应警惕是否存在头盆不称。

（二）下降

胎头沿骨盆轴前进的动作称为下降，下降贯穿于分娩的全过程，并与其他动作相伴随。宫缩是胎头下降的主要动力，胎头下降呈间歇性，即宫缩时胎头下降，宫缩间歇期胎头稍回缩，以减少骨盆与胎头间的相互挤压，对母婴有利。临床上将胎头下降程度作为判断产程进展的重要标志。促使胎头下降的因素有：①宫缩时压力通过羊水传导，经胎轴传至胎头；②宫缩时宫底直接压迫胎臀；③宫缩时胎体伸直伸长；④腹肌收缩增加腹压。

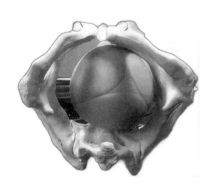

图2-11-3　枕左前俯屈

（三）俯屈

当胎头以枕额径进入骨盆腔降至骨盆底时，原处于半俯屈状态的胎头枕部遇到肛提肌阻力，借助杠杆作用进一步俯屈，使胎儿下颌靠近胸部，以最小的枕下前囟径取代枕额径，以适应产道形态，有利于胎头继续下降（图2-11-3）。

（四）内旋转

当胎头到达中骨盆时，为使胎儿能继续顺利下降，在产力的作用下，枕左前位的胎头向前向中线旋转45°，后囟转至耻骨弓下，使胎头矢状缝与骨盆前后径一致的旋转动作称为内旋转。一般胎头于第一产程末完成内旋转动作，而与此同时，胎儿肩部仍处于左前位。

（五）仰伸

完成内旋转后，宫缩和腹压迫使胎头继续下降，当胎头到达阴道外口时，肛提肌的收缩力使胎头向前推进，两者共同作用的合力使胎头沿骨盆轴下段向下向前的方向转向前，胎头枕骨下部达到耻骨联合下缘时，以耻骨弓为支点，胎头逐渐仰伸，胎儿头顶、额、鼻、口、颏依次由会阴前缘娩出。此时，胎儿双肩径沿左斜径进入骨盆入口（图2-11-4）。

（六）复位

胎头娩出后，胎儿双肩径沿骨盆入口左斜径下降。胎头娩出后，为使胎头与胎肩恢复正常关系，胎头枕部向左旋转45°，称为复位。

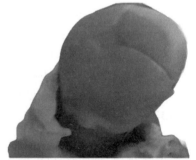

图2-11-4　仰伸

（七）外旋转

复位后，胎肩继续在骨盆腔内下降，前肩向前向中线旋转45°，胎儿双肩径转成与骨盆出口前后径一致的方向，胎头枕部则需在外继续向左旋转45°以保持胎头与胎肩的垂直关系，称为外旋转。

（八）胎肩及胎儿娩出

胎儿前肩从耻骨联合下方娩出，后肩从会阴前缘娩出。胎儿双肩娩出后，胎体及下肢随之娩出。

七、知识拓展

（一）第一产程

活跃分娩：美国妇产科医师学会（American College of Obstetricians and Gynecologists，ACOG）建议将宫颈扩张6cm视为第一产程活跃期的开始。

活跃期拖延和停滞障碍：ACOG 指出，在产妇宫口扩张6cm以上且胎膜破裂的情况下，有4h充分宫缩或6h不充分宫缩并使用缩宫素加强宫缩，但宫颈扩张无进展的情况，一般称为活跃期拖延和停滞障碍。

相关研究表明，第一产程延长与发生产妇综合疾病、发热、产后出血、第二产程延长、Ⅲ度或Ⅳ度会阴裂伤、第二产程剖宫产或阴道手术分娩的可能性增加有关，并且与新生儿综合疾病、呼吸窘迫综合征、需要机械通气及新生儿败血症的发生有关。

（二）第二产程

ACOG 建议将第二产程延长定义为初产妇宫口开大10cm用力超过3h，经产妇用力超过2h。临床上应采用个性化方法来判断第二产程停滞；当第二产程时间超过这些参数时，建议结合产程进展信息、影响阴道分娩可能性的临床因素、现有干预措施的风险和益处，以及产妇个人偏好来进行讨论。如果产妇有良好的收缩和充足的时间，但胎儿仍缺乏旋转或下降，则可以更早地发现第二产程的停滞。

相关研究表明，与第一产程剖宫产相比，第二产程剖宫产会增加产妇发病率。

八、操作考核评分标准

操作考核评分标准见表2-11-1。

表2-11-1 自然分娩接生技术考核评分标准

考核内容			考核点及评分要求	分值	扣分	得分	备注
知识与技能评价（80分）	评估及准备（20分）	孕妇（8分）	1. 核对产妇个人信息，了解产前检查史	2			
			2. 向产妇解释检查目的，以取得配合	2			
			3. 指导并协助产妇正确使用腹压，摆好适宜的体位	4			
		环境（2分）	温湿度适宜，光线明亮	2			
		操作者（6分）	1. 着装规范，语言柔和恰当，态度和蔼可亲	2			
			2. 修剪指甲，七步洗手法洗手（口述）	2			
			3. 操作过程中做好自我防护和应急准备	2			
		用物（4分）	用物准备齐全，如多功能产床、护栏、分娩凳、新生儿辐射台等（少一个扣1分，扣完4分为止）	4			
	接生（60分）	器械摆放（4分）	1. 再次核对产妇信息	2			
			2. 七步洗手法，铺设产台，摆好器械	2			
		胎儿娩出前（16分）	1. 消毒会阴，助产人员七步洗手法消毒，穿无菌衣，戴无菌手套	2			
			2. 胎头拨露时，准备控制胎头娩出速度，根据情况选择是否行会阴保护	5			
			3. 胎头双顶径娩出时，指导产妇均匀用力，按顺序娩出额、鼻、口、颏。待胎头完全娩出后，不要急于娩肩，等待下一次宫缩	5			
			4. 宫缩时，双手托住胎头，嘱产妇均匀用力顺势先娩前肩，再娩后肩。娩出后一手托住胎儿头颈后背部，一手托住胎儿的臀部缓慢娩出	4			

考核内容			考核点及评分要求	分值	扣分	得分	备注
知识与技能评价（80分）	接生（60分）	胎儿娩出后（12分）	1. 新生儿娩出后大声说出新生儿出生时间和新生儿性别	2			
			2. 立即将新生儿放置于预先铺好干毛巾的母亲腹部，在5s内开始彻底擦干新生儿，擦干时间20～30s。擦干顺序为眼睛、面部、头、躯干、四肢及背部	5			
			3. 擦干过程中立即行Apgar评分	5			
		断脐（10分）	1. 更换消毒手套，等待脐带搏动停止后（生后1～3min），在距脐带根部2cm的位置一次断脐	5			
			2. 行母婴接触90min，同时完成第一次母乳喂养	3			
			3. 评估产妇出血量	2			
		胎盘娩出（12分）	1. 观察胎盘有无剥离征象，若胎盘已剥离，可一手轻压腹部子宫底处，同时另一手轻轻牵拉脐带，协助胎盘娩出	4			
			2. 胎盘娩出手法：当胎盘娩出至阴道口时，接生者用双手捧住胎盘，向一个方向旋转并缓慢向外牵拉，协助胎盘胎膜完整剥离排出	4			
			3. 胎盘胎膜排出后，按摩子宫刺激其收缩以减少出血。评估出血量	2			
			4. 检查胎盘胎膜是否完整	2			
		检查（6分）	1. 检查软产道。注意有无宫颈裂伤、阴道裂伤及会阴裂伤	2			
			2. 行肛门指检，判断有无阴道壁血肿及缝线有无穿透直肠黏膜	2			
			3. 及时书写分娩记录	2			
注意事项（10分）	口述（10分）		1. 控制胎头娩出的速度以每次宫缩时胎头直径增大不超过1cm为宜	2			
			2. 待胎儿双顶径娩出时，不要刻意协助胎头仰伸，否则容易造成小阴唇内侧及前庭裂伤	2			
			3. 羊水清，新生儿活力好，无须挤净口鼻黏液	2			
			4. 注意娩胎肩时不要用力下压或上抬胎肩，以免增加会阴裂伤程度和新生儿锁骨骨折的发生	2			
			5. 如发现胎膜部分断裂，用血管钳夹住断裂上端的胎膜，再继续向原方向旋转，直至胎膜完全排出	2			
素养评价（10分）	操作规范度（4分）		1. 操作规范，动作熟练、轻柔，测量结果准确。	2			
			2. 在规定时间内完成新生儿清理呼吸道、擦干、评分、断脐，一项不合格扣1分，扣完4分为止	2			
	仪表规范度（4分）		1. 着装规范、符合要求	2			
			2. 举止大方、无多余动作	2			
	沟通有效度（2分）		1. 语言亲切，态度和蔼，关爱产妇	1			
			2. 健康指导内容和方式正确	1			
总分				100			

测试题

1. 接生前辐射台设置台温为（　　）

A. 32～36℃　　　　**B.** 32～34℃　　　**C.** 28～34℃　　　**D.** 28～30℃　　　**E.** 25～28℃

2. 如羊水清，新生儿有活力，在多长时间内开始彻底擦干新生儿（　）

A. 5s　　　　　　　**B.** 10s　　　　　　**C.** 30s　　　　　**D.** 60s　　　　　　**E.** 90s

3. 新生儿娩出后擦干顺序为（　　）

A. 眼睛、面部、头、躯干、四肢及背部　　　　　　**B.** 背部、面部、头、躯干、四肢

C. 头、面部、眼睛、躯干、四肢及背部　　　　　　**D.** 四肢及背部、面部、头、躯干、眼睛

E. 眼睛、头、面部、躯干、四肢及背部

第十二节　臀位助产技术

导入情境与思考

　　某女士，32岁，孕3产1流产1，单活胎，因"停经40周，下腹胀痛5h"入院，阴道检查宫口开大8cm，胎先露为臀位，骨盆正常。床旁B超显示胎儿为单臀先露，估计胎儿体重3000g，生物物理评分8分。产妇2年前顺产一活女婴，现在一般情况可，无胎膜早破，产力正常，产妇及家属强烈要求试产。

　　请思考：

　　为该产妇选择哪种紧急分娩方式？

　　臀位助产是指胎儿先露部为臀位时，通过助产者的牵引力，促进后出的胎儿部分如躯干上部、上肢、胎头等顺利娩出的辅助技术。

一、适应证

1. 死胎或胎儿先天畸形、估计胎儿出生后不能存活。

2. 具备以下条件者：单胎妊娠满34周、单臀先露或完全臀先露、估计胎儿体重<3500g、胎头俯屈良好、骨产道及软产道无异常、无其他剖宫产指征。

3. 双胎妊娠经阴道分娩，第二胎儿为臀位。

4. 无禁忌证且产妇及其家属要求试产者。

二、禁忌证

1. 足先露。

2. 骨盆狭窄、畸形或软产道异常。

3. 胎儿过大，妊娠满34周且估计胎儿体重>3500g。

4. B超见胎头仰伸者。

5. B超提示脐带先露或隐性脐带脱垂。

6. 妊娠合并症或并发症如重度子痫前期、心脏病等，无法耐受阴道分娩。

三、操作步骤

（一）评估

1. 临产前　核算孕周，评估胎儿大小，了解产妇有无合并症及并发症，与产妇及家属就分娩方式进行沟通，告知经阴道试产及剖宫产的近期风险及远期影响。

2. 临产后　持续胎心监护。再次与产妇及家属沟通，确定选择经阴道试产；建立静脉通道，准备阴道助产器械（尤其是后出头产钳）及新生儿复苏抢救设备，联系血库备血。

3. 接产时　产妇以膀胱截石位卧于产床上，常规消毒外阴、导尿、会阴阻滞麻醉和会阴体局部浸润麻醉。阴道检查了解骨产道情况、宫口是否开全、胎方位及有无脐带脱垂。臀位初产或会阴较紧张时，需行会阴切开术。在指导产妇用力前必须确认宫口开全才可以进行助产。

（二）操作

1. 压迫法

（1）堵臀：当阴道口可见胎儿下肢时，即用无菌巾盖住阴道口并用手掌堵住。每次宫缩时以手掌抵住，防止胎足早期脱出。待胎臀下降、阴道充分扩张后，产妇向下屏气强烈，手掌感到相当大冲力时，确认宫口开全即准备助产。

（2）娩出臀部：待宫口开全，会阴隆起，胎儿粗隆间径已达坐骨棘以下，用手指探查会阴扩张程度，在将要宫缩时行会阴切开术。然后在一个完整宫缩期间嘱产妇尽量用力，助产者放手后，胎臀及下肢即可顺利娩出。

（3）娩出肩部：助产者用无菌巾裹住胎儿下肢及臀部，避免胎儿受冷空气刺激而引起呼吸

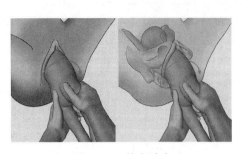

图2-12-1 娩出胎肩

以致吸入羊水及黏液，同时帮助握持正确位置，防止滑脱。助产者将双手拇指放在胎儿背部髂骨边缘上，其余四指放在臀部侧方髂嵴处，将胎儿臀部握于两手中，避免握持胎儿腹部损伤腹腔脏器，徐徐转动胎臀，骶左前向左侧，骶右前向右转动45°（图2-12-1），使双肩径落于骨盆前后径上。

（4）娩出胎头：上肢娩出后，助产士辅助胎体处于垂直悬挂位，将胎背转至前方，使胎头矢状缝与骨盆出口前后径一致，助手迅速在母体耻骨联合上方加压，使胎头下降俯屈入盆，然后用下述方法之一娩出胎头。

1）当耻骨弓下可见到胎头后部发际线时，将胎体向产妇腹部方向上举，甚至可翻至耻骨联合上，胎头即可娩出。应保护颈椎避免过度牵拉，保护胎头避免经会阴娩出时骤然减压而导致小脑幕撕裂和颅内出血（图2-12-2）。

2）Mauriceau-Smellie-Veit法（后出头法）：将胎体骑跨在术者左前臂上，术者左手中、示指分别放在胎儿颊部两侧，轻柔地屈曲下颌以触及上颌骨，示指及环指附于两侧上颌骨；右手中指按压胎头枕部使其俯屈，示指及环指置于胎儿颈部两侧，轻柔向下牵拉，助手在产妇下腹正中向下施以适当压力，使胎儿保持俯屈。当耻骨弓下见到胎儿枕部时，逐渐上举胎体，以枕部为支点，使胎儿下颌、口、鼻、眼、额相继娩出。

2. 扶持法 又称Bracht法，只应用于单臀先露，即腿直臀先露。其要点为"拔"。由于胎儿小腿伸直折叠于胎体上，压住并保持两臂交叉在胸前，使之不至于上举，同时压住胎儿颊部使胎头不至于仰伸。因此单臀

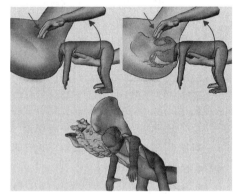

图2-12-2 娩出胎头

先露时胎儿下肢与臀部能较好扩张软产道，不应过早干预，尽量指导孕妇屏气用力使胎臀自然娩出。若在提举胎体过程中下肢或上肢脱出，为扶持法失败，改为压迫法继续娩出胎体、胎肩及胎头。

四、简易操作流程

简易操作流程见图2-12-3。

五、注意事项

1. 正确掌握手术指征及禁忌证。

2. 压迫法可使软产道充分扩张，当胎臀到达阴道口时，宫缩时助产者感到较大冲击力，阴道外口可见或触及胎儿的外生殖器、肛门或臀部，此时应及时进行助产。

3. 采用扶持法助娩时，胎臀及胎体娩出之前，切忌先取出下肢，以免造成宫颈阴道扩张不全或脐带受压。

4. 娩出胎头应按分娩机制进行，后出头困难可由多种失误造成，应针对不同的原因（宫颈口未开全、胎头过度仰伸、胎头高直位或枕后位、胎臂上举）进行相应的技术处理。

5. 做好新生儿复苏流程及准备。

六、结局评价

1. 堵臀方法是否正确。

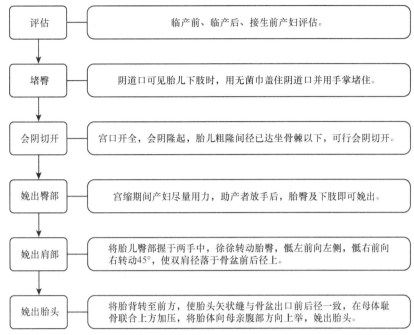

评估	临产前、临产后、接生前产妇评估。
堵臀	阴道口可见胎儿下肢时，用无菌巾盖住阴道口并用手掌堵住。
会阴切开	宫口开全，会阴隆起，胎儿粗隆间径已达坐骨棘以下，可行会阴切开。
娩出臀部	宫缩期间产妇尽量用力，助产者放手后，胎臀及下肢即可娩出。
娩出肩部	将胎儿臀部握于两手中，徐徐转动胎臀，骶左前向左侧，骶右前向右转动45°，使双肩径落于骨盆前后径上。
娩出胎头	将胎背转至前方，使胎头矢状缝与骨盆出口前后径一致，在母体耻骨联合上方加压，将胎体向母亲腹部方向上举，娩出胎头。

图2-12-3 臀位助产技术操作流程

2. 臀牵引时机是否正确，过程是否顺利。

3. 有无发生新生儿并发症及产妇并发症。

七、操作考核评分标准

操作考核评分标准见表2-12-1。

表2-12-1 臀位助产技术考核评分标准

考核内容			考核点及评分要求	分值	扣分	得分	备注
知识与技能评价（80分）	评估及准备（20分）	产妇（8分）	**1.** 核对产妇个人信息，向产妇解释检查目的，以取得配合	3			
			2. 常规消毒外阴导尿后进行双侧会阴神经阻滞麻醉	2			
			3. 会阴较紧张者做会阴切开，阴道检查时应查清骨产道是否异常、宫口是否开全、臀位类型，以及有无脐带脱垂	3			
		环境（2分）	温湿度适宜，光线充足	2			
		用物（5分）	无菌手套、0.5%碘伏、纱布数块、2%利多卡因、0.9%生理盐水、20ml注射器1个、新生儿复苏器械一套、脐静脉针、氧气、急救药品、棉球、产包（一次性产包、无菌产包各一个）、无菌大棉签一包（少一个扣1分，扣完5分为止）	5			
		操作者（5分）	**1.** 着装规范，语言柔和恰当，态度和蔼可亲	2			
			2. 修剪指甲，戴口罩，七步洗手法洗手（口述）	3			
	接生（60分）	器械摆放（4分）	**1.** 再次核对产妇信息	2			
			2. 铺设产台，摆好器械	2			
		评估要点（8分）	**1.** 预产期、诊断、孕期产检情况、产程进展和胎心	4			
			2. 会阴部、肛周情况、配合程度	4			
		操作要点（42分）	**1.** 洗手、戴口罩，核对产妇	2			
			2. 协助产妇取膀胱截石位	2			
			3. 会阴消毒，铺无菌巾	5			
			4. 穿手术衣，戴无菌手套	5			
			5. 行阴部神经阻滞麻醉，当胎臀在阴道口拨露时，用无菌巾堵住外阴口，让阴道及宫颈充分扩张，行会阴侧切	3			

考核内容			考核点及评分要求	分值	扣分	得分	备注
知识与技能评价（80分）	接生（60分）	操作要点（42分）	6. 协助胎臀自然娩出至脐部	2			
			7. 上肢助产，外旋转	5			
			8. 双手配合胎头娩出	5			
			9. 新生儿处理，胎盘娩出，会阴侧切缝合	5			
			10. 整理核对用物，取舒适卧位	4			
			11. 洗手	2			
			12. 及时书写记录单	2			
		指导要点（6分）	1. 告知产妇分娩过程中的配合要点	2			
			2. 根据宫缩指导产妇用力及放松的方法。掌握操作目的、注意事项、常见并发症预防及处理措施	4			
注意事项（10分）	口述（10分）		1. 正确掌握手术指征及禁忌证	2			
			2. 压迫法可使软产道充分扩张，当胎臀到达阴道口时，宫缩时助产者感到较大冲击力，阴道外口可见或触及胎儿的外生殖器、肛门或臀部。应及时进行助产	2			
			3. 采用扶持法助娩时，胎臀及胎体娩出之前，切忌先取出下肢，以免造成宫颈阴道扩张不全或脐带受压	2			
			4. 娩出胎头应按分娩机制进行，后出头困难可由多种失误造成：①宫颈口未开全；②胎头仰伸；③胎头枕直位或枕后位；④胎臂上举。应针对不同的原因进行相应的技术处理	2			
			5. 做好新生儿复苏流程及准备	2			
素养评价（10分）	操作规范度（4分）		1. 操作规范，动作熟练、轻柔，测量结果准确	2			
			2. 在规定时间内完成，每超过1min扣1分，扣完为止	2			
	仪表规范度（4分）		1. 着装规范、符合要求	2			
			2. 举止大方、无多余动作	2			
	沟通有效度（2分）		1. 语言亲切，态度和蔼，关爱产妇	1			
			2. 健康指导内容和方式正确	1			
总分				100			

测试题

1. 以下哪种情况可以进行臀位助产（　　）

A. 足先露 　　　　　　　　　　B. 骨盆狭窄，畸形或软产道异常

C. 胎儿过大，妊娠满34周且估计胎儿体重＞3500g

D. B超见胎头仰伸者 　　　　　　E. 双胎妊娠经阴道分娩，第二胎儿为臀位

2. 臀位助产中，操作有误的一项是（　　）

A. 当阴道口可见胎儿下肢时，即用无菌巾盖住阴道口并用手掌堵住

B. 握持胎儿腹部，徐徐转动胎臀

C. 上肢娩出后，辅助胎体处于垂直悬挂位

D. 耻骨弓下见到胎头后部发际线时，将胎体向产妇腹部方向上举

E. 将胎背转至前方，使胎头矢状缝与骨盆出口前后径一致，在母体耻骨联合上方加压

3. 以下哪种情况不会引起后出头困难（　　）

A. 宫颈口未开全　　B. 胎头枕后位　　C. 胎头枕直位　　D. 胎臂上举　　E. 胎头俯屈

（唐巧金）

第十三节 持续性枕后位助产技术

导入情境与思考

　　某女士，26岁，因"停经40⁺²周，单活胎，规律腹痛6h"步行入院。产检：宫高30cm，腹围102cm，胎方位LOA，胎心率130次/分，先露头，$S^{-2.5}$，已入盆，宫口开8cm，已破膜，羊水清，盆腔后部空虚，胎头矢状缝在骨盆水平位，枕部位于母体骨盆后方，骨盆正常。试产2h后胎头下降无进展，宫口开大仍为8cm，母儿一般情况可。

　　请思考：

　　该产妇此时的情况该如何处理？

　　持续性枕后位助产是指经阴道徒手旋转胎头，协助枕后位旋转成枕前位分娩的助产技术。

一、适应证

阴道分娩过程中胎儿枕部一直处于母体骨盆的后方。

二、禁忌证

1. 明显头盆不称。

2. 有子宫手术史。

3. 巨大儿。

4. 高危妊娠。

三、操作步骤

（一）接生前准备

1. 环境评估　保持产房温湿度适宜，光线充足，注意产妇隐私的保护。

2. 用物评估　准备接产包、无菌手套、臀部垫巾等用物，备好紧急抢救用物。

3. 操作者评估　外科洗手，衣服整洁，穿无菌手术衣，戴无菌手套。

4. 产妇评估　向产妇解释操作目的，取得配合，行胎心监护。

（二）操作步骤

1. 协助产妇取截石位，臀部放置一次性垫巾。外阴消毒并导尿。

2. 第一步测量骨盆外径线，评估能否采用阴道分娩。检查阴道、宫口扩张程度、胎儿先露部及胎方位。

3. 第二步旋转胎头。一手掌侧朝上进入阴道，四指放置要转至前位的侧面，复位时将示、中指尽可能分开，示指放于前囟门或后囟门处，中指位于矢状缝上，利用骨缝增加手作用于胎头的阻力，拇指在对侧。右枕后位时，用左手沿顺时针方向旋转枕骨；左枕后位时用右手。等待2～3次宫缩后可将手取出。

4. 第三步新生儿娩出后，立即对新生儿进行检查，检查过程中行Apgar评分。

5. 第四步等待胎盘的娩出。检查胎盘、胎膜的完整性。检查产妇产道有无严重性损伤。

6. 更换产妇臀部垫巾，注意保暖。整理用物，洗手。

7. 及时书写记录。

四、简易操作流程

简易操作流程见图2-13-1。

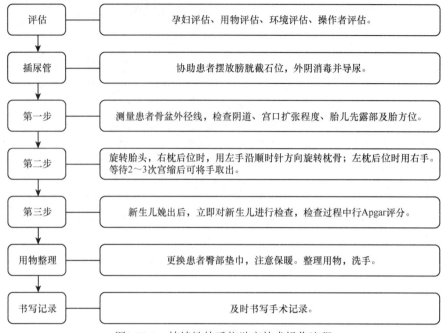

图2-13-1 持续性枕后位助产技术操作流程

五、结局评价

1. 胎儿顺利分娩，无并发症。

2. 产妇精神状态良好，予以产后观察。

六、知识拓展

判断胎方位的方法有2种。

1. 触摸胎头颅缝法 术者将右手沿骶凹进入阴道，示指及中指触摸胎头颅缝，如颅缝呈"十"字形，则为前囟，后囟为"人"字形。但产程较长时，胎头水肿，颅骨重叠变形，颅缝不易查清。

2. 触摸胎耳法 术者右手伸入阴道较高位，以示指及中指触摸及拨动胎儿耳郭，耳郭边缘所在方向为枕骨的方向。因胎儿耳郭柔软，一定要仔细辨认耳轮、耳孔及耳根，方可确定胎方位。

七、操作考核评分标准

操作考核评分标准见表2-13-1。

表2-13-1 持续性枕后位助产技术考核评分标准

考核内容			考核点及评分要求	分值	扣分	得分	备注
知识与技能评价（80分）	评估及准备（20分）	产妇（8分）	**1.** 核对产妇个人信息，了解产前检查史	2			
			2. 向产妇解释检查目的，取得配合	2			
			3. 行电子胎心监护，观察胎心和宫缩情况	4			
		环境（3分）	温湿度适宜，光线充足，产妇隐私得到保护	3			
		操作者（6分）	**1.** 着装规范，语言柔和恰当，态度和蔼可亲	2			
			2. 修剪指甲，七步洗手法洗手（口述）	2			
			3. 穿手术衣，戴无菌手套，做好生产过程的抢救准备	2			
		用物（3分）	准备接产包、无菌手套、臀部垫巾等用物，备好紧急抢救用物	3			

续表

考核内容			考核点及评分要求	分值	扣分	得分	备注
知识与技能评价（80分）	接生（60分）	器械摆放（4分）	1. 再次核对产妇信息	2			
			2. 铺设产台，按顺序摆好所需用物	2			
		胎儿娩出前（16分）	1. 消毒会阴，助产人员七步洗手法消毒，穿无菌衣，戴无菌手套	2			
			2. 行阴道检查，判断头盆关系、检查胎方位，排除显著头盆不称和胎儿窘迫后加强宫缩。宫口开全后尚未破膜者可予人工破膜	6			
			3. 徒手旋转胎方位，进入第二产程后，初产妇持续1h，经产妇继续30min没有自然旋转正常胎位，若是高枕横位，尝试徒手旋转胎头术失败，宜采用剖宫产术终止妊娠。如为低枕横位，则行徒手旋转胎头等助产术，徒手重置胎方位	8			
		胎儿娩出后（12分）	1. 新生儿娩出后大声说出新生儿出生时间和新生儿性别	2			
			2. 立即将新生儿放置于预先铺好干毛巾的母亲腹部，在5s内开始彻底擦干新生儿，擦干时间20～30s	3			
			3. 擦干顺序为眼睛、面部、头、躯干、四肢及背部	2			
			4. 擦干过程中立即行Apgar评分	5			
		断脐（10分）	1. 更换消毒手套，等待脐带搏动停止后（生后1～3min），在距脐带根部2cm的位置一次断脐	5			
			2. 行母婴接触90min，同时完成第一次母乳喂养	3			
			3. 评估产妇出血量	2			
		胎盘娩出（12分）	1. 观察胎盘有无剥离征象，若胎盘已剥离，可一手轻压腹部子宫底处	2			
			2. 同时另一手轻轻牵拉脐带，协助胎盘娩出	2			
			3. 胎盘娩出手法：当胎盘娩出至阴道口时，接生者用双手捧住胎盘，向一个方向旋转并缓慢向外牵拉，协助胎盘胎膜完整剥离排出	4			
			4. 胎盘胎膜排出后，按摩子宫刺激其收缩以减少出血。评估出血量	2			
			5. 检查胎盘胎膜是否完整	2			
		检查（6分）	1. 检查软产道。注意有无宫颈裂伤、阴道裂伤及会阴裂伤	2			
			2. 行肛门指检，判断有无阴道壁血肿及缝线有无穿透直肠黏膜	2			
			3. 及时书写分娩记录	2			
注意事项（10分）	口述（10分）		1. 操作中胎头不能上推过高，避免脐带脱垂	2			
			2. 宫缩间歇时才能旋转胎头	2			
			3. 胎头转正后，应同时用右手示指及中指将水肿的宫颈前唇上推，宫口即迅速开全	2			
			4. 手转胎头过程中如有胎心出现异常变化，立即停止旋转，以产钳或胎头吸引器助产	2			
			5. 在旋转胎头时，如发现脐带脱垂或脐带隐性脱垂，应立即停止操作，抬高床尾，同时改用其他方式，尽快结束分娩	2			
素养评价（10分）	操作规范度（4分）		1. 操作规范、动作熟练、轻柔，测量结果准确	2			
			2. 在规定时间内完成新生儿清理呼吸道、擦干、评分、断脐，一项不合格扣1分，扣完2分为止	2			
	仪表规范度（4分）		1. 着装规范、符合要求	2			
			2. 举止大方、无多余动作	2			
	沟通有效度（2分）		1. 语言亲切，态度和蔼，关爱产妇	1			
			2. 健康指导内容和方式正确	1			
总分				100			

测试题

1. 持续性枕后位可造成下列哪种情况（　　）

A. 外阴严重水肿　　**B.** 宫颈水肿　　**C.** 阴道横隔　　**D.** 阴道纵隔　　**E.** 会阴及宫颈坚韧

2. 持续性枕后位可有哪些临床表现、阴道检查有哪些异常（多选）（　　）

A. 腹部检查可清楚扪及胎背

B. 孕妇在潜伏期就有强烈的便意感，往往第二产程延长

C. 阴道检查感到骨盆前方饱满，后方空虚

D. 矢状缝在骨盆入口斜径上，前囟居骨盆10、11、12、1、2点方向，后囟居骨盆4、5、6、7、8点方向

E. 多发生于中骨盆狭窄

3. 持续性枕后位的处理，可采取下列哪些处理（多选）（　　）

A. 排除骨盆狭窄，在第一产程，可向胎背侧卧位

B. 有排便感，即用力屏气

C. 排除骨盆狭窄及巨大儿后，如宫口开全，可手转胎方位，行阴道助产

D. 如发生胎儿宫内窘迫，应立即行剖宫产

E. 排除骨盆狭窄，在第一产程，可向胎体侧卧位

（唐巧金）

第十四节　肩难产助产技术

导入情境与思考

某女士，25岁，因停经39^{+1}周，临产于11月11日10:00急诊入院。胎心音146次/分，肛门检查宫口开大6cm，破膜，胎头在S^{+1}，宫高36cm，腹围98cm，宫缩持续40~50s，间隔3~4min，孕期不规律产检。入院诊断：孕3产1，孕39^{+1}周LOA临产。入院后产程进展顺利，10:30宫口开全，10:40胎头娩出，胎头娩出后发生娩肩困难，立即启动肩难产急救流程及新生儿复苏预案。

请思考：

应该对产妇采取哪些护理措施？

胎儿肩难产是指胎头娩出后，胎肩嵌顿于骨盆入口，停滞于耻骨联合后上方，用常规助产方法不能娩出胎儿双肩引起的难产。足月妊娠发生肩难产率为0.15%，其中胎儿体重超过4000g者发生率为正常体重胎儿的10倍。但值得注意的是，60%以上的肩难产发生在胎儿体重正常者，换句话说，肩难产是不可预测的。肩难产可引起胎儿产伤甚至死亡及母体损伤，需提高警惕并于发生时及时处理。

一、适应证

胎头娩出后，发生胎肩娩出困难者。

二、操作步骤

（一）评估

1. 肩难产高危因素

（1）产前高危因素：母亲肥胖或体重超过85kg、妊娠期糖尿病、过期妊娠、骨盆狭窄或畸形、既往有肩难产史，估计胎儿巨大，前次分娩有超过4000g的胎儿史，怀疑有巨大儿可能，应引起警惕。

（2）产时高危因素：产程延长或停滞、使用胎吸或产钳助产。

（3）肩难产常突然发生，要镇定迅速处理。

1）如胎头拨露时比较缓慢，产瘤较大，宫缩间歇胎头回缩至阴道内较高位置，胎头娩出胎儿面部较肥大，青紫，出现龟缩征（胎头回缩面部受压现象），若排除胸部和颈部畸形，可以确定为肩难产。

2）如胎头娩出后至少等待一次自然宫缩，若胎肩仍未自然娩出或未发生旋转，应怀疑有肩难产可能。

2. 用物 备齐用物，将用物放在合适位置。

3. 环境 产房温湿度适宜、光线充足、通风良好。

4. 操作者 由操作经验丰富的助产士或者医生操作，外科洗手，戴口罩、帽子。

（二）准备

1. 产妇 排空膀胱：第一产程末或第二产程初，应嘱产妇排空膀胱。若膀胱充盈产妇不能自行排尿，应为其行导尿术，以免充盈的膀胱影响胎头下降、胎盘娩出及子宫收缩。

2. 用物 预热的远红外辐射保暖台、无菌生理盐水、麻醉药（利多卡因）、新生儿吸痰用物、婴儿磅秤、测量尺、听诊器等。备齐母婴抢救设备和药品，要求物品齐全、功能完好。

3. 操作者接产准备

（1）初产妇宫口开全、经产妇宫口扩张6cm以上且宫缩规律有力时，将产妇送上分娩床做分娩准备，提前打开远红外辐射保暖台预热。通常让产妇头高足低位仰卧于产床上，两腿屈曲分开露出外阴部，消毒外阴部2～3次，顺序依次为大阴唇、小阴唇、阴阜、大腿内上1/3、会阴及肛门周围，臀下铺消毒巾。

（2）操作者应根据产程进展掌握洗手时间（洗手消毒时间过早可增加再度污染机会，过晚使接产匆忙，易造成会阴裂伤）。操作者消毒双手后穿无菌手术衣，戴无菌手套，打开产包，铺好无菌巾，准备接产。

（三）接产

1. 接产要领 向产妇做好分娩解释，取得产妇配合。接生者在产妇分娩时协助胎头俯屈，控制胎头娩出速度，适度保护会阴，让胎头以最小径线（枕下前囟径）缓慢通过阴道口，减少会阴严重撕裂伤风险。

2. 接产步骤

（1）接生者站在产妇正面，当宫缩来临产妇有便意感时指导产妇屏气用力。胎头着冠时，指导产妇何时用力和呼气。

（2）会阴水肿、过紧、炎症，耻骨弓过低，胎儿过大、娩出过快等，均易造成会阴撕裂。接产者应在接产前进行初步评估，接生时个体化指导产妇用力，并用手控制胎头娩出速度，同时左手轻轻下压胎头枕部，协助胎头俯屈，使胎头双顶径缓慢娩出，此时若娩出过急则可能撕裂会阴。

（3）当胎头枕部在耻骨弓下露出时，让产妇在宫缩间歇时期稍向下屏气，左手协助胎头仰伸，使胎头缓慢娩出，清理口腔黏液。

（4）胎头娩出后，不宜急于娩出胎肩，而应等待宫缩使胎头自然完成外旋转复位，使胎肩旋转至骨盆出口前后径。再次宫缩时接生者右手托住会阴，左手将胎儿颈部向下牵拉胎头。若发现胎肩嵌顿于骨盆入口，停滞于耻骨联合后上方，立即进行抢救。

（四）操作

1. 请求帮助 一旦诊断为肩难产，应立即启动肩难产急救流程。立即召集有经验的产科医生、助产士和儿科医生到场援助，产妇排空膀胱。

2. 评估会阴部条件 必要时进行会阴切开或加大切口，以增加阴道内操作空间。

3. 常用方法

（1）屈大腿法（McRoberts法）：让产妇双腿极度屈曲贴近腹部，双手抱膝，减小骨盆倾斜度，使腰骶部前凹变直，骶骨位置相对后移，骶尾关节稍增宽，使嵌顿在耻骨联合上方的前肩自然松解，增加胎儿通过产道的空间，同时助产者适当用力向下牵引胎头而娩出前肩。若产妇自己不能完成，可由助产士协助（图2-14-1）。

（2）耻骨上加压法：助产者在产妇耻骨联合上方触到胎儿前肩部位并向后下加压，使双肩径缩小，同时助产者沿中轴方向牵引胎头，两者相互配合持续加压与牵引，注意不能使用暴力（图2-14-2）。

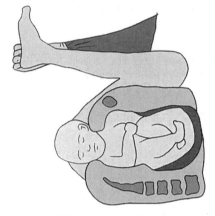 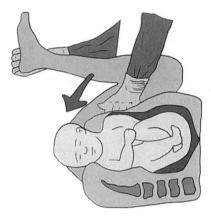

图2-14-1　屈大腿法　　　　　　　　　　图2-14-2　耻骨上加压法

（3）旋肩法（Woods法）

1）助产者以示、中指伸入阴道紧贴胎儿后肩的背面，将后肩向侧上旋转，助产者协助将胎头同方向旋转，当后肩逐渐旋转至前肩位置时娩出。操作时胎背在母体右侧用左手，胎背在母体左侧用右手（图2-14-3）。

2）大拇指和示指环绕握住胎儿后肩，大拇指和示指在后肩腋窝处会合（大拇指、示指、剩余三指呈"OK"姿势）（图2-14-4）。

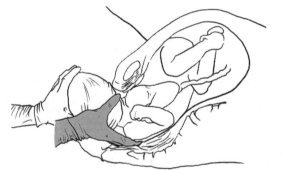 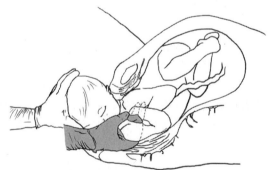

图2-14-3　旋肩法（1）　　　　　　　　图2-14-4　旋肩法（2）

3）将腋窝向新生儿头部方向牵拉，同时将后肩推向胸侧，对后肩施加向阴道口向胸部的力量，注意抬高后肩，减少骶岬阻碍（图2-14-5）。

4）一只手保持对后肩的持续牵拉，另一只手将新生儿头部恢复至身体轴线方向，此时头部和后肩作为整体固定，形成头肩整体（图2-14-6）。

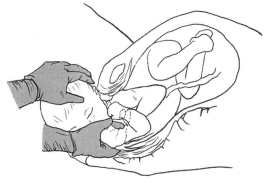

图2-14-5　旋肩法（3）

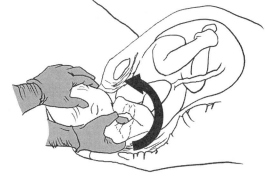

图2-14-6　旋肩法（4）

5）头肩整体沿胸部（面部）方向旋转180°，旋转后，前肩转到后方，从嵌顿位置移出，此时分娩只需最小的向外牵引力就能得以进行（图2-14-7）。

（4）牵后臂娩后肩法：助产者的手沿骶骨伸入阴道，握住胎儿后上肢，使其肘关节屈曲于胸前，以洗脸的方式娩出后臂，从而协助后肩娩出。切忌抓胎儿的上臂，以免肱骨骨折。

（5）手-膝法（又称Gaskin法）：产妇翻转至双手和双膝着地，重力作用或这种方法产生的骨盆径线的改变可能会解除胎肩嵌塞状态。在使用以上操作方法时，可考虑使用此体位（图2-14-8）。

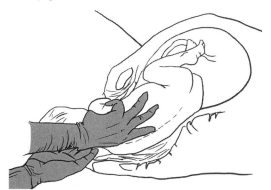

图2-14-7　旋肩法（5）

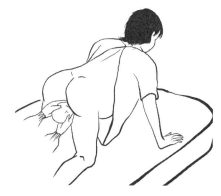

图2-14-8　手-膝法

4. 其他方法（在上述方法都失败后才考虑采用）

（1）后腋窝软绳牵出法：助产者一手持纱布条，从胎儿后肩背侧送入，经后腋窝绕出到腋前，轻拉纱条两端使后肩在阴道口后方显现而娩出后肩，则前肩可顺势娩出。

（2）胎头复位剖宫产法：当肩难产无法从阴道娩出，胎心尚好，无其他产科并发症，可试将胎头复位，改行剖宫产术。此法国内没有报道，应慎用。首先静脉滴注宫缩抑制剂（如盐酸利托君），将胎头转成枕前位，并令其俯屈。左手两指按压阴道后壁，右手将胎头按产轴方向缓缓还纳回阴道内，尽量将胎头退回坐骨棘水平（注意：如脐带已钳夹切断，不可行此操作）。

（3）胎儿锁骨切断法：钩断前锁骨，缩小双肩径。

（4）耻骨联合切开术。

5. 检查与记录　详细记录操作的步骤、胎心情况、胎儿娩出时间、软产道检查及新生儿检查的情况等。

三、简易操作流程

简易操作流程见图2-14-9。

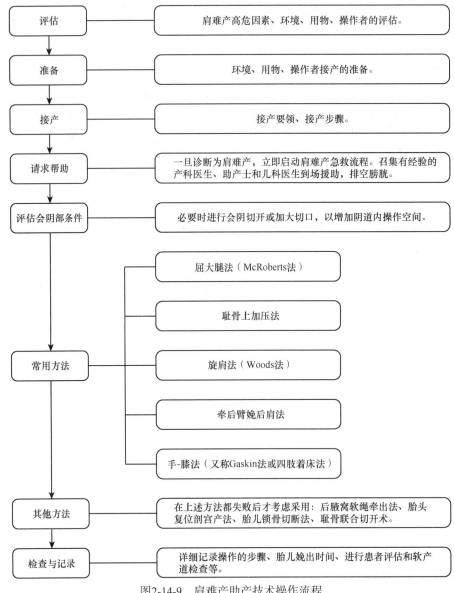

图2-14-9 肩难产助产技术操作流程

四、注意事项

1. 常规助产胎头娩出后，切忌急于协助进行复位和外旋转，并继续指导产妇屏气，使胎肩同时自然下降。

2. 助产过程中，禁止宫底加压，禁止产妇屏气增加腹压，以免进一步压迫胎肩、增加嵌顿、增加胎儿永久性神经损伤、骨损伤和子宫破裂的风险。

3. 一旦确诊肩难产，勿切断或钳夹脐带。对于伴有脐带绕颈的肩难产，会有部分脐带血液循环，若剪断脐带，仅有胎头娩出，无法建立正常有效的呼吸，加重胎儿的窘迫。

4. 上述方法为肩难产处理的基本方法，排序为方便记忆，不是必须逐一完成的固定程序。各种处理方法的效果并无明确的优劣之分，操作者可按照本人最熟悉的操作进行。

5. 可首先协助产妇取手-膝位，然后尝试其他操作。有可能通过改变产妇体位，增大骨盆径线，让胎肩松解旋转娩出。

6. 肩难产是产科的一种急症，故加强医护人员的培训，使助产士具有良好的应对能力。能够早期识别肩难产、及时呼救并拥有团队分工合作的能力。

五、结局评价

1. 胎儿娩出后无损伤。

2. 定期随访，确保母婴无产后并发症。

六、相关知识

1. 胎儿肩难产　胎头娩出后，胎儿前肩被嵌顿在耻骨联合上方，用常规助产方法不能娩出胎儿双肩。

2. McRoberts体位　是一种常用的助产体位，用于解决肩难产的情况。这种体位要求产妇将两腿过度屈曲、外展，以便扩大骨盆的空间，从而使胎儿更容易通过产道。

七、知识拓展

肩难产后可能会对母体和胎儿产生影响。母体后果包括产后出血和Ⅲ度或Ⅳ度撕裂伤的风险增加。胎儿后果包括胎儿臂丛神经损伤、胎儿锁骨或肱骨骨折、缺氧缺血性脑病，甚至胎儿死亡（图2-14-10）。

但是大多数臂丛神经损伤是暂时性的，随着时间的推移和物理治疗可以缓解。胎儿骨折通常会愈合，不会产生任何后果。任何疑似臂丛神经病的患者都应进行观察试验和日常被动锻炼，以等待功能恢复。早期非手术治疗中最重要的考虑因素是在等待神经功能恢复的同时保持肢体的被动运动。

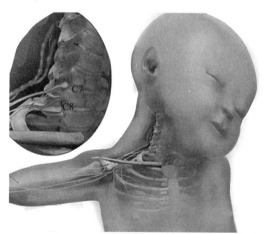

图2-14-10　肩难产易损臂丛神经部位

八、操作考核评分标准

操作考核评分标准见表2-14-1。

表2-14-1　肩难产助产技术考核评分标准

考核内容			考核点及评分要求	分值	扣分	得分	备注
知识与技能评价（80分）	评估及准备（20分）	产妇（8分）	肩难产高危因素评估 （1）产前高危因素：妊娠期糖尿病、过期妊娠、骨盆狭窄或畸形等 （2）产时高危因素：产程延长或停滞、使用胎吸或产钳助产	8			
		环境（3分）	产房温湿度适宜、光线充足、通风良好	3			
		操作者（4分）	由操作经验丰富的助产士或者医生操作，洗手，戴口罩	4			
		用物（5分）	备齐用物，将用物放在合适位置	5			

考核内容			考核点及评分要求	分值	扣分	得分	备注
知识与技能评价（80分）	实施（60分）	核对识别（8分）	1. 核对产妇信息	2			
			2. 协助产妇取膀胱截石位，外阴准备同正常接生流程，排空膀胱	2			
			3. 评估是否为肩难产：胎儿前肩嵌顿在耻骨联合上方，用常规方法不能娩出	2			
			4. 立刻告知产妇停止应用腹压	2			
		呼救（2分）	请产科经验丰富的医生、助产士、儿科医生、麻醉师迅速到场	2			
		侧切（5分）	必要时进行会阴切开或加大切口	5			
		屈大腿法（5分）	助产士协助产妇将大腿向其腹部尽可能屈曲并双手抱膝	5			
		耻骨上加压法（10分）	1. 助产士在产妇耻骨联合上方触到胎儿前肩进行按压，促使胎肩内收或向前压下	5			
			2. 双人配合，持续加压与牵引，适当施力	5			
		旋肩法（10分）	1. 术者一手放在胎儿前，肩背侧向胸侧压前肩，另一手从胎儿前方进入胎儿后肩处向背侧压后肩	5			
			2. 旋转过程中注意勿紧急旋转胎头，避免损伤臂丛神经	5			
		前后肩法（5分）	一手竖着进入产妇阴道，找到胎儿后臂，肘关节呈屈曲状于胸前，使胎儿的后臂从胸前娩出	5			
		手-膝法（5分）	立即将产妇翻转为双手+双膝着床，呈跪式	5			
		其他方法（5分）	后腋窝软绳牵出法、胎头复位剖宫产法、胎儿锁骨切断法、耻骨联合切开术	5			
		操作后处理（5分）	1. 详细记录操作的步骤、胎心情况、胎儿娩出时间、软产道检查及新生儿检查的情况等	3			
			2. 整理用物	2			
素养评价（20分）	操作规范度（8分）		1. 操作规范，动作熟练、轻柔，测量结果准确	4			
			2. 在规定时间内完成，每超过1min扣1分，扣完4分为止	4			
	仪表规范度（8分）		1. 着装规范、符合要求	4			
			2. 举止大方、无多余动作	4			
	沟通有效度（4分）		1. 语言亲切，态度和蔼，关爱产妇	2			
			2. 健康指导内容和方式正确	2			
总分				100			

测试题

1. 关于肩难产的定义，下列哪项是正确的（　　）

A. 胎头娩出后，后肩被嵌顿在耻骨联合上方，用常规方法不能娩出胎儿

B. 胎头娩出后，前肩被嵌顿在耻骨联合上方，用常规方法不能娩出胎儿

C. 胎头娩出后，后肩被嵌顿在骶岬上，用常规方法不能娩出胎儿

D. 胎头娩出后，前肩被嵌顿在骶岬上，用常规方法不能娩出胎儿

E. 胎头娩出后，双肩被嵌顿在耻骨联合上方，用常规方法不能娩出胎儿

2. 肩难产超过60%发生于（　　）

A. 巨大儿　　　　　　　　　**B.** 早产儿　　　　　　　　　**C.** 正常体重新生儿

D. 过期产儿　　　　　　　　**E.** 都可以

3. 肩难产的原因不包括（　　）

A. 胎肩与骨盆相对或绝对不相称　　　　**B.** 四肢着床位

C. 胎儿胸径较胎头的最大径线大　　　D. 不适宜的助产手法

E. 胎儿为巨大儿

4. 肩难产信号和临床特征中，错误的是（　　）

A. 胎头在会阴部伸缩呈"乌龟征"　　　B. 轻轻牵拉胎头后胎肩不能娩出

C. 肩难产是软组织阻挡造成的难产　　　D. 面部和下颚分娩有困难

E. 肩难产原因之一为按压宫底不当

5. 肩难产的高危因素是（　　）

A. 母体肥胖　　　B. 多产　　　C. 糖尿病　　　D. 巨大儿　　　E. 以上都是

（廖红伍、李澳雪）

第十五节　胎头吸引术

导入情境与思考

某女士，27岁，末次月经时间2022年5月28日，孕40周，初产。诉凌晨2:00开始腹痛，初起持续时间及间歇时间长短不一，腹痛渐加重，早上5:00开始出现规律宫缩，5~6min一次，持续30s。于中午12:00查宫口已开全，胎头S^{+2}，规律宫缩，2~3min一次，持续40s。14:00查胎头S^{+3}，宫缩较前减弱，持续30s，间歇5~7min，胎膜已破，胎心92次／分，产妇一般情况较好。

请思考：

产妇应该用哪种分娩方法结束分娩？

胎头吸引术是利用负压吸引的原理，把胎头吸引器置于胎头顶部，形成一定负压后，按照分娩机制进行牵引或旋转，配合产力协助胎儿娩出的阴道助产术。常用的胎头吸引器有锥形、牛角形、扁圆形三种。

一、适应证

1. 产妇有妊娠期高血压疾病、心脏病，临产宫缩乏力或胎儿窘迫等，需尽快结束分娩者。

2. 第二产程延长者或胎头拨露于会阴部达半小时，胎儿未能娩出者。

3. 有剖宫产史或子宫有瘢痕，不宜过分用力者。

4. 轻度头盆不称，胎头内旋转受阻者。

二、禁忌证

1. 胎儿不能或不宜从阴道分娩者。如严重头盆不称、产道阻塞、宫颈癌、尿瘘修补术后。

2. 除头先露、顶先露以外的其他异常头位，如面先露、额先露等。

3. 胎头先露位置高，未达阴道口者。

4. 宫颈口未开全或胎膜未破者。

5. 胎头未衔接者。

三、操作步骤

（一）评估

1. 产妇评估　　评估产妇心理状况，向家属和产妇说明胎头吸引术助产的目的、方法及必要性，缓解产妇紧张恐惧心理，取得产妇及家属的同意并积极配合；评估宫缩情况、胎心率的变化、胎方位、先露部下降程度、宫颈扩张程度、会阴情况等；签署知情同意书。

2. 用物评估　　胎头吸引器1个，50~100ml注射器1支，止血钳2把，治疗巾2块，纱布4块，供氧设备，一次性负压吸引管1根、无菌手套、碘伏棉球、新生儿吸引器1台，吸氧面罩1个，抢救药品等。

3. 环境评估 环境是否舒适、安全，能否保护孕妇隐私；光线是否充足。

4. 操作者评估 着装整齐，洗手（并温暖双手）消毒，戴手套，戴口罩。

（二）操作

1. 术前准备

（1）取膀胱截石卧位或者屈膝仰卧位，消毒外阴、导尿、铺巾，不做会阴切开者一般不需麻醉。

（2）检查吸引器有无损坏、漏气、橡皮套有无松动，确保吸引装置处于完好状态。

（3）阴道检查：检查宫颈口扩张情况、胎膜破裂、胎头位置的高低及胎方位。

（4）评估会阴条件：会阴体长或者会阴皮肤弹性较差者、初产妇大都需切开会阴。

2. 操作过程

（1）会阴阻滞麻醉后行会阴切开：进一步核实是否具备胎头吸引术的必备条件，麻醉，会阴切开。

（2）放置胎头吸引器：将胎头吸引器口缘涂石蜡油，以左手中、示两指伸入阴道，撑压阴道后壁，右手持吸引器将开口端上缘沿阴道后壁送入并抵达胎头顶骨后部，继而左手中、示指掌面向外拨开阴道右侧壁，使吸引器开口端侧缘滑入阴道内，再依次拨开阴道前壁、左侧壁，吸引器侧缘全部滑入阴道内与胎头顶部紧贴。

（3）检查吸引器附着部位：一手固定吸引器，另一手中、示二指沿吸引器边缘触摸开口端是否与胎头紧贴，有无阴道壁或宫颈组织夹于其间。同时调整吸引器柄使之弯度向上，横柄与胎头矢状缝一致，作为旋转胎头的标志。

（4）抽吸负压：用橡胶管连接抽吸器与吸引器。锥形金属吸引器一般抽150～180ml空气即可。抽空后用止血钳夹住橡胶管，使负压形成，负压不足，吸引器易脱落；负压过大，则头皮易损伤。

（5）牵拉吸引器（以左枕前位为例）：牵引前需轻轻缓慢适当用力试牵，牵引手法一般为握式或拉式。宫缩时，让产妇向下屏气，术者手持牵引柄，按分娩机制进行牵引。宫缩间歇期暂停牵引，牵引方向先向下，保持胎头俯屈。当胎头枕部抵达耻骨联合下缘后，将吸引器逐渐向外向上牵引使胎头渐渐仰伸娩出。此时注意保护会阴。

（6）取下吸引器：当胎头双顶径牵出阴道后，即可松开止血钳，解除负压，取下吸引器，相继娩出胎体。

四、简易操作流程

简易操作流程见图2-15-1。

五、注意事项

1. 注意吸引器压力适当。胎头娩出阴道口时，应立即放松负压，取下吸引器。

2. 牵引时间不宜过长，一般20min内结束分娩。

3. 牵引过程中如有滑脱，可重新放置，但一般不超过2次，如牵引失败应改用产钳助产或剖宫产。

4. 术后注意检查宫颈和阴道，如有裂伤应及时缝合。

六、结局评价

1. 施行胎头吸引术的时机是否合适。

2. 施行胎头吸引术的过程是否顺利、合理。

3. 有无发生新生儿并发症及产妇并发症。

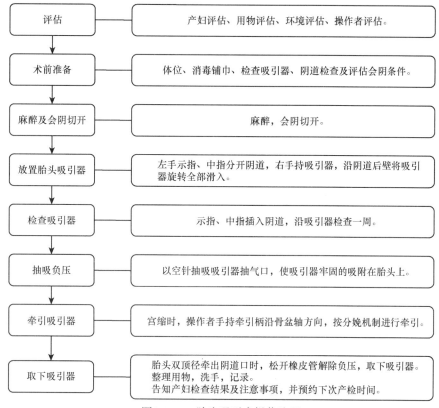

图2-15-1　胎头吸引术操作流程

七、相关知识

胎头吸引术和产钳术是解决困难阴道分娩的重要产科助产术。两者在临床中不能完全相互替代，应根据具体情况选择实施。在实施助产时，要充分考虑使用助产器械的先决条件，综合评价产妇的一般情况、骨盆情况、胎儿的一般情况、胎儿大小、胎位、颅骨重叠等情况，以及在实施过程中所能得到的设备及人员的支持、实施手术者对助产器械使用的熟练度。使用时需严格掌握适应证，按操作规范进行，从而减少手术并发症的发生。

胎头吸引器不会占据骨盆侧的空间位置，所以不易造成产道软组织损伤，实施时将杯体放于胎头上，不会造成胎儿面部损伤。因为胎头吸引器的旋转不受限制，所以对于枕横位者尤其适用。该法操作简便，容易掌握。但是，胎头吸引器是负压牵引力直接作用于胎儿的头皮，所以对于牵引困难、牵引时间长者，容易出现新生儿头皮下血肿、头皮损伤等风险。注意与医生的配合避免暴力牵拉造成产道与新生儿的损伤。

八、知识拓展

吸引器内的负压一般要求在300mmHg左右，可使用自动负压形成装置，也可使用注射器抽气，金属锥形吸引器一般抽吸150～180ml，硅胶喇叭形吸引器抽吸60～80ml。抽吸负压达到所需程度，待产瘤形成后再牵引。

牵引时吸引器漏气或滑脱原因：①吸引器本身损坏；②负压不足；③吸引器放置有误；④牵引过早；⑤牵引旋转方向有误；⑥头盆不称、阻力过大或牵引力过大。吸引器滑脱两次以上者应改用其他助产方式。

九、操作考核评分标准

操作考核评分标准见表2-15-1。

表2-15-1 胎头吸引术考核评分标准

考核内容			考核点及评分要求	分值	扣分	得分	备注
知识与技能评价（80分）	评估及准备（10分）	产妇（4分）	1. 核对产妇个人信息，了解妊娠情况、心理状态、合作程度	2			
			2. 向产妇解释检查目的和配合方法	1			
			3. 签署知情同意书	1			
		环境（1分）	符合分娩室要求	1			
		操作者（2分）	1. 着装整洁	1			
			2. 修剪指甲，七步洗手法洗手消毒，戴手套（口述），戴口罩	1			
		用物（3分）	用物准备齐全（少一个扣0.5分，扣完3分为止）；质量符合要求，按操作先后顺序放置	3			
	术前准备（8分）		1. 检查吸引器有否损坏、漏气、橡皮套有否松动，并把橡胶管接在吸引器空心管柄上	1			
			2. 取膀胱截石位或者屈膝仰卧位，外阴准备同正常分娩助产	2			
			3. 导尿，排空膀胱	2			
			4. 会阴较紧者行会阴切开	3			
	操作过程（62分）	阴道检查（4分）	进一步核实是否具备胎头吸引术的必备条件，麻醉，会阴切开	4			
		放置胎头吸引器（19分）	1. 将吸引器开口端外面涂以润滑油	3			
			2. 左手分开两侧小阴唇显露外阴口，以中、示指掌侧向下，撑阴道后壁，右手持吸引器将开口端下缘向下压，随左手中、示指伸入阴道后壁	4			
			3. 左手示、中指掌面向上挑开右侧阴道壁，使大端该侧滑入阴道内	4			
			4. 继而，左手向上提拉前阴道壁，使吸引器完全滑入阴道内并与胎头顶部紧贴	4			
			5. 同上法入左侧，使开口端完全滑入阴道内与胎头顶部紧贴	4			
		检查吸引器附着部位（11分）	1. 用一手扶持吸引器，并稍向内推压，使吸引器始终与胎头紧贴	4			
			2. 另一手示、中指伸入阴道，触摸吸引器大端与胎头衔接处，推开周围软组织	4			
			3. 同时调整吸引器小端横柄方向与胎头矢状缝一致，作旋转胎头标记	3			
		抽吸负压（7分）	1. 术者左手持吸引器，右手将连接管交助手与负压吸引器相连	3			
			2. 打开吸引器，负压控制在300mmHg以内（或抽吸150~200ml空气）（40kPa）	4			
		牵引吸引器（17分）	1. 试牵，避免滑脱	2			
			2. 牵引，沿产轴方向在宫缩时进行，宫缩间歇时停止，但应保持吸引器不要随胎头回缩而回缩	4			
			3. 牵引方向不得突然变换，应始终与吸引器口径呈直角，用力不可太大，牵引力不超过3~4kg	5			
			4. 胎头不正时应在牵引同时进行旋转，每次阵缩以旋转45°为宜	4			
			5. 注意保护会阴	2			
		取下吸引器（4分）	取下胎头吸引器，胎头娩出后，松开连接管，恢复吸引器内正压，取下吸引器	4			
素养评价（20分）	操作规范度（8分）		1. 操作规范，动作熟练、轻柔，测量结果准确	4			
			2. 在规定时间内完成，每超过1min扣1分，扣完4分为止	4			
	仪表规范度（8分）		1. 着装规范、符合要求	4			
			2. 举止大方、无多余动作	4			

考核内容		考核点及评分要求	分值	扣分	得分	备注
素养评价（20分）	沟通有效度（4分）	1.语言亲切，态度和蔼，关爱产妇	2			
		2.健康指导内容和方式正确	2			
总分			100			

测试题

1. 胎头吸引术适用于（　　）

A. 早产　　　　　　B. 头盆不称　　　　　　C. 胎膜未破　　　　　　D. 初产妇

E. 产妇有严重的并发症需缩短第二产程

2. 胎头吸引术的禁忌证是（　　）

A. 头盆不称　　　　B. 子宫有瘢痕　　　　　C. 胎儿宫内窘迫

D. 经产妇　　　　　E. 第二产程延长

3. 胎头吸引术助产不应超过（　　）

A. 1次　　　　　　B. 2次　　　　　　C. 3次　　　　　　D. 4次　　　　　　E. 5次

4. 应行胎头吸引术的产妇是（　　）

A. 30岁，初产妇，估计胎儿重9kg　　　　　B. 28岁，初产妇，宫口开至8cm

C. 33岁，经产妇，先露到达坐骨棘　　　　　D. 36岁，经产妇，胎心100次/分

E. 38岁，初产妇，臀位

5. 行胎头吸引术时必须（　　）

A. 测血压　　　　　B. 测体温　　　　　C. 做好阴道检查，了解胎方位

D. 做好肛门检查　　E. 术前常规使用抗生素

（孙移娇）

第十六节　产　钳　术

导入情境与思考

　　某女士，27岁，孕1产0，宫内孕40周，头位单活胎。骨盆外测量各径线值均为正常范围内。胎儿估重3400g，中午12:00规律宫缩2～3min，持续50s。宫口开全2h，胎头S^{+3}胎膜破，羊水清亮，电子胎心监护提示胎心基线92次/分，偶发变异减速，产妇一般情况较好，自觉疲乏。

　　请思考：

　　该产妇此时应选择哪种分娩方式？

　　产钳术是应用产钳牵引，牵拉胎头协助胎儿娩出的助产技术。产钳由左、右两叶组成。左叶又名左下叶，右叶又名右上叶。正确而熟练地运用产钳助产技术，可以有效缩短第二产程，对产妇及胎儿均有利。

一、适应证

1. 明确或者可疑胎儿窘迫。

2. 需缩短第二产程者：瘢痕子宫、妊娠合并心脏病、妊娠期高血压疾病等，不宜过度用力；第二产程出现胎盘早剥。

3. 胎头吸引术失败者，确认为无明显头盆不称或胎头已入盆甚至已通过坐骨棘平面者，且胎儿存活者。

4. 臀位、后出胎头娩出困难者。

5. 剖宫产娩头困难者。

6. 第二产程延长者。

二、禁忌证

1. 严重胎儿窘迫，估计短时间内不能结束分娩者。

2. 严重头盆不称、产道阻塞不能经阴道分娩者。

3. 胎头未衔接者、宫口未开全，胎膜未破。

4. 异常胎位，如颏后位、额先露、高直位、臀位或其他异常胎位。

5. 确定为死胎、胎儿畸形者。

6. 胎儿成骨不全、凝血功能障碍等。

三、操作步骤

（一）评估

1. 产妇评估　评估产妇心理状况，向家属和产妇说明产钳术助产的目的、方法及必要性，缓解产妇紧张恐惧心理，取得产妇及家属的同意并积极配合。评估宫口是否开全、胎头下降程度、胎心率的变化、胎方位及会阴条件等。

2. 用物评估　无菌产钳1副、正常接产包1个、会阴切开包1个、吸氧面罩1个、无菌手套2副、新生儿抢救设备、麻醉药、抢救药品等。

3. 环境评估　环境是否舒适、安全，能否保护孕妇隐私；光线是否充足。

4. 操作者评估　着装整齐，洗手（并温暖双手）消毒，戴手套，戴口罩。

（二）操作

1. 术前准备

（1）产妇取膀胱截石位。

（2）消毒外阴，铺消毒巾（同正常分娩助产）。

（3）导尿，排空膀胱。

（4）局部麻醉：阴部神经阻滞与局部浸润。

（5）阴道检查：宫口开大，先露下降（以骨质进展为准）及胎方位，骨盆情况。

2. 操作过程

（1）初产妇应先行会阴侧切术。

（2）放置左叶产钳：操作者右手四指伸入胎头与阴道后壁之间，触摸耳郭。术者左手握左钳使钳叶垂直向下，凹面朝内，将左钳叶沿右手掌伸入掌与胎头之间，右手指徐徐向胎头左侧及向内移行，左钳叶随手掌向左向前移，左钳柄向下向逆时针方向旋转，左钳叶达胎头左侧顶颞部，钳叶与钳柄同一水平。助手固定之。

（3）放置右叶产钳：术者右手垂直握右钳柄如前，左手四指伸入胎头与阴道后壁之间，诱导右钳叶（在产钳上面）徐徐滑向右侧与侧方，到达与左侧对称位置。

（4）合拢钳柄，两钳位置正确，左右锁扣恰好吻合，钳柄自然对合，若错开，可移动钳柄使锁扣合拢。

（5）检查钳叶位置，伸手入阴道内检查钳叶与胎头之间有无夹持宫颈组织、软组织和脐带。

（6）牵拉，左手握合拢的钳柄，向外向下牵拉，据不同胎位按分娩机制娩出。

（7）助手保护会阴。

（8）取出产钳，当牵引娩出胎头后，先取右产钳，后取左产钳。

（9）牵出胎体，按自然分娩法牵拉胎头使前肩、后肩及躯干娩出。

（10）以后处理，同正常分娩助产。

（11）有新生儿窒息者，实施新生儿复苏抢救。

（12）检查软产道，特别是宫颈。

（13）缝合会阴。

四、简易操作流程

简易操作流程见图2-16-1。

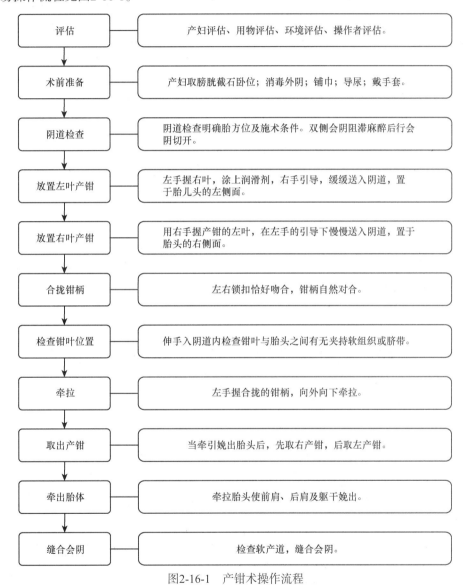

评估	产妇评估、用物评估、环境评估、操作者评估。
术前准备	产妇取膀胱截石卧位；消毒外阴；铺巾；导尿；戴手套。
阴道检查	阴道检查明确胎方位及施术条件。双侧会阴阻滞麻醉后行会阴切开。
放置左叶产钳	左手握右叶，涂上润滑剂，右手引导，缓缓送入阴道，置于胎儿头的左侧面。
放置右叶产钳	用右手握产钳的左叶，在左手的引导下慢慢送入阴道，置于胎头的右侧面。
合拢钳柄	左右锁扣恰好吻合，钳柄自然对合。
检查钳叶位置	伸手入阴道内检查钳叶与胎头之间有无夹持软组织或脐带。
牵拉	左手握合拢的钳柄，向外向下牵拉。
取出产钳	当牵引娩出胎头后，先取右产钳，后取左产钳。
牵出胎体	牵拉胎头使前肩、后肩及躯干娩出。
缝合会阴	检查软产道，缝合会阴。

图2-16-1　产钳术操作流程

五、注意事项

1. 上产钳时，一定要检查胎方位，必要时旋转胎头使矢状缝位于骨盆的前后径上。

2. 钳柄不易合拢或产钳滑脱提示胎头位置或产钳位置不妥。

3. 产钳牵引次数不应大于二次。

4. 牵引力要持续均匀用力。牵拉无进展时要仔细判断原因，必要时改变手术方式。

六、结局评价

1. 施行产钳术的时机是否合适。

2. 施行产钳术的过程是否顺利、合理。

3. 有无发生新生儿并发症及产妇并发症。

七、相关知识

单叶产钳是近年临床开始试用的一种新的助产技术，其操作简单，娩出胎儿快捷，尤其对母儿损伤小。单叶产钳助产不仅助娩时间短，而且母儿的并发症较胎吸及双叶产钳少，与胎吸术相比，单叶产钳助产新生儿头皮血肿、颅内出血、窒息发生率低，胎儿娩出时间短，故单叶产钳助产明显优于胎吸术，且胎吸失败后改用产钳助产，既经过多次手术操作增加母婴损伤，又耽误胎儿娩出时间，给母婴带来严重不良后果。而单叶产钳助娩失败后改用双叶产钳，并不增加母儿并发症。单叶产钳虽较双叶产钳助产母婴损伤小，但单叶产钳助娩着力点不牢固，在胎头颅骨部未达盆底时易滑脱，助产成功率低于双叶产钳，因此尚不能完全取代双叶产钳。

八、知识拓展

根据放置产钳时胎头在盆腔内位置的高低分为如下几种。

1. 高位产钳术 系指胎头未衔接时上产钳，危险性大，已不采用。高位产钳术现已被剖宫产手术取代。

2. 中位产钳术 胎头双顶径已过骨盆入口平面，可达坐骨棘平面，头颅骨质部分未完全达盆底。胎头衔接后$S^0 \sim S^{+3}$上产钳，也很少采用。

3. 低位产钳术 胎头颅顶骨最低部位降达会阴部时上钳，S^{+3}及以下。

4. 出口产钳术 胎头着冠于阴道口时上产钳，尤其是出口产钳术，困难较小，较安全。

九、操作考核评分标准

操作考核评分标准见表2-16-1。

表2-16-1 产钳术考核评分标准

考核内容			考核点及评分要求	分值	扣分	得分	备注
知识与技能评价（80分）	评估及准备（10分）	产妇（4分）	**1.** 核对产妇个人信息，了解妊娠情况、心理状态、合作程度	2			
			2. 向产妇解释检查目的和配合方法	1			
			3. 签署知情同意书	1			
		环境（1分）	符合分娩室要求	1			
		操作者（2分）	**1.** 着装整洁	1			
			2. 修剪指甲，七步洗手法洗手（口述），消毒，戴手套，戴口罩	1			
		用物（3分）	用物准备齐全（少一个扣0.5分，扣完3分为止）；质量符合要求，按操作先后顺序放置	3			
	术前准备（8分）		**1.** 取膀胱截石位，外阴准备同正常分娩助产	2			
			2. 消毒外阴，铺消毒巾，同正常分娩助产	4			
			3. 导尿，排空膀胱	2			
	操作过程（62分）	阴道检查（4分）	进一步核实是否具备胎头吸引术的必备条件，麻醉，会阴切开	4			
		放置左叶产钳（18分）	**1.** 左手握左钳使钳叶垂直向下，凹面朝内	2			
			2. 右手四指伸入胎头与后阴道壁之间，掌面朝前	4			
			3. 将左钳叶沿右手掌伸入操作者手掌与胎头之间，右手指徐徐向胎头左侧及向内移行	4			
			4. 左钳叶随手掌向左向前移，左钳柄向下向逆时针方向旋转	4			
			5. 左钳叶达胎头左侧顶颞部，钳叶与钳柄同一水平	4			

续表

考核内容			考核点及评分要求	分值	扣分	得分	备注
知识与技能评价（80分）	操作过程（62分）	放置右叶产钳（11分）	**1.** 右手垂直握右钳柄如前	3			
			2. 左手四指伸入胎头与阴道后壁之间	4			
			3. 诱导右钳叶（在产钳上面）徐徐滑向右侧与侧方到达与左侧对称位置	4			
		合拢钳柄（7分）	**1.** 两钳位置正确，左右锁扣恰好吻合，钳柄自然对合	4			
			2. 若错开，可移动钳柄使锁扣合拢	3			
		检查钳叶位置（4分）	伸手入阴道内检查钳叶与胎头之间有无夹持软组织或者脐带	4			
		牵拉（4分）	左手握合拢的钳柄，向外向下牵拉，据不同胎位按分娩机制娩出	4			
		取出产钳（4分）	当牵引胎头娩出后，先取右产钳，后取左产钳	4			
		牵出胎体（4分）	按自然分娩法牵拉胎头使前肩、后肩及躯干娩出	4			
		检查软产道（3分）	检查软产道，特别是宫颈	3			
		缝合会阴（3分）	缝合会阴	3			
素养评价（20分）	操作规范度（8分）		**1.** 操作规范，动作熟练、轻柔，测量结果准确	4			
			2. 在规定时间内完成，每超过1min扣1分，扣完4分为止	4			
	仪表规范度（8分）		**1.** 着装规范、符合要求	4			
			2. 举止大方、无多余动作	4			
	沟通有效度（4分）		**1.** 语言亲切，态度和蔼，关爱产妇	2			
			2. 健康指导内容和方式正确	2			
总分				100			

测试题

1. 临床中最常用的产钳术是（ ）

A. 低位产钳术　　**B.** 胎儿吸引术　**C.** 高位产钳术　**D.** 剖宫产术　　**E.** 中位产钳术

2. 初产妇，30岁，妊娠41周，宫口开全1.5h，胎心100次/分，胎膜已破，羊水Ⅱ度混浊，胎头S^{+3}。枕右前位。此时恰当的处理是（ ）

A. 静脉补液加5%碳酸氢钠　　　　**B.** 吸氧，等待自然分娩　　　　**C.** 立即行剖宫产术

D. 静脉滴注缩宫素加速产程进展　**E.** 产钳术助娩

3. 关于低位产钳，下述哪项正确（ ）

A. 适用于胎头最低部在坐骨棘水平者

B. 缓慢向下，向外牵引，一直到胎头娩出

C. 颏部娩出，松卸产钳

D. 宫缩时牵引胎儿头，宫缩间期时可稍放松锁扣

E. 牵引有困难者，可摇摆产钳，协助牵引

4. 下列哪项是产钳术的禁忌证（ ）

A. 产妇患有严重的并发症　　　　**B.** 第二产程延长　　　　　　**C.** 胎儿宫内窘迫

D. 头盆不称　　　　　　　　　　**E.** 宫缩乏力

5. 关于产钳术，下列哪项正确（ ）

A. 外阴可见少许胎儿头皮，说明无头盆不称，可行产钳术

B. 所有头先露均适于行产钳术

C. 放置产钳时，胎儿头颅骨最低处平坐骨棘水平为低、中位产钳术

D. 当胎儿窘迫时，因情况紧急，上好产钳后不需要做阴道检查，可立即牵引

E. 应在宫缩时合拢钳柄，缓慢向下，向外牵拉

（孙移娇）

视频

第十七节　剖宫产术

> **导入情境与思考**
>
> 　　某女士，23岁。因"停经39周，要求待产"入院。入院查体：T 36.7℃，P 82次/分，R 20次/分，BP 110/70mmHg。专科情况：宫高32cm，腹围100cm，胎位LOA，胎心140次/分。头先露，无宫缩。肛门检查：宫口未开，宫颈管未消退，先露S^{-3}，未破膜，骨盆外测量23-25-19-9cm。胎盘成熟度Ⅱ级$^{+}$，羊水深度55mm。入院诊断：1.孕1产0，宫内孕39周，LOA，单活胎；2.脐带绕颈3周；3.轻度贫血。
>
> 　　**请思考：**
>
> 　　产妇剖宫产术后有哪些护理要点？

　　剖宫产术是指妊娠28周及以后经腹切开子宫取出胎儿及其附属物的手术。剖宫产术是为解决困难的阴道分娩或阴道分娩对母儿的危害较大时的手术方式，对母儿有一定危害，应严格掌握适应证，合理使用，不宜滥用。

一、适应证

（一）母体适应证

1. 骨盆严重狭窄或轻度狭窄试产失败。

2. 高危妊娠（如子痫前期、子痫、妊娠合并心脏病等）。

3. 经阴道助产手术失败而胎儿仍存活。

4. 先兆子宫破裂。

5. 合并严重尖锐湿疣或淋病。

6. 产道畸形。

7. 合并生殖器瘘管、直肠或盆腔肿瘤梗阻产道。

8. 产道手术后等。

（二）胎儿适应证

1. 胎儿窘迫。

2. 胎位异常（如持续性枕后及枕横位、臀位、横位、颏后位、额先露、胎头高直位等）不能经阴道分娩。

3. 多胎妊娠。

4. 巨大儿。

5. 珍贵儿。

6. 脐带脱垂或脐带先露。

7. 连体双胎等。

（三）母儿适应证

1. 前置胎盘、前置血管或胎盘边缘血窦破裂出血较多。

2. 胎盘早剥。

3. 胎盘功能降低。

4. 胎膜早破伴羊水污染或宫内感染。

二、禁忌证

1. 死胎及胎儿畸形。

2. 分娩过程中无先兆子宫破裂和子宫破裂的死产。

三、操作步骤

（一）评估

1. 产妇评估 评估产妇心理状况，告知产妇剖宫产术的目的，耐心解答有关疑问，缓解其焦虑情绪；评估并记录产妇生命体征及胎心率的变化；评估产妇的手术史、药物过敏史等；评估产妇的宫缩情况、胎先露下降程度、会阴情况等；签署知情同意书。

2. 用物评估 剖宫产手术包1个，其内包括：25cm不锈钢盆1个，弯盘1个，圆钳6把，1、7号刀柄各1把，解剖镊2把，小无齿镊2把，大无齿镊1把，18cm弯血管钳6把，10、12、14cm直血管钳各4把，组织钳4把，持针器3把，吸引器头1个，阑尾拉钩2个，腹腔双头拉钩2个，产钳1把，刀片3个。还需要准备双层剖腹单1块，手术衣6件，治疗巾10块，纱布垫4块，纱布20块，无菌手套6副，1、4、7号丝线各1包，可吸收缝线若干。

3. 环境评估 手术室环境是否舒适、安全，能否保护产妇隐私；光线是否充足。

4. 操作者评估 着装整齐，外科洗手、消毒双手，戴口罩，穿手术衣，戴手套。

（二）操作

入手术室前准备

（1）术前6h禁食固体食物，术前2h禁食液体。术前禁用呼吸抑制剂，以防发生新生儿窒息。

（2）交叉配血试验，必要时行药物过敏试验和备血等准备。

（3）术前半小时做好腹部皮肤准备，腹部皮肤准备同一般开腹手术。

（4）听胎心。观察产妇的宫缩、阴道流液及产程进展情况。

（5）转抄执行术前医嘱，备好术前用药，填写好手术交接单，准备好产妇的病例资料。

（6）准备好新生儿衣物，做好新生儿保暖和复苏抢救工作，如气管插管、氧气、急救药品等。

（三）术中配合

1. 协助产妇取左侧卧位倾斜10°~15°，防止仰卧位低血压综合征的发生。

2. 给予心电监护，密切观察并记录产妇生命体征。

3. 建立静脉通路、协助麻醉医生实施麻醉手术。

4. 麻醉后行留置导尿，观察并记录尿液颜色、性状及量。

5. 麻醉前后及手术开始前行多普勒胎心监测。

6. 铺无菌台、摆器械。铺桌布、桌垫确认每个无菌包内指示卡均变色，与巡回护士清点纱布、缝针，与医生铺中单，开穴单、递干中纱布及手术巾，展开切口下方的消毒巾，按常规放置器械，与巡回护士共同清点，巾钳固定吸引皮条。

7. 当刺破胎膜时，应注意产妇有无咳嗽、呼吸困难等症状，预防并早期识别羊水栓塞的发生。

8. 若因胎头入盆太深致取胎头困难，助手可在台下戴无菌手套自阴道向宫腔方向上推胎头。

9. 胎儿娩出后遵医嘱使用缩宫素等。

10. 配合进行新生儿抢救与护理。

（四）术后护理

1. 密切观察产妇的生命体征。

2. 评估子宫收缩及阴道流血情况。

3. 观察腹部伤口情况。

4. 做好饮食指导。

5. 出院指导。

6. 其他，如母乳喂养指导、适当运动。

四、简易操作流程

简易操作流程见图2-17-1。

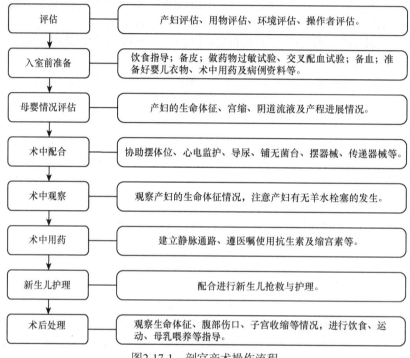

评估	产妇评估、用物评估、环境评估、操作者评估。
入室前准备	饮食指导；备皮；做药物过敏试验、交叉配血试验；备血；准备好婴儿衣物、术中用药及病例资料等。
母婴情况评估	产妇的生命体征、宫缩、阴道流液及产程进展情况。
术中配合	协助摆体位、心电监护、导尿、铺无菌台、摆器械、传递器械等。
术中观察	观察产妇的生命体征情况，注意产妇有无羊水栓塞的发生。
术中用药	建立静脉通路、遵医嘱使用抗生素及缩宫素等。
新生儿护理	配合进行新生儿抢救与护理。
术后处理	观察生命体征、腹部伤口、子宫收缩等情况，进行饮食、运动、母乳喂养等指导。

图2-17-1　剖宫产术操作流程

五、注意事项

1. 严格掌握剖宫产的指征。

2. 手术前、麻醉前后及开腹前一定要行多普勒胎心监测，避免死胎剖宫产导致母体的损害。

3. 术中注意母婴保暖，提前预热新生儿辐射抢救台。

4. 术中预防直立性低血压及压力性损伤的发生。

5. 择期手术产妇禁食时间不宜太长，避免新生儿低血糖发生。

六、结局评价

1. 施行剖宫产术的时机是否合适。

2. 施行剖宫产术的过程是否顺利、合理。

3. 有无发生新生儿并发症及产妇并发症。

七、相关知识

剖宫产术式有子宫下段剖宫产术、子宫体部剖宫产术、腹膜外剖宫产术。

1. 子宫下段剖宫产术　是指妊娠末期或临产后，经腹膜内切开子宫膀胱反折腹膜，推开膀胱，切开子宫下段娩出胎儿及其附属物的手术，是最常用的术式。

2. 子宫体部剖宫产术（子宫上段剖宫产术）　子宫体剖宫产术又称古典式剖宫产术，是取子宫体部正中纵切口取出胎儿及其附属物的手术。此手术仅用于急于娩出胎儿而子宫下段形成不佳者前置胎盘附着于子宫前壁或同时做子宫切除术时。

3. 腹膜外剖宫产术　是指打开腹壁，不切开腹膜，在腹膜外分离推开膀胱，暴露子宫下段并做横切口，取出胎儿及其附属物。

八、知识拓展

早在古罗马帝国就有实施剖宫产的法律法规。那时候大家将怀孕后期去世的孕妇剖宫取出胎儿，随后才准下葬，这是世界上最早的剖宫产术的记录。

第一次活体剖宫产术发生在1610年，当时外科医生特劳特曼和顾斯第一次给产妇实行了剖宫产术，术后只做了腹壁切口的缝合，但未缝合子宫切口，故导致产妇25天后死于出血和感染。1876年，医生在取出胎儿后，为避免产妇子宫大出血和感染，干脆将子宫摘除。1882年，医生把产妇的子宫前壁纵列切开取出胎儿，随后将子宫的切口手术缝合起来，使产妇以后可再次妊娠，这是剖宫产术在历史上的一个关键转折点。

从1970年开始，医生开始在子宫下缘行横切口取出胎儿，它的优势是出血少、易手术缝合、术后不容易产生粘连、子宫切口的愈合也较为坚固，是现阶段全世界应用最普遍的手术方法。

九、操作考核评分标准

操作考核评分标准见表2-17-1。

表2-17-1　剖宫产术考核评分标准

考核内容			考核点及评分要求	分值	扣分	得分	备注
知识与技能评价（80分）	评估及准备（14分）	产妇（4分）	**1.** 核对产妇个人信息，了解妊娠情况、心理状态、合作程度	2			
			2. 向产妇解释检查目的和配合方法	1			
			3. 签署知情同意书	1			
		环境（1分）	符合手术室要求	1			
		操作者（4分）	**1.** 着装整洁	1			
			2. 修剪指甲，外科洗手法洗手消毒（口述）	1			
			3. 穿手术衣、戴手套（口述）	2			
		用物（5分）	用物准备齐全（少一个扣0.5分，扣完5分为止）；质量符合要求，按操作先后顺序放置	5			
	术前准备（10分）		**1.** 对产妇病情的了解	1			
			2. 手术的指征	2			
			3. 腹部皮肤准备同一般开腹手术	2			
			4. 协助产妇取左侧卧位倾斜10°～15°	1			
			5. 做药物过敏试验、交叉配血试验、备血等准备	2			
			6. 做好新生儿保暖和复苏抢救工作准备	2			
	操作过程（56分）		**1.** 母婴状况评估： 产妇的生命体征、宫缩、阴道流液及产程进展情况	8			
			2. 术中配合：协助摆体位、心电监护、导尿、铺无菌台、摆器械、传递器械等	12			
			3. 术中观察：观察产妇的生命体征情况，注意产妇有无羊水栓塞的发生	10			
			4. 术中用药：建立静脉通路、遵医嘱使用抗生素及缩宫素等	8			
			5. 新生儿护理：配合进行新生儿抢救与护理	6			
			6. 术后处理：观察生命体征、腹部伤口、子宫收缩等情况，进行饮食、运动、母乳喂养等指导	12			

考核内容		考核点及评分要求	分值	扣分	得分	备注
素养评价（20分）	操作规范度（8分）	**1.** 操作规范，动作熟练、轻柔，测量结果准确	4			
		2. 在规定时间内完成，每超过1min扣1分，扣完4分为止	4			
	仪表规范度（8分）	**1.** 着装规范、符合要求	4			
		2. 举止大方、无多余动作	4			
	沟通有效度（4分）	**1.** 语言亲切，态度和蔼，关爱产妇	2			
		2. 健康指导内容和方式正确	2			
总分			100			

测试题

1. 剖宫产术前常规禁食水时间为（　　）

A. 3～4 h　　　　**B.** 6～8 h　　　　**C.** 10～12 h　　　　**D.** 5～6 h　　　　**E.** 12～14 h

2. 剖宫产定义正确的是（　　）

A. 妊娠≥20周，经切开腹壁及子宫壁取出胎儿及其附属物的手术

B. 妊娠≥28周，经切开腹壁及子宫壁取出胎儿及其附属物的手术

C. 妊娠≥24周，经切开腹壁及子宫壁取出胎儿及其附属物的手术

D. 妊娠≥26周，经切开腹壁及子宫壁取出胎儿及其附属物的手术

E. 妊娠≥22周，经切开腹壁及子宫壁取出胎儿及其附属物的手术

3. 在剖宫产术中，错误的做法是（　　）

A. 及时抽取好宫体收缩剂

B. 备好吸痰管，便于胎儿娩出后吸去呼吸道分泌物

C. 无菌巾被羊水或血液浸湿后及时加盖

D. 及时收取手术野锐器，避免误伤胎儿

E. 不用使用缩宫素

4. 关于剖宫产术后护理，下述正确的是（　　）

A. 术后即取半卧位，有利于恶露排出

B. 留置导尿管12h

C. 术后体温超过38℃不必处理

D. 产后1周开始喂奶

E. 产后12h内密切观察阴道流血，子宫收缩

5. 剖宫产术前准备错误的是（　　）

A. 禁食、水　　　　　　　　**B.** 留置导尿管　　　　　　　**C.** 准备腹部皮肤

D. 鉴定血型、备皮　　　　　**E.** 常规应用吗啡

（孙移娇）

第十八节　限制性会阴保护技术

导入情境与思考

　　某女士，27岁，孕2产0。平素月经规律，末次月经2019年6月4日。孕40周自然分娩，分娩过程中胎头顺利娩出。

　　请思考：

　　在宫缩间歇，怎样避免增加会阴裂伤程度？

　　限制性会阴保护，即在产妇分娩胎头着冠过程中助产人员不对会阴进行干预，必要时托起会阴后联合，按照分娩的自然过程控制胎头娩出速度，使会阴得到充分扩张和伸展，在宫缩间歇期缓缓娩出胎儿，从而降低会阴损伤程度和侧切率。

一、适应证

1. 单胎、头位，足月妊娠，符合阴道顺产指征。

2. 胎儿体重低于4000g，羊水清，胎心音无异常者。

二、禁忌证

1. 有妊娠合并症者。

2. 胎儿窘迫、头盆不称者。

3. 会阴水肿、瘢痕严重者。

4. 胎盘早剥者。

三、操作步骤

（一）评估

1. 产妇评估　　了解产妇信息，包括会阴弹性、会阴体长度、自控能力、胎儿方位和大小等，注意孕妇心理状况及合作程度。

2. 用物评估　　新生儿辐射台提前打开预热；准备产包等所有接产物品。

3. 环境评估　　环境是否舒适、安全，光线是否充足。

4. 操作者评估　　着装整齐，洗手（并温暖双手），戴口罩。

（二）操作

1. 做好接产准备，给予产妇用力指导，纠正不正确的用力。胎头拨露约5cm×4cm会阴后联合紧张时开始控制胎头娩出速度，宫缩时以单手或双手控制胎头，宫缩间歇时放松，同时和产妇沟通使其配合用力，宫缩时哈气，间歇时用力。

2. 控制胎头娩出速度，但不协助胎头俯屈、不干预胎头娩出方向和角度，尽可能使其顺其自然；胎头双顶径娩出过程中，指导产妇均匀用力，不要刻意协助胎头仰伸，于宫缩间歇期缓缓娩出。

3. 胎头双顶径娩出后，按顺序娩出额、鼻、口、颊；胎头完全娩出后，迅速挤净口鼻黏液，等待下一次宫缩娩肩。

4. 宫缩间歇，双手托住胎头，嘱产妇均匀用力娩出前肩，不要用力下压，以免增加会阴裂伤程度。

5. 前肩娩出后，双手托住胎头缓慢娩出后肩，慢慢顺势娩出胎儿后，将新生儿放置于产妇下腹部。

四、简易操作流程

简易操作流程见图2-18-1。

五、注意事项

1. 胎头拨露阶段，手不可进入阴道进行扩张或过早地将手按压在会阴体上。

2. 胎头双顶径即将娩出时，应做到缓慢娩出，避免急速娩出使会阴来不及充分扩张而撕裂。

3. 娩前肩应等待宫缩，轻轻向下牵拉胎头，使前肩顺势娩出，同时右手保护会阴，避免强行娩肩造成锁骨骨折和会阴撕裂。

4. 产妇若情绪不稳定，应保持镇静，同时控制胎头娩出速度，降低会阴撕裂风险。

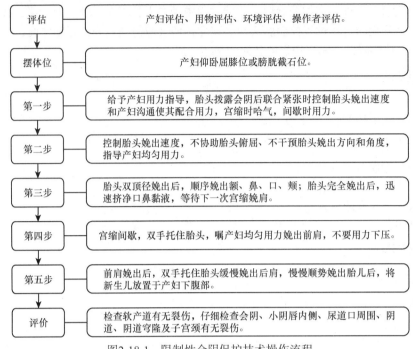

评估	产妇评估、用物评估、环境评估、操作者评估。
摆体位	产妇仰卧屈膝位或膀胱截石位。
第一步	给予产妇用力指导，胎头拨露会阴后联合紧张时控制胎头娩出速度和产妇沟通使其配合用力，宫缩时哈气，间歇时用力。
第二步	控制胎头娩出速度，不协助胎头俯屈、不干预胎头娩出方向和角度，指导产妇均匀用力。
第三步	胎头双顶径娩出后，顺序娩出额、鼻、口、颊；胎头完全娩出后，迅速挤净口鼻黏液，等待下一次宫缩娩肩。
第四步	宫缩间歇，双手托住胎头，嘱产妇均匀用力娩出前肩，不要用力下压。
第五步	前肩娩出后，双手托住胎头缓慢娩出后肩，慢慢顺势娩出胎儿后，将新生儿放置于产妇下腹部。
评价	检查软产道有无裂伤，仔细检查会阴、小阴唇内侧、尿道口周围、阴道、阴道穹隆及子宫颈有无裂伤。

图2-18-1　限制性会阴保护技术操作流程

六、结局评价

1. 产妇对分娩过程满意，无不适感受。

2. 产妇分娩过程会阴损伤的程度。

3. 产妇分娩过程是否需要侧切。

七、知识拓展

相关研究显示，限制性保护会阴接生技术可明显缩短产程，降低新生儿窒息率，其原因主要是限制性保护会阴接生法使胎头在产道内娩出时受到相对均匀的压力，对会阴部的扩张充分而均匀，胎儿娩出时的阻力相对减低，从而降低新生儿窒息率。随着医学技术不断发展进步，越来越多的研究显示传统保护会阴接生技术不仅不能降低会阴侧切及裂伤率、提高产科质量及母婴结局，而且增加产褥期不适及分娩并发症的发生。限制性保护会阴接生技术能最大限度保护会阴的完整性，同时还降低了分娩并发症及新生儿窒息的发生率。限制性会阴保护技术是McCandlish在1998年提出的，2002年澳大利亚开展了限制性会阴保护技术，同年在美国也开展了此项技术。国际上针对限制性会阴保护技术有广泛研究，发现该项技术能明显降低肛门括约肌损伤、较其他干预措施更能预防中至重度分娩损伤，被认为是会阴管理中安全并值得推荐的技术。中国妇幼保健协会在2010年启动"促进自然分娩，保障母婴安康"项目，此项技术也开始在我国开展。

八、操作考核评分标准

操作考核评分标准见表2-18-1。

表2-18-1　限制性会阴保护技术考核评分标准

考核内容			考核点及评分要求	分值	扣分	得分	备注
知识与技能评价（80分）	评估及准备（20分）	产妇（8分）	**1.** 核对产妇个人信息，了解相关信息，包括会阴弹性、会阴体长度、自控能力、胎儿方位和大小等	3			
			2. 向产妇解释操作目的和配合方法，注意产妇心理状况及合作程度	3			
			3. 嘱产妇排空膀胱，采仰卧屈膝位或膀胱截石位	2			

考核内容			考核点及评分要求	分值	扣分	得分	备注
知识与技能评价（80分）	评估及准备（20分）	环境（3分）	符合产房要求，舒适、安全，光线充足	3			
		操作者（4分）	**1.** 着装整洁	2			
			2. 戴口罩，修剪指甲，七步洗手法洗手（口述）	2			
		用物（5分）	产包等用物准备齐全；质量符合要求，按操作先后顺序放置	5			
	实施（60分）	第一步（12分）	**1.** 给予产妇用力指导，向产妇反馈用力是否正确	4			
			2. 胎头拨露会阴后联合紧张时控制胎头娩出速度	4			
			3. 和产妇沟通使其配合用力，宫缩时哈气，间歇时用力	4			
		第二步（12分）	**1.** 控制胎头娩出速度，但不协助胎头俯屈、不干预胎头娩出方向和角度	6			
			2. 胎头双顶径娩出过程中，指导产妇均匀用力，不协助胎头仰伸，于宫缩间歇时期缓缓娩出	6			
		第三步（12分）	**1.** 胎头双顶径娩出后，按顺序娩出额、鼻、口、颊	6			
			2. 胎头完全娩出后，迅速挤净口鼻黏液，等待下一次宫缩娩肩	6			
		第四步（12分）	**1.** 宫缩间歇，双手托住胎头	6			
			2. 叮嘱产妇均匀用力娩出前肩，不要用力下压	6			
		第五步（12分）	**1.** 前肩娩出后，双手托住胎头缓慢娩出后肩	6			
			2. 顺势娩出胎儿后，将新生儿放置于产妇下腹部	6			
素养评价（20分）	操作规范度（8分）		**1.** 操作规范，动作熟练、轻柔，测量结果准确	4			
			2. 在规定时间内完成，每超过1min扣1分，扣完4分为止	4			
	仪表规范度（8分）		**1.** 着装规范、符合要求	4			
			2. 举止大方、无多余动作	4			
	沟通有效度（4分）		**1.** 语言亲切、态度和蔼、关爱产妇	2			
			2. 健康指导内容和方式正确	2			
总分				100			

测试题

1. 限制性会阴保护技术的优点有哪些（多选）（ ）

A. 降低会阴侧切率　　　　　　**B.** 减轻了产妇的痛苦

C. 减少了出血和感染的机会，减少后遗症缩短了平均住院天数

D. 减轻了助产士工作量，让助产士从繁重的保护会阴的体力劳动中解脱出来

E. 充分体现了人性化分娩，使分娩回归自然

2. 限制性会阴保护第三步是（ ）

A. 宫缩间歇，双手托住胎头，嘱产妇均匀用力娩出前肩，不要用力下压

B. 产妇取仰卧屈膝位或膀胱截石位

C. 胎头完全娩出后，迅速挤净口鼻黏液，等待下一次宫缩娩肩

D. 和产妇沟通使其配合用力，宫缩时哈气，间歇时用力

E. 在会阴正中旁切开，并确保会阴部扩张时从中线沿60°切开

（曲晓玲）

第十九节　会阴侧切及缝合技术

视频

导入情境与思考

某女士，28岁，孕1产0，孕39周，胎儿双顶径100mm。胎儿估重（3660±600）g，头盆评分7分，胎心音正常。第一产程进展顺利，宫口开全2h，S^{+3}，胎儿可触及3.5cm×3.5cm的产瘤。

请思考：
1. 该产妇是否需要行会阴侧切缝合？
2. 作为助产士你应该从哪些方面评估？

会阴切开缝合术是产科常用手术，指在阴道分娩时扩大软产道出口，减少会阴阻力，避免会阴严重裂伤、保护盆底功能。常用术式有会阴侧切（图2-19-1）和正中切开（图2-19-2）两种。侧切因不会导致切口延长累及肛门直肠，临床应用居多。

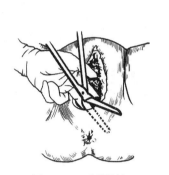 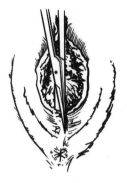

图2-19-1　会阴侧切　　　　图2-19-2　会阴正中切

一、适应证

1. 会阴组织弹性差、过紧（充分扩张仍不足以娩出胎头）、水肿或脆性增加、瘢痕等估计分娩时会阴撕裂不可避免者。

2. 因母儿有病理情况急需结束分娩者。

3. 产钳或胎头负压吸引器助产者（视母胎情况和手术者经验决定）。

4. 早产胎头明显受压者。

二、禁忌证

1. 死胎分娩。

2. 不能经阴道分娩者。

三、操作步骤

1. 第一步　取仰卧屈膝位或膀胱截石位，常规消毒外阴阴道、导尿、铺无菌巾。

2. 第二步　麻醉，包括椎管内麻醉、阴部神经阻滞或局部麻醉，通常分娩镇痛采用椎管内麻醉，阴道助产采用阴部神经阻滞麻醉。

3. 第三步　切开，左手中、示指伸入阴道内，撑起左侧阴道壁并推开胎儿先露部，右手持会阴切开剪刀或钝头直剪刀，沿阴道内手指引导，剪刀一叶置于阴道内，另一叶置于阴道外，使剪刀切线与会阴后联合中线呈旁侧30°～60°，于胎头拨露后、着冠前、会阴高度扩张变薄后、宫缩开始时，剪开会阴4～5cm。如有出血，纱布压迫或立即1号丝线结扎止血。

4. 第四步　娩胎，宫缩时保护会阴，协助胎头俯屈，使胎头以最小径线在宫缩间歇期缓慢通过阴道口。

5. 第五步　缝合，检查胎盘胎膜娩出完整后，消毒阴道外阴，阴道纱条填塞阴道后穹隆及阴道上段，上推子宫，暴露阴道下段，仔细检查产道有无裂伤、血肿探明切口顶端及底部。缝合阴道黏膜：用中、示指撑开阴道壁，暴露阴道黏膜切口顶端、底部及整个切口，用2-0可吸收线，自切口顶端上方0.5cm处开始，间断或连续缝合阴道黏膜及黏膜下组织，直到处女膜缘，对齐创缘，不留死腔；2-0可吸收线间断缝合会阴体肌层、会阴皮下组织，可以选择防刺伤针；3-0或者4-0可吸收线皮内缝合会阴皮肤（图2-19-3）。

6. 第六步　检查，取出阴道内纱条，仔细检查缝合处有无出血或血肿。常规肛门检查有无缝线穿透直肠黏膜。如有，应立即拆除，重新消毒缝合。

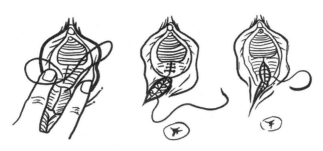

图2-19-3　会阴切开逐层缝合

四、简易操作流程

简易操作流程见图2-19-4。

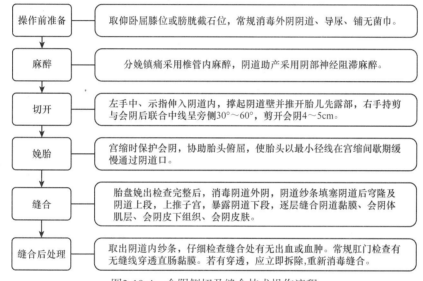

图2-19-4　会阴侧切及缝合技术操作流程

五、注意事项

1. 于胎头拨露后、着冠前、会阴高度扩张变薄后、宫缩开始时剪开会阴，宫缩时保护会阴，协助胎头俯屈，使胎头以最小径线在宫缩间歇期缓慢通过阴道口。

2. 做好产前宣教工作，教会产妇正确运用腹压及呼吸运动、配合接产者保护会阴。

3. 要充分暴露切口，探明切口顶端及底部，缝合第一针超过顶端0.5cm，逐层缝合，松紧适宜不留死腔，避免盲目缝合穿透直肠。

4. 术毕取出阴道内纱条避免遗留异物，行肛门检查探查缝线是否穿透直肠。

六、结局评价

操作熟练，孕妇对操作过程满意，无不适感受。

七、相关知识

会阴裂伤分度：Ⅰ度，仅阴道和会阴皮肤损伤；Ⅱ度，会阴损伤累及会阴肌肉，但未累及肛门括约肌；Ⅲ度，损伤累及肛门括约肌复合体（Ⅲa，肛门外括约肌受损小于50%；Ⅲb，肛门外括约肌受损大于50%；Ⅲc，肛门内外括约肌均受损）；Ⅳ度，肛门内外括约肌及肛门直肠上黏膜受损。

八、操作考核评分标准

操作考核评分标准见表2-19-1。

表2-19-1　会阴侧切及缝合技术考核评分标准

考核内容		考核点及评分要求	分值	扣分	得分	备注
操作准备（10分）		1. 衣帽整齐，洗手，修剪指甲，戴口罩	5			
		2. 物品准备：一次性产包、无菌手套（三副）、产包、可吸收缝合线两根（圆针、皮针）、镊子罐、生理盐水、无齿卵圆钳、带尾大纱布、小纱布（数块）、碘伏棉球	5			
评估要点（10分）		1. 评估妊娠期及分娩期的情况	5			
		2. 评估会阴部情况	5			
知识与技能评价（80分）	实施（60分）	1. 洗手、戴口罩	3			
		2. 核对产妇姓名、床号	3			
		3. 刷手，穿手术衣，戴无菌手套	3			
		4. 检查宫颈及阴道有无裂伤及血肿，带尾纱布填塞阴道直至宫颈外口处	6			
		5. 缝合阴道黏膜至处女膜外缘打结	8			
		6. 检查缝合处有无渗血，肛门检查有无肠线穿过直肠黏膜及有无阴道后壁血肿	6			
		7. 更换手套，碘伏棉球消毒肛周，生理盐水冲洗侧切口	6			
		8. 缝合肌层，关闭死腔，恢复解剖关系	8			
		9. 缝合皮肤及皮下脂肪，松紧适度	8			
		10. 检查有无血肿，有无纱布遗留于阴道内，肛门检查有无肠线穿肠	6			
		11. 整理用物，洗手	3			
素养评价（20分）	操作规范度（8分）	1. 操作规范，动作熟练、轻柔，测量结果准确	4			
		2. 在规定时间内完成，每超过1min扣1分，扣完4分为止	4			
	仪表规范度（8分）	1. 着装规范、符合要求	4			
		2. 举止大方、无多余动作	4			
	沟通有效度（4分）	1. 语言亲切，态度和蔼，关爱产妇	2			
		2. 健康指导内容和方式正确	2			
总分			100			

测试题

1. 会阴侧切缝合的注意事项哪项除外（　　）

A. 各层组织缝合时不宜过紧过密，以防组织肿胀坏死

B. 缝合皮下组织时不应留下死腔，以免积血感染

C. 缝合完毕应仔细检查缝合区域，以确保止血，应进行阴道检查以确保阴道入口没有狭窄

D. 完成操作时还应检查直肠，确认缝合没有穿过直肠，如确有缝线穿过黏膜，应拆除重缝

E. 根据产妇情况切开方式及切口大小

2. 会阴侧切缝合术后护理正确的是（　　）

A. 保持外阴清洁，以侧切口反向卧位，术后2天内，每次便后会阴擦洗，勤换纸垫

B. 外阴伤口水肿疼痛严重者，以95%乙醇湿敷或50%硫酸镁热敷或局部理疗

C. 术后隔日检查伤口，了解有无感染征象

D. 嘱产妇患侧卧位

E. 术后隔日用消毒液擦洗外阴

3. 会阴切开指征以下哪项除外（　　）

A. 初产妇会阴体较长或会阴部坚韧，有撕裂可能

B. 初产妇需做产钳术、胎头吸引术、臀位助产术

C. 胎儿较大，有继发宫缩乏力

D. 妊娠高血压疾病、妊娠合并心脏病需缩短第二产程者

E. 对未生育的妇女做妇科阴道手术，需扩大视野者

4. 会阴侧切的部位及角度正确的是（　　）

A. 胎头着冠后，侧切在阴唇后联合为起点开始向外旁开40°

B. 向坐骨结节方向，在宫缩开始时剪3～5cm

C. 若会阴高度膨隆需向外旁开50°～70°

D. 若会阴体短则以阴唇后联合上0.5cm处为切口起点。当胎儿大或需行臀位或产钳助产时，会阴切开宜大，切开后即用纱布压迫止血

E. 切口长度为1～2cm

（曲晓玲）

第二十节　人工剥离胎盘术

导入情境与思考

某女士，30岁，孕1产1。平素月经规律，末次月经2021年7月9日，孕39周自然分娩，胎儿顺利娩出，胎儿娩出后30min胎盘仍未自行剥离排出。

请思考：

此时需要做什么处理？

人工剥离胎盘术，又名徒手剥离胎盘术，是采用手法剥离并取出滞留于宫腔内胎盘组织的手术。

一、适应证

1. 胎儿娩出后，胎盘部分剥离引起子宫出血（＞100ml），经按摩子宫及应用宫缩剂等处理，胎盘仍不能完全剥离排出者。

2. 阴道胎儿娩出后10～30min、剖宫产胎儿娩出后5～10min，胎盘仍未剥离排出者。

二、禁忌证

植入性胎盘，切勿强行剥离。

三、操作步骤

（一）评估

（1）孕产妇评估：沟通、理解和合作能力。

（2）环境评估：环境是否安全、安静、私密，温度是否适宜。

（二）准备

（1）助产士准备：着装整齐，修剪指甲，戴口罩、帽子，穿无菌手术衣，手消毒，戴无菌手套。

（2）物品准备：备齐用物，将用物放在合适的位置。

（3）产妇准备：向产妇解释操作目的，取得合作，必要时肌内注射阿托品0.5mg及哌替啶100mg。

（三）操作

（1）第一步：产妇取膀胱截石位，排空膀胱。重新消毒外阴并重新铺巾，术者更换手术衣及手套。

（2）第二步：术者内诊手涂抹碘伏，五指并拢呈圆锥状，将脐带轻握其中，沿脐带伸入宫腔（图2-20-1）；另一只手放在腹壁上，依骨盆轴方向向下推压子宫体。

（3）第三步：伸入宫腔的手沿脐带摸到胎盘边缘，如胎盘为已剥离但被宫颈嵌顿者，可将胎盘握住，顺一个方向，旋转取出。若胎盘尚未剥离，四指并拢，手背紧贴宫壁，掌面朝向胎盘的母面，以手指尖和手掌的尺侧缘慢慢将胎盘自宫壁分离；固定子宫体的手与宫腔操作的内诊手要注意配合动作（图2-20-2，图2-20-3）。如胎盘附着于子宫前壁，手掌朝向胎盘面操作困难时，亦可手掌朝向子宫前壁贴宫壁剥离胎盘（图2-20-4）。

（4）第四步：待整个胎盘剥离后，将胎盘握在手掌中取出（图2-20-5）。

（5）第五步：立即检查胎盘胎膜是否完整，如有残留，再次伸手进入宫腔寻找并剥离残留部分取出（图2-20-6）。残留的小块胎盘组织如用手指难以剥离时，可用卵圆钳或大刮匙轻轻进行钳除或刮除（图2-20-7）。

（6）第六步：术毕继续给予宫缩剂加强宫缩，同时给予抗生素预防感染。

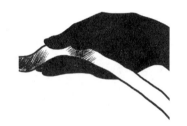 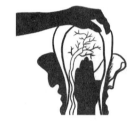 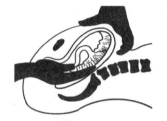

图2-20-1　人工剥离胎盘术（1）　图2-20-2　人工剥离胎盘术（2）　图2-20-3　人工剥离胎盘术（3）

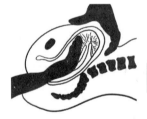 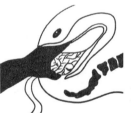 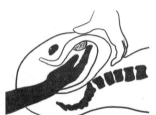 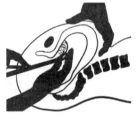

图2-20-4　人工剥离胎盘术（4）　图2-20-5　人工剥离胎盘术（5）　图2-20-6　人工剥离胎盘术（6）　图2-20-7　人工剥离胎盘术（7）

四、简易操作流程

简易操作流程见图2-20-8。

五、注意事项

1. 注意产妇一般情况，术前备血，如失血过多，应迅速输血。

2. 剥离时发现胎盘与子宫壁之间界限不清，找不到疏松的剥离面不能分离时，应疑为植入性胎盘，不可强行剥离。

3. 操作手法要轻柔，切忌强行剥离或用手抓挖宫腔，避免造成子宫穿孔、子宫内翻等情况损伤子宫。

4. 应尽量一次完成操作，减少宫腔内操作次数。

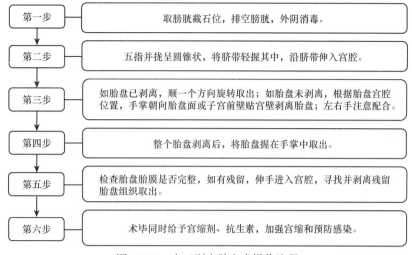

图2-20-8　人工剥离胎盘术操作流程

六、结局评价

助产士操作正确，产妇对操作过程满意，对结果知情。

七、相关知识

胎儿娩出以后，如果胎盘没有粘连或者植入的情况，大多都会自然剥离。胎盘剥离的征象如下。

（1）子宫体变硬呈球形，宫体呈狭长形被推向上，子宫底升高达脐上。

（2）剥离的胎盘下降到子宫下段，阴道口外露的一段脐带自行延长。

（3）阴道有少量流血。

（4）用手掌尺侧在产妇的耻骨联合上方轻压子宫下段时，宫体上升而外露的脐带不再回缩。

八、操作考核评分标准

操作考核评分标准见表2-20-1。

表2-20-1　人工剥离胎盘术考核评分标准

考核内容		考核点及评分要求	分值	扣分	得分	备注
知识与技能评价（80分）	适应证（12分）	**1.** 胎儿娩出后胎盘部分剥离引起子宫出血超过100ml	3			
		2. 胎儿娩出后30min胎盘仍未自行剥离排出	3			
		3. 既往有产后胎盘粘连史，胎儿娩出后宜行人工剥离胎盘术	3			
		4. 全身麻醉下行手术助产，为防止产后子宫迟缓性出血，可于胎儿娩出后立即手取胎盘	3			
	实施（50分）	**1.** 产妇取膀胱截石位，排空膀胱	4			
		2. 重新消毒外阴皮肤，更换手术衣、手套	4			
		3. 术者内诊手涂抹碘伏，五指并拢呈圆锥状，将脐带轻握其中，沿脐带伸入宫腔	6			
		4. 另一只手放在腹壁上，依骨盆轴方向向下推压子宫体	4			
		5. 内诊手手指并拢呈圆锥状直接伸入宫腔，触及脐带并沿其上行达胎盘附着下缘或侧缘，指掌面朝向胎盘，手背紧贴宫壁以手掌尺侧缘缓慢将胎盘从边缘开始逐渐自子宫壁分离	12			
		6. 另一只手从腹壁按压宫底，配合内诊手的宫内操作边向下牵拉边旋转胎盘，待胎盘脱至阴道口时，翻转胎盘呈子面剥离状，以达胎膜完整带出	8			
		7. 胎盘完全剥离后握于内诊手手掌中取出	4			

考核内容		考核点及评分要求	分值	扣分	得分	备注
知识与技能评价（80分）	实施（50分）	**8.** 检查胎盘胎膜是否完整，如有残留，再次伸手进入宫腔寻找并剥离残留部分取出	4			
		9. 术毕给予宫缩剂加强宫缩，同时给予抗生素预防感染	4			
	注意事项（18分）	**1.** 注意产妇一般情况，术前备血，如失血过多，迅速输血	4			
		2. 剥离时发现胎盘与子宫壁之间界限不清，找不到疏松的剥离面不能分离时，应疑为植入性胎盘，不可强行剥离	4			
		3. 操作手法轻柔，切忌强行剥离或用手抓挖宫腔，以免造成子宫穿孔、子宫内翻等情况损伤子宫	6			
		4. 应尽量一次完成操作，减少宫腔内操作次数	4			
素养评价（20分）	操作规范度（8分）	**1.** 操作规范，动作熟练、轻柔，测量结果准确	4			
		2. 在规定时间内完成，每超过1min扣1分，扣完4分为止	4			
	仪表规范度（8分）	**1.** 着装规范、符合要求	4			
		2. 举止大方、无多余动作	4			
	沟通有效度（4分）	**1.** 语言亲切、态度和蔼，关爱产妇	2			
		2. 健康指导内容和方式正确	2			
总分			100			

测试题

1. 人工剥离胎盘禁忌证有（　　）

A. 前置胎盘　　　　　**B.** 植入性胎盘　　　　　　**C.** 胎儿娩出后阴道少量出血

D. 剖宫产胎儿娩出后5～10min，胎盘仍未剥离排出者

E. 胎儿娩出后30min胎盘仍未剥离

2. 人工剥离胎盘注意事项以下哪项除外（　　）

A. 操作手法要轻柔，切忌强行剥离或用手抓挖宫腔

B. 避免造成子宫穿孔、子宫内翻等情况损伤子宫

C. 疑为植入性胎盘，可强行剥离

D. 术前备血，如失血过多，应迅速输血

E. 术后注意观察有无发热，阴道分泌物异常等体征，必要按医嘱给予抗生素

（曲晓玲）

第二十一节　宫腔填塞术

导入情境与思考

　　某女士，26岁，孕1产0。孕38^{+3}周，于2023年3月12日19:00临产入院。分娩过程中潜伏期延长，宫口开全30min时因胎儿宫内窘迫行会阴侧切助产娩出一女婴，重4200g，胎儿娩出10min后胎盘胎膜自然完整娩出。胎盘娩出后子宫收缩欠佳，行子宫按摩后好转，会阴侧切伤口予以及时缝合，该过程出血约380ml。产房留观20min后，产妇会阴垫上可见大面积暗红色血液及血凝块，外阴可见血污，阴道口可见少量暗红色血液流出，按压可见大量血凝块流出，阴道出血量约200ml，子宫软，轮廓不清，产妇诉心慌、口渴、眩晕。

　　请思考：

　　该产妇产后出血主要原因是什么？该如何处理？

产后出血是产妇死亡的主要原因，早期诊断和及时恰当的处理是抢救成功的关键。在抢救生命的同时尽可能保留子宫将关系到产妇将来的生育功能和生活质量。针对宫缩乏力引起的子宫出血，可以采用子宫收缩药物、按摩压迫子宫、B-Lynch缝合和血管结扎或栓塞、宫腔填塞、子宫切除等方法达到止血目的。本节重点介绍宫腔填塞术。

宫腔填塞主要有两类方法，填塞球囊和填塞纱条。填塞球囊分为三种，一种是专为宫腔填塞而设计的，能更好地适应宫腔形状，如Bakri球囊；一种是原用于其他部位止血的球囊，但并不十分适合宫腔形状，如森-布管、Rusch泌尿外科静压球囊；还有一种是利用产房现有条件的自制球囊，如手套、导尿管等。

一、适应证

1. 各种原因的宫缩乏力，子宫肌层缩复不良，如巨大儿、羊水过多。

2. 胎盘着床部位收缩不良的局部出血。

3. 胎盘粘连、胎盘植入导致的局部出血。

4. 先兆子宫破裂、子宫破裂修复良好者，子宫切口延伸后修复良好。

二、禁忌证

1. 先兆子宫破裂。

2. 子宫破裂修复不良者。

3. 子宫切口延伸后修复不良者。

4. 凝血功能障碍。

三、操作步骤（以 Bakri 球囊填塞为例）

（一）评估

1. 产妇评估　生命体征、神志、出血量的评估。

2. 环境评估　操作台是否无菌，环境是否安全、安静、宽敞、清洁。

3. 操作者评估　着装整齐，戴口罩、帽子，洗手。

4. 物品评估　备齐用物，将用物放在合适的位置。

（二）准备

1. 操作者准备　着装整洁、洗手、戴口罩。

2. 物品准备

（1）一般物品：输液治疗车、阴道检查包、吸氧管、心电监护仪等。

（2）抢救物品：抢救车，Bakri球囊或纱条等。

3. 环境准备　疏通环境，扩大抢救空间，转移抢救室内非抢救物品和人员。

4. 产妇准备　向产妇解释操作目的，取得其合作。

（三）操作

1. 由有经验的医生操作，对于手术可能发生的并发症应当充分评估，并做好应急准备。

2. 评估膀胱充盈度，操作前留置尿管，监测尿量。

3. 填塞前操作者先确定宫腔内有无胎盘残留和明显活动性出血。

4. 填塞方式及具体操作　Bakri球囊填塞是目前常用的宫腔填塞的方法。操作方法如下。

（1）用超声或阴道检查大致估计宫腔的容量，再次确定宫腔内没有胎盘胎膜残留、动脉出血或裂伤。

（2）建议在超声引导下，将导管的球囊部分插入子宫，确保整个球囊通过了宫颈内口，但应避免过度用力，注入无菌生理盐水250～300ml，不能用空气或二氧化碳，也不能过度充盈球囊

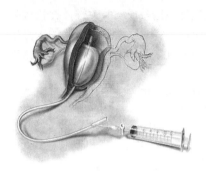

图2-21-1 宫腔球囊填塞

（图2-21-1）。

（3）适当牵拉球囊以保证与组织的接触，球囊的末端固定于大腿内侧或加500g以内的重物。为确保正确的放置位置和最佳的填塞力量，同时可以在阴道内填塞含碘或抗生素的纱布卷。

（4）剖宫产时也应首先确定宫腔内无胎盘残留、动脉出血或裂伤，从剖宫产切口将填塞球囊放入宫腔，末端放入宫颈，通过阴道牵拉末端使球囊底部压迫于宫颈内口，常规关闭子宫切口，注意不要刺破球囊。在未放置前插尿管以收集和检测尿量。末端固定，阴道内填塞纱布卷。如果导管排水孔处出血减少，则为治疗有效。

5. 放置后处理

（1）继续严密监测生命体征、液体出入量、出血量、宫底位置。

（2）持续静脉滴注缩宫素12～24h。

（3）应用广谱抗生素。

（4）止血成功后平均留置时间24～48h。建议逐步放出球囊的液体，以降低再出血的风险。

四、简易操作流程

简易操作流程见图2-21-2。

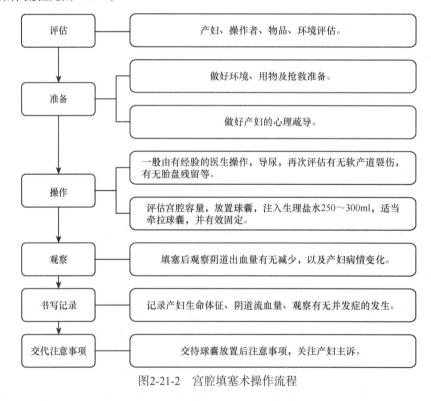

评估	产妇、操作者、物品、环境评估。
准备	做好环境、用物及抢救准备。
	做好产妇的心理疏导。
操作	一般由有经验的医生操作，导尿，再次评估有无软产道裂伤，有无胎盘残留等。
	评估宫腔容量，放置球囊，注入生理盐水250～300ml，适当牵拉球囊，并有效固定。
观察	填塞后观察阴道出血量有无减少，以及产妇病情变化。
书写记录	记录产妇生命体征、阴道流血量、观察有无并发症的发生。
交代注意事项	交待球囊放置后注意事项，关注产妇主诉。

图2-21-2 宫腔填塞术操作流程

五、注意事项

（一）宫腔球囊填塞

1. 排除软产道裂伤。

2. 严密观察生命体征和液体出入量，观测宫底高度和阴道出血情况。

3. 放置球囊后需保持引流管通畅。

4. 术后配合使用抗生素预防感染、宫缩剂促进子宫收缩。

5. 放置24~48h后取出，取球囊前需要备血和宫缩剂，建立静脉通道，在手术室内操作并做好可能需要急诊手术的准备。

6. 取出Bakri球囊时要多次、少量抽取囊中的生理盐水，以防宫腔压力突然减小，导致已经闭合的血管创面又发生活动性出血，操作动作要轻柔。

（二）宫腔纱条填塞

1. 排除软产道裂伤。

2. 先将纱条用碘伏浸透，尽可能将纱条"拧干"。

3. 一定要"填实"，不能留有"空隙"，纱条以"S"状将宫腔"填实"。

4. 填塞留有死腔可导致隐匿性宫腔积血延误抢救时机。

5. 浸透的碘伏纱条有利于预防感染。

6. 填塞速度要快。

六、结局评价

术后产妇出血停止，生命体征平稳。

七、相关知识

1. 产后出血（postpartum hemorrhage）是指胎儿娩出后24h内失血量达到或超过500ml，剖宫产者达到或超过1000ml。国内外文献报道发病率5%~10%，多发生于产后2h内，是我国孕产妇死亡的首要原因。

2. 宫缩乏力是产后出血最常见的原因。

3. 宫缩乏力指宫缩的极性、对称性和节律性正常，但宫缩弱而无力，持续时间短，间歇时间长或不规则，使胎先露对子宫下段及宫颈口压迫无力，即不足以使宫颈口以正常的速度扩张，造成产程延长或停滞，从而导致母儿出现一系列并发症。

八、知识拓展

宫腔填塞纱条是一种治疗产后出血的传统方法。有经宫腔填塞和经阴道填塞两种方法。

1. 经宫腔填塞法　术者左手固定宫底，右手用卵圆钳将8cm宽200cm长的纱条沿宫腔底部自左向右折回逐步紧紧填满宫腔的上半部，将最尾端沿宫颈放入阴道内。若系子宫下段出血，也应先填塞宫腔，然后再用足够的纱条填充子宫下段，纱条需为完整的一根或中间打结以便于完整取出，缝合子宫切口时可在中间打结，注意勿将纱条缝入。

2. 经阴道填塞法　主要用于剖宫产术中。术者用一手在腹部固定宫底，用另一手持卵圆钳将8cm宽200cm长的纱布条沿阴道送入宫腔内，纱条必须自宫底开始，由内而外填塞，应警惕内松外紧，宫腔内出血而无阴道流血的假象，严密观察生命体征。在缺乏输血和手术条件时，此方法不失为良好的应急措施（图2-21-3）。

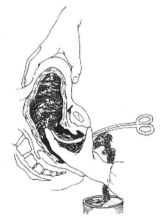

图2-21-3　经阴道填塞法

需要注意的是，纱条填塞必须将宫腔填紧，而且填塞速度要快，因为纱条有很强的吸血作用，当意识到持续出血的时候可能为时已晚，且不易立即判断止血治疗是否有效，更难以判断宫腔是否填紧，尤其是纱条吸血后影响填塞效果、有裂伤和感染的危险、纱条取出时较困难，故此方法不是最理想的选择。尽管如此，在病情紧急，条件困难，急需止血时，正确及时地填塞纱条还是一种有效的方法，可作为应急措施。

九、操作考核评分标准

操作考核评分标准见表2-21-1。

表2-21-1 宫腔填塞术考核评分标准

考核内容			考核点及评分要求	分值	扣分	得分	备注
知识与技能评价（80分）	评估及准备（20分）	产妇（8分）	1.核对产妇个人信息，了解产妇生命体征、神志、阴道流血量及配合程度	4			
			2.向产妇解释检查目的和配合方法	4			
		环境（3分）	有充足的抢救空间及无菌操作台，符合操作要求	3			
		操作者（4分）	1.着装整洁，穿手术衣	2			
			2.修剪指甲，七步洗手法洗手（口述），戴无菌手套	2			
		用物（5分）	抢救用物准备齐全（少一个扣1分，扣完5分为止）；质量符合要求，按操作先后顺序放置	5			
	实施（60分）	核对并评估（8分）	1.拉上床帘或屏风遮挡，创造有利抢救环境，再次核对产妇信息	3			
			2.查找出血原因：产妇有无软产道裂伤、胎盘残留、活动性出血等	5			
		一般处理（10分）	1.吸氧、配血、静脉输液、心电监护等（口述）	4			
			2.导尿，排空产妇膀胱	6			
		宫腔填塞（17分）	1.配合并协助医生进行宫腔填塞	9			
			2.填塞方法正确，动作轻柔	8			
		放置后处理（20分）	1.严密监测生命体征、液体出入量、出血量、宫底位置	6			
			2.持续静脉滴注缩宫素	3			
			3.静脉滴注抗生素，注意观察有无感染征象	3			
			4.24～48 h协助医生取出，准备好止血药物及物品（口述）	3			
			5.交代注意事项	5			
		记录及整理用物（5分）	1.6h内补写抢救记录	3			
			2.整理用物、消毒双手	2			
素养评价（20分）	操作规范度（8分）		1.操作规范，动作熟练、轻柔，测量结果准确	4			
			2.无菌操作	4			
	仪表规范度（8分）		1.着装规范、符合要求	4			
			2.举止大方、无多余动作	4			
	沟通有效度（4分）		1.语言亲切，态度和蔼，关爱产妇	2			
			2.健康指导内容和方式正确	2			
总分				100			

测试题

1. 产后出血最主要的原因是（　　）

A. 软产道裂伤　　　**B.** 胎盘因素　　　**C.** 凝血功能障碍　　　**D.** 胎盘早剥　　　**E.** 宫缩乏力

2. 产妇于胎盘娩出后，持续阴道出血，检查发现胎盘不完整，首选措施为（　　）

A. 按摩子宫　　　　　　　　　　　B. 按摩子宫，同时肌内注射宫缩剂

C. 监测生命体征，注意观察尿量　　D. 宫腔探查

E. 阴道内填塞纱布止血

3. 产妇，28岁，自然分娩一女婴，产后3h出血约800ml。为处理产后出血，使用宫腔填塞纱条的情形是（　　）

A. 软产道裂伤　　　　　　　　　B. 胎盘因素导致的产后出血　　　C. 凝血功能障碍

D. 子宫全部松弛无力，缺乏输血条件，病情危重时　　　E. 按摩子宫无效时

4. 阴道分娩后宫腔填塞宜选用（　　）

A. 水囊压迫　　　B. 纱条填塞　　　C. 气囊压迫　　　D. 止血敷料　　　E. 以上都对

5. 关于宫腔填塞术，以下哪个选项是错误的（　　）

A. 宫腔填塞术包括纱条填塞术和球囊填塞术

B. 有先兆子宫破裂征象、宫颈裂伤、胎盘滞留者禁用

C. 填塞刺激子宫体感受器，可通过中枢反射性引起宫缩

D. 宫腔填塞后被充分扩张，宫腔压力低于动脉压，使动脉出血停止或减少

E. 纱条或球囊可压迫胎盘剥离面，起到止血作用

（李　娟）

第二十二节　断脐技术

视频

> **导入情境与思考**
>
> 某女士，28岁，孕1产0。孕38^{+3}周，于2023年7月19日10:00顺利分娩一活男婴。1min Apgar评分9分，助产士接过宝宝后欲实施断脐术。
>
> **请思考：**
>
> 如何正确断脐？断脐的最好时机是什么时候？

脐带是母亲和胎儿连接的唯一通道，是胎儿获取营养的生命线。胎儿娩出后，其附属物（胎盘、胎膜、脐带、羊水）也会自然娩出体外。新生儿断脐术是指新生儿娩出后剪断脐带，终止脐血循环或为了结扎脐血管防止出血的方法。

一、适应证

1. 一般情况下，新生儿断脐术适用于所有正常分娩的新生儿，是常规的医疗操作。

2. 晚断脐的适应证包括：为新生儿提供更多免疫球蛋白和干细胞，以及让胎盘和脐带里的血充分回流到新生儿体内，但需在新生儿出生1min之后进行，并需与医生沟通确认。

二、禁忌证

1. 新生儿出现异常情况，如需要抢救，胎盘、脐带功能异常等，不适合立即进行常规的断脐操作。

2. 如孕妇出现产后大出血、子宫破裂、羊水栓塞等情况，则不适合晚断脐。

三、操作步骤

（一）评估

1. 产妇及新生儿评估　评估产妇的孕周，有无合并症，评估胎儿在宫内的情况及新生儿状态（Apgar评分），有无窒息等。

2. 环境评估　注意保暖。

3. 操作者评估 着装干净整齐，戴无菌手套、口罩。

4. 物品评估 评估辐射台、氧气、负压、新生儿复苏物品和断脐用物等是否处于应急可使用状态。

（二）准备

1. 护士准备 着装整洁、洗手、戴口罩、戴无菌手套。

2. 物品准备

（1）复温辐射台、新生儿复苏用物、断脐包、脐带包。

（2）用物准备：新生儿复苏用物准备详见新生儿窒息复苏用物准备标准；断脐包含止血钳2把，剪刀1把，弯盘1个，气门芯脐圈2个，丝线1根；负压吸引装置、吸痰管（10~11号）。

3. 环境准备 清洁舒适、安全安静、注意保暖。

（三）操作

1. 断脐前准备 操作者穿手术衣，戴无菌手套，备好断脐用物，手持无菌巾做好接新生儿准备。

2. 断脐（图2-22-1）

（1）评估新生儿出生情况，彻底清理新生儿呼吸道。

（2）评估脐带情况，是否水脐、有无淤血等。

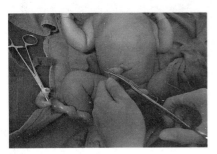

图2-22-1 新生儿断脐技术

（3）用两把止血钳夹住脐带，在两钳之间剪断，在断脐的过程中要注意，预留在阴道口外的脐带要有足够的长度，以便能够牵引帮助排出胎盘。

（4）上止血钳，用小止血钳夹住距脐轮上1cm脐带。

（5）剪脐，平小止血钳上缘或距离小血管上0.5cm处切断脐带。

（6）气门芯橡皮圈套扎脐带，提起丝线，将脐圈通过血管钳套在脐带上后松开血管钳。

（7）消毒，用75%乙醇棉球消毒脐带断端及脐轮周围直径5cm的皮肤。

（8）脐带包包扎，如无脐带包可采用三角纱包裹好脐带残端，包上小腹带。

3. 观察记录 观察脐带的残端有无渗血，记录脐带处理方法。

4. 整理用物。

四、简易操作流程

简易操作流程见图2-22-2。

五、注意事项

1. 夹止血钳时，不要用力牵拉脐轮。

2. 夹止血钳时，避免用力过猛。有些婴儿脐组织较脆，特别是水肿的脐带，容易夹断脐带引起出血。

3. 剪断脐带时，应避免脐带滑脱。在离止血钳0.5cm处剪断。

4. 要注意无菌操作。

5. 断端干燥后，往往粘在止血钳上，故取下止血钳时，不能猛拉，要先将止血钳轻轻松开，再顺断端黏附的一边，将血管钳翻转，即能脱下，硬拉容易造成脐出血等不良后果。

6. 止血钳取下后，观察断端有无出血，无出血将脐带包扎好。

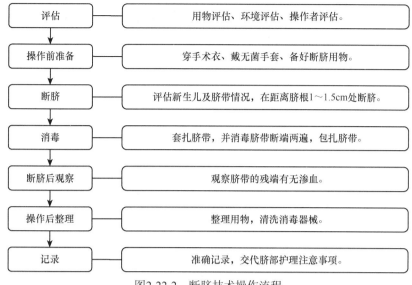

图2-22-2 断脐技术操作流程

7. 对于脐带水肿严重、难以套扎的，可采用丝线袖口式缝扎。

六、结局评价

1. 断脐时机合适。

2. 断脐操作过程流畅、规范。

3. 产妇及家属知晓脐部护理注意事项。

七、相关知识

新生儿出生后脐带结扎策略包括延迟脐带结扎（delayed cord clamping， DCC）、立即/早期脐带结扎（immediate/early cord clamping， ICC/ECC）及脐带挤推（umbilical cord milking， UCM）。

（一）DCC方法

DCC是指脐带结扎时间不早于新生儿出生后1min，或至脐动脉搏动消失。DCC适用于不需立即复苏（或表述为不需正压通气）的新生儿。2014年世界卫生组织指南推荐DCC时间为出生后1～3min。

（二）UCM方法

与DCC不同，UCM是通过物理挤压的方法，将脐带中的血液推入新生儿体内，是针对不能实施DCC策略的新生儿所采用的一种补偿手法，主要对象是早产儿。2020年一项来自中国的研究提出UCM的具体操作方法是将新生儿置于低于胎盘20cm的位置，从尽量靠近胎盘处开始，向新生儿侧挤推脐带4次，每次挤推历时2s。

大量研究推荐不需正压通气的新生儿，包括足月儿与早产儿，尽可能推迟脐带结扎，以推迟≥60s效果为佳；生命体征不稳定的新生儿或早产儿，UCM可能作为一项替代方法，但对于胎龄<28周的早产儿还应慎重使用，相关益处及风险有待进一步研究。

八、操作考核评分标准

操作考核评分标准见表2-22-1。

表2-22-1　断脐技术考核评分标准

考核内容			考核点及评分要求	分值	扣分	得分	备注
技能评价 （85分）	评估及 准备 （15分）	新生儿 （4分）	1. 核对孕（产）妇个人信息，了解妊娠情况，有无合并症等	2			
			2. 观察新生儿脐带状况（是否过短、水肿、扭转等），评估有无脐疝或脐膨出	2			
		环境（1分）	温湿度适宜，符合无菌要求	1			
		操作者 （4分）	1. 着装整洁	1			
			2. 修剪指甲，七步洗手法洗手消毒（口述）	1			
			3. 穿手术衣、戴手套（口述）	2			
		用物 （6分）	用物准备齐全（少一个扣0.5分，扣完6分为止）；质量符合要求，按操作先后顺序放置	6			
	断脐 （40分）		1. 断脐时机正确（新生儿娩出后1～3min或脐带搏动停止后再结扎脐带。）用两把止血钳夹住脐带，在两钳之间断脐	10			
			2. 贴近脐带根部1cm处用止血钳夹住	5			
			3. 左手固定脐带，右手用剪刀在距离止血钳上0.5cm处剪断脐带	10			
			4. 剪下的脐带放入弯盘内，避免脐血污染操作台	5			
			5. 将剪刀放置弯盘内，远离新生儿	5			
			6. 严格无菌操作	5			
	消毒 （20分）		左手固定脐带，右手使用两根棉签消毒脐带断端	8			
			创面覆盖脐带包或无菌纱布并包扎固定	6			
			消毒手法正确，注意无菌操作	6			
	观察记录 （10分）		观察脐带有无渗血，有无感染出血	4			
			整理用物和记录	6			
素养评价 （15分）	操作规范度 （5分）		1. 操作规范，动作熟练、轻柔	3			
			2. 步骤准确	2			
	仪表规范度 （5分）		1. 着装规范，符合要求	3			
			2. 举止大方，充满爱心	2			
	沟通有效度 （5分）		1. 语言亲切，态度和蔼，关爱产妇及新生儿	2			
			2. 健康指导，正确指导产妇和家属掌握脐带护理方法	3			
总分				100			

测试题

1. 脐带处理错误的是（　　）

A. 胎儿娩出后1～2min内结扎脐带　　B. 距脐带根部1.5～2.0cm断脐

C. 75%乙醇擦脐带周围　　　　　　　D. 距脐带根部3cm线绳结扎

E. 75%乙醇消毒脐带断端

2. 新生儿娩出后首先应（　　）

A. 断脐　　　　　　　　　　B. 擦洗新生儿面部　　　　　　C. 清理呼吸道

D. 刺激新生儿足部　　　　　E. 抓紧娩出胎盘胎膜

3. 新生儿娩出后，多长时间断脐较为合适（　　）

A. 5～6min　　　　B. 10min左右　　　C. 1～3min　　　D. 30min　　　　E. 7～8min

（李　娟）

本章参考答案

第一节

1.C　2.D　3.B　4.A　5.B

第二节

1.A　2.D　3.B　4.C　5.A

第三节

1.B　2.E　3.C　4.D　5. E

第四节

1.C　2.B　3.E　4.E　5.C

第五节

1.D　2.A　3.E　4. E

第六节

1.C　2.C　3.D　4.B

第七节

1.C　2.C　3.B　4.D　5.D

第八节

1.E　2.A　3.E

第九节

1.E　2.D　3.C　4.C　5.A

第十节

1.A　2.B　3.D

第十一节

1.B　2.A　3.A

第十二节

1.E　2.B　3.E

第十三节

1.B　2.BCDE　3.CDE

第十四节

1.B　2.C　3.B　4.C　5.E

第十五节

1.E　2.A　3.B　4.D　5.E

第十六节

1.A　2.E　3.D　4.D　5.E

第十七节

1.B　2.B　3.E　4.E.　5.E

第十八节

1.ABE　2.C

第十九节

1.E　2.B　3.E　4.D

第二十节

1.B　2.C

第二十一节

1.E　2.D　3.D　4.A　5.D

第二十二节

1.D　2.C　3.C

第三章 产褥期妇女护理技术

学习目标

知识目标：掌握产褥期妇女常用护理技术的操作目的、适应证、操作方法及注意事项。

能力目标：能运用所学的知识为产褥期妇女正确实施护理操作。

素质目标：理解产妇和新生儿的特点，尊重其需求，提供耐心细致的护理，善于沟通和交流。

产褥期是指从胎盘娩出至产妇全身各器官（除乳腺外）恢复至正常未孕状态所需的一段时期，一般为6周。这段时期内，产妇将经历生理、心理和社会的适应过程。因此，做好产褥期妇女的护理，有利于促进母婴健康。本章实训项目包括：产后出血量评估技术、子宫复旧评估技术、剖宫产切口护理技术、产后康复运动技术、母乳喂养指导技术、人工喂养指导技术。

第一节 产后出血量评估技术

导入情境与思考

某女士，28岁，已婚，孕1产0，孕39^{+4}周，LOA单活胎临产。会阴右侧切助产下自然分娩一男婴，体重3850g，Apgar评分10分。胎儿娩出后，经积血盘测量出血为100ml。查体：P 86次/分，R 19次/分，BP 130/80mmHg，子宫底位于脐上2横指，子宫轮廓不清，立即予以按摩子宫底，遵医嘱给予缩宫素10U肌内注射，以0.9%氯化钠溶液500ml开通静脉通路，迅速助娩胎盘。胎盘娩出经检查完整，子宫底位于脐上1横指，轮廓欠清。持续阴道流血，累计达500ml，无血块。再次测得生命体征：P 90次/分，R 22次/分，BP 112/70mmHg。遵医嘱给予卡前列素氨丁三醇500μg肌内注射，抽血检查凝血功能状况，备血，检查软产道，迅速缝合会阴伤口。

请思考：

如何评估此产妇出血量？

产后出血指胎儿经阴道娩出后24h内出血量≥500ml。其病情急，来势凶险，是导致我国孕产妇死亡的首位原因，发生率为分娩总数的5%～10%。准确测量产后出血量有助于及时诊断和制订抢救方案，是预防和治疗产后出血的一项重要措施。

一、适应证

所有产妇。

二、禁忌证

无明显禁忌证。

三、操作步骤

（一）评估

1. 产妇评估 明确分娩方式，出胎时间，观察面色、唇色、甲床，是否进食、排尿，产妇精神状态及有无并发症，用药情况。

2. 环境评估 环境是否安全、安静，温度是否适宜，注意保护隐私。

3. 助产士评估 着装整齐，洗手，剪指甲，戴口罩、帽子。

4. 用物评估 量杯、收集测量袋、尺子、电子小秤、一次性计血量产妇纸、聚血器、血压计、手表。

（二）操作

1. 容积法

（1）量杯测量：胎儿娩出及羊水流尽待胎盘娩出后，将弯盘或专业的产后接血容器紧贴产妇会阴处，用量杯测量收集的血液。

（2）收集测量袋测量：胎儿娩出后，打开收集测量袋，揭开粘贴处置于产妇臀下，固定在产垫上，将收集测量袋口边缘软支架拉成弧形。通过袋上的指示刻度可直接观测到准确的出血量。由于刻度收集测量袋与臀垫层为一体，阴道流出的血可沿着臀垫层直接进入刻度收集测量袋。

2. 面积法 湿透的产包敷料用此法。按事先测定好的血液浸湿敷料、单、巾的面积来计算，如双层单16cm×17cm为10ml；单层单17cm×18cm为10ml；四层纱布垫10cm×10cm 为10ml，15cm×15cm为15ml。受敷料吸水量不同的影响，常常只做大概估计。

3. 称重法

（1）分娩前将产妇所用的敷料和消毒单、垫巾，一律称重，分娩后将被血浸透的敷料、单、巾收集在塑料袋中并及时密封、称重，减初称重即为出血量，按血液相对密度除以1.05换算为毫升数。会阴侧切的出血量用已知重量的小棉垫放在侧切处，另用称重法计算。

（2）一次性计血量产妇纸是将一次性手用秤结合到高分子棉垫中。产后将其垫于会阴外，两头橡皮筋松紧带围腰固定。24h后取出，撕破包有手用秤的一角，即可直接称出血量。

4. 监测生命体征、尿量和精神状态 在临床上，助产人员普遍采用此种方法估测产妇产后出血量，但其误差较大，常可低估实际出血量达50%。通过监测生命体征、尿量和精神状态等判断出血量见表3-1-1。

表3-1-1 监测生命体征、尿量和精神状态等判断出血量

出血量（ml）	脉搏（次/分）	呼吸（次/分）	收缩压	毛细血管再充盈	尿量	中枢神经系统
1000ml	正常	14～20	正常	正常	>30	正常
1001～2000ml	>100	20～30	稍下降	延迟	20～30	不安
2001～3000ml	>120	30～40	下降	延迟	<20	烦躁
>3000ml	>140	>40	显著下降	缺少	0	嗜睡和昏迷

5. 休克指数法 用休克指数估计出血量。

休克指数=心率÷收缩压（mmHg）。

休克指数<0.9，估计出血量<500ml；休克指数=1，估计出血量1000ml；休克指数=1.5，估计出血量1500ml；休克指数≥2，估计出血量≥2500ml。

6. 血红蛋白法 血红蛋白每下降10g/L，失血为400～500ml；血细胞比容下降3%相当于失血500ml，但是在产后出血早期，由于血液浓缩，血红蛋白值不能准确反映实际出血量。

四、简易操作流程

简易操作流程见图3-1-1。

五、注意事项

妊娠晚期孕妇血容量增加约30%，胎儿娩出后子宫收缩可增加500ml的血容量，上述两种因素均增强了产妇对失血的代偿功能，故正常产妇出血量在1000ml以下时，无明显低血容量的表现，容易造成假象，导致出血量估计偏低。因此，在评估产后出血量时需要注意以下几点。

1. 产后2h重点监测 产后出血的发生，以胎儿娩出到胎盘娩出之间最多，占24h出血量的70%～80%。重视产后2h内的观察，是减少产后出血的首要环节。因此在产后2h内应每15～30min按压宫底1次，及时发现宫腔积血，准确评估出血量。产妇结束分娩后须在产房严密观察2h，确认无产后出血后方可离开。

2. 联合应用测量方法 产后阴道流血的测量方法较多，单纯依靠一种方法是不够的，要在不同阶段联合应用两种以上的方法。阴道分娩则置聚血器于产妇臀下再联合称重法相加为第三产程出血量。

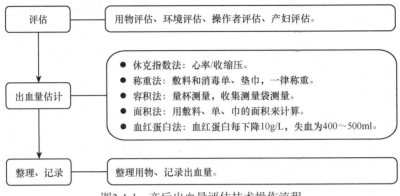

图3-1-1 产后出血量评估技术操作流程

六、结局评价

产妇产后情况良好，助产士能准确评估产妇产后出血量。

七、相关知识

1. 剖宫产产后出血 是指剖宫产胎儿娩出24h内出血量≥1000ml，产后出血的产妇主要表现为阴道流血和低血压症状。可出现头晕、烦躁、面色苍白、皮肤湿冷、脉搏细数等。无明显阴道流血，但子宫增大、子宫变软者可能是因为子宫内含血液及血凝块，要引起重视。

2. 阴道分娩中根据产后出血量评估和处理流程图见图3-1-2。

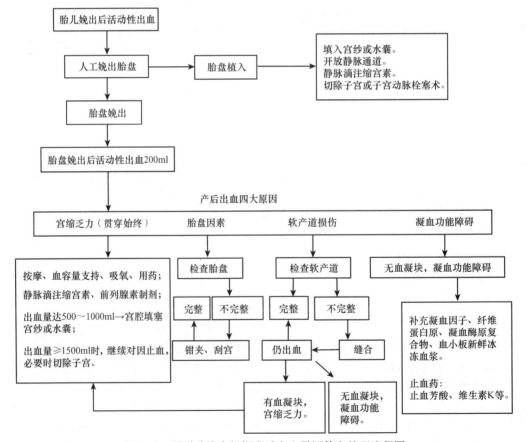

图3-1-2 阴道分娩中根据产后出血量评估和处理流程图

3.胎盘娩出后根据休克指数对产后出血量评估和处理流程图见图3-1-3。

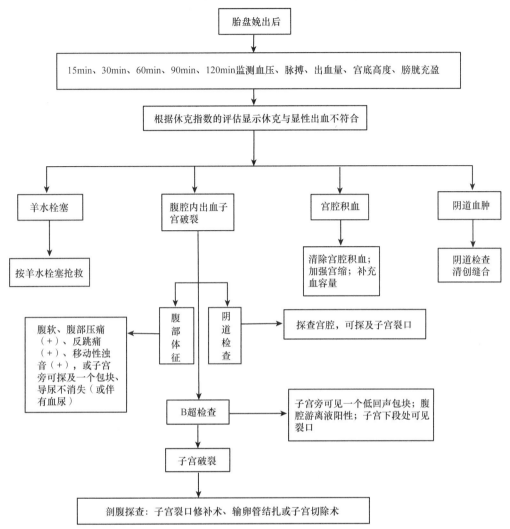

图3-1-3 胎盘娩出后根据休克指数对产后出血量评估和处理流程图

八、知识拓展

产后出血一直是导致我国孕产妇死亡的首要原因。近20年，我国产后出血导致的孕产妇死亡虽然已经大幅减少，但仍有进一步下降的空间。产后出血导致孕产妇死亡的主要原因在于诊断和治疗的延迟，错过抢救时机。《产后出血预防与处理指南（2023）》强调产后出血处理的"四早原则"——尽早呼救及团队抢救、尽早综合评估及动态监测、尽早针对病因止血和尽早容量复苏及成分输血，避免错过抢救时机而导致孕产妇发生严重并发症甚至死亡。

九、操作考核评分标准

操作考核评分标准见表3-1-2。

表3-1-2 产后出血考核评分标准

考核内容			考核点及评分要求	分值	扣分	得分	备注
知识与技能评价（80分）	评估及准备（10分）	产妇（3分）	**1.** 核对产妇信息，了解产妇出血情况	1			
			2. 向产妇解释操作目的，以取得积极配合	1			

续表

考核内容			考核点及评分要求	分值	扣分	得分	备注
知识与技能评价（80分）	评估及准备（10分）	产妇（3分）	3. 评估膀胱充盈情况	1			
		环境（2分）	符合操作要求，拉上围帘遮挡产妇	2			
		操作者（2分）	1. 着装整洁	1			
			2. 修剪指甲，七步洗手法洗手（口述）	1			
		用物（3分）	用物准备齐全（少一个扣1分，扣完5分为止）；质量符合要求，按操作先后顺序放置	3			
	实施（70分）	容积法（10分）	1. 方法正确	6			
			2. 评估准确	4			
		面积法（10分）	1. 方法正确	6			
			2. 评估准确	4			
		称重法（10分）	1. 方法正确	6			
			2. 评估准确	4			
		生命体征法（10分）	1. 方法正确	5			
			2. 评估准确	5			
		休克指数法（10分）	1. 方法正确	5			
			2. 评估准确	5			
		血红蛋白法（10分）	1. 方法正确	5			
			2. 评估准确	5			
		操作后处理（10分）	1. 协助产妇整理好衣服，询问感受	3			
			2. 整理用物	2			
			3. 消毒双手	1			
			4. 告知产褥期相关知识	4			
素养评价（20分）	操作规范度（8分）		操作规范，动作熟练、轻柔，评估准确	8			
	仪表规范度（4分）		着装规范、符合要求	4			
	沟通有效度（8分）		1. 语言亲切，态度和蔼，关爱产妇	4			
			2. 健康指导内容和方式正确	4			
总分				100			

测试题

1. 下列关于产后出血，描述错误的是（   ）

A. 产后出血是分娩期严重并发症，居我国孕产妇死亡原因首位

B. 最常见的原因是宫缩乏力

C. 最常见的处理是子宫切除

D. 产后2h是发生产后出血的高峰期

E. 剖宫产产后出血是指胎儿娩出后24h内出血量≥1000ml

2. 产后出血指胎儿娩出后24h内阴道分娩者出血量（   ）

A. ≥1000ml　　　**B.** ≥900ml　　　**C.** ≥800ml　　　**D.** ≥600ml　　　**E.** ≥500ml

3. 产后出血病因描述错误的是（   ）

A. 宫缩乏力　　　**B.** 胎盘滞留　　　**C.** 软产道损伤　　**D.** 宫缩过强　　　**E.** 凝血功能障碍

（王秀珍　谭小梅）

第二节 子宫复旧评估技术

导入情境与思考

某女士，25岁。凌晨1点，顺利分娩一足月女婴，体重3700g，出生Apgar评分为10分。产后2h，阴道流血250ml，进食后入睡，送返产科病区。助产士7:00查房，准备交班。

请思考：

应该从哪些方面评估该产妇？

子宫复旧指子宫在胎盘娩出后逐渐恢复至未孕状态的全过程，需6周，主要变化为宫体肌纤维缩复和子宫内膜再生。

一、适应证

所有产妇。

二、禁忌证

无明显禁忌证。

三、操作步骤

（一）评估

1. 产妇评估 明确分娩方式，出胎时间，观察面色、唇色、甲床，是否进食、排尿，产妇精神状态及有无并发症，用药情况。

2. 环境评估 环境是否安全、安静，温度是否适宜，注意保护隐私。

3. 助产士评估 着装整齐，洗手，剪指甲，戴口罩、帽子。

4. 用物准备 备齐皮尺、会阴卫生巾、计量器等，将用物放在合适的位置。

（二）操作

1. 向产妇及家属解释操作目的，告知按压会疼痛，取得其合作。排空膀胱，仰卧位，双下肢稍屈曲，腹部放松。

2. 调节室温（26~28℃），洗手，操作者站在产妇一侧。

3. 协助脱近侧裤子，对侧盖上被子，展露大腿内侧1/3，腹部肋弓以下，整理臀部处卫生巾，注意保暖。

4. 叩诊膀胱区是否充盈，询问最近排尿时间与量。

5. 温暖双手后，评估者一手放在耻骨联合上方，另一手在肚脐上方均匀有力揉压，查找子宫底部及了解子宫收缩情况，注意观察产妇表情，与其交流。揉按子宫过程中，及时安抚减轻疼痛感，力度要适宜、均匀、柔和，切忌用力过猛，以免产妇疼痛不适。开始按摩宫底时力度要轻，然后逐渐加力，让产妇慢慢适应。

6. 揉按动作不能太多，一般3~5次，操作时间5min为宜。

7. 测宫底高度方法：①伸出一手示指、中指测量宫底与肚脐上下关系及距离，以脐上（下）几横指，表示宫底的高度；②用皮尺测量耻骨联合上缘与宫底之间的距离。

8. 观察阴道流血颜色，是否有血块，评估出血量。

9. 协助放好卫生巾，穿衣裤，脱手套，整理床单位。

10. 整理用物，洗手，记录。

四、简易操作流程

简易操作流程见图3-2-1。

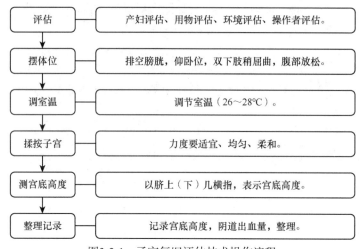

图3-2-1　子宫复旧评估技术操作流程

五、注意事项

1. 产后1h内每15min，产后2h内每30min检查一次宫缩、宫底高度、阴道流血情况。

2. 观察生命体征、排尿及排便情况，建议产后4h内首次排尿，以免尿潴留影响子宫收缩。

3. 产后24h内，禁止热敷子宫，使子宫肌肉松弛发生出血。

4. 若发现恶露时间过长、量增多或有异味，及时配合医生处理，必要时留标本送检。

六、结局评价

1. 操作正确，及时发现异常情况。

2. 产妇及家属对操作过程满意，促进子宫收缩。

七、相关知识

（一）子宫

1. 正常情况　①正常子宫圆而硬，位于腹部中央；②胎盘娩出后，宫底位于脐下一横指，产后第一天因宫颈外口升至坐骨棘水平，使宫底稍上升至平脐，以后每天下降1~2cm，至产后10天子宫降入骨盆腔内，腹部检查时，于耻骨联合上方下压腹壁触不到子宫底；③产后7~10天宫颈内口关闭，宫颈管复原，初产妇宫颈外口由产前圆形变为产后"一"字形横裂；④产后6~8周恢复至妊娠前状态。

2. 异常情况　子宫质地软应考虑是否有产后宫缩乏力；子宫偏向一侧应考虑膀胱是否充盈；子宫不能如期复旧提示有异常。

（二）恶露

1. 正常情况　正常恶露有血腥味，但无臭味，持续4~6周，总量为250~500ml，个体差异较大，血性恶露持续3~4天，逐渐转为浆液恶露，约2周后变为白色恶露，约持续3周干净。

2. 异常情况　①如阴道流血量多或胎盘粗糙，提示宫缩乏力或胎盘残留导致产后出血；②如阴道流血量不多，但宫缩不良，宫底上升，提示宫腔内有积血；③宫缩良好，但有鲜红色血液持续流出，提示有软产道损伤；④恶露有臭味，提示有宫腔感染的可能。

八、知识拓展

产后子宫复旧不良会导致产后出血、感染和恶露不尽等，严重影响妇女身心健康。子宫平滑肌收缩是子宫复旧的必要条件。目前，促进子宫收缩的方法主要包括物理治疗和药物治疗等。药物治疗使用方便、起效迅速，是目前临床治疗的首选措施，常用的药物包括缩宫素、马来酸麦角新碱、卡贝缩宫素、卡前列素氨丁三醇等，使用方法包括单独使用或者联合使用。《英国皇家妇产科医师学会产后出血管理指南》（2016年版）提出联合使用缩宫素和马来酸麦角新碱注射可以降低产后出血的风险。有研究表明马来酸麦角新碱联合缩宫素在减少药物不良反应上无明显优势，但在促进子宫收缩，加强子宫复旧上存在一定的优势。

九、操作考核评分标准

操作考核评分标准见表3-2-1。

表3-2-1 子宫复旧评估技术考核评分标准

考核内容			考核点及评分要求	分值	扣分	得分	备注
知识与技能评价（80分）	评估及准备（10分）	产妇（3分）	1. 核对产妇信息	1			
			2. 了解产妇膀胱充盈情况	2			
		环境（2分）	符合操作要求	2			
		操作者（2分）	1. 着装整洁	1			
			2. 修剪指甲，七步洗手法洗手（口述）	1			
		用物（3分）	用物准备齐全（少一个扣1分，扣完3分为止）；质量符合要求，按操作先后顺序放置	3			
	实施（70分）	核对产妇（4分）	1. 再次核对信息	2			
			2. 符合要求体位	2			
		叩诊膀胱（10分）	1. 检查方法正确，动作轻柔	5			
			2. 膀胱不充盈	5			
		揉按子宫（20分）	1. 方法正确，动作轻柔	10			
			2. 产妇无不适	10			
		测宫高（15分）	1. 方法正确，动作轻柔	7			
			2. 产妇无不适	8			
		测出血量（15分）	1. 方法正确，动作轻柔	7			
			2. 出血量评估准确	8			
		操作后处理（6分）	1. 整理用物清洁消毒	2			
			2. 消毒双手	2			
			3. 告知人工喂养相关知识	2			
素养评价（20分）	操作规范度（8分）		操作规范，动作熟练、轻柔	8			
	仪表规范度（4分）		着装规范、符合要求	4			
	沟通有效度（8分）		1. 语言亲切，态度和蔼	4			
			2. 健康指导内容和方式正确	4			
总分				100			

测试题

1. 子宫复旧所需时间为（ ）

A. 4周左右 **B.** 5周左右 **C.** 6周左右 **D.** 7周左右 **E.** 8周左右

2. 产后1h内多久评估一次宫缩（ ）

A. 15min **B.** 30min **C.** 45min **D.** 60min **E.** 80min

3. 关于子宫复旧，下列哪项是错误的（ ）

A. 产后第1天子宫底平脐，以后每日下降1～2cm

B. 产后1周，子宫缩小至妊娠12周大小

C. 产后10日，子宫降至骨盆腔内

D. 产后6周子宫恢复至妊娠前正常大小

E. 产后3周，子宫颈完全恢复至未孕时形态

（王秀珍　谭小梅）

第三节　剖宫产切口护理技术

导入情境与思考

　　某女士，30岁，剖宫产术后4h。心电监护仪显示血压102/64mmHg，脉搏110次/分，产妇面色苍白，子宫收缩好。

请思考：

应该从哪些方面评估与护理该产妇？

剖宫产伤口护理技术是指剖宫产术后产妇腹部切口的护理技术。

一、适应证

所有剖宫产术后产妇。

二、禁忌证

无明显禁忌证。

三、操作步骤

（一）评估

1. 产妇评估　活动度、合作能力、心理状态及需求、营养等全身性问题。

2. 环境评估　环境是否安全、安静，温度是否适宜，注意保护隐私。

3. 助产士评估　着装整齐，洗手，剪指甲，戴口罩、帽子。

4. 用物评估　无菌手套、卫生垫、换药包（无菌镊子2把、无菌纱布2块、治疗碗、弯盘、棉球3～4个）、无菌生理盐水、75%乙醇、胶布或腹部敷料贴。备齐用物，将用物放在合适的位置。

（二）操作

1. 调节室温适宜，避免产妇着凉，洗净双手。

2. 检查膀胱是否充盈，尿量是否正常，尿管是否通畅。

3. 协助产妇取舒适仰卧位，充分暴露切口部位，保护隐私。

4. 撕除粘贴胶布或腹部敷料时避免机械性皮肤损伤。

5. 有敷料者，揭下切口敷料。若敷料粘在切口上，用镊子取生理盐水沾湿敷料后再移除。

6. 观察评估切口愈合情况，确认是否有炎症，如红、肿胀、发热，有无渗液及形状等，戴无菌手套轻触伤口，评估皮肤切口外的其他切口缝合处，有无肿物硬结等。

7. 按压子宫底，观察产妇面色与出血量的比例、阴道流血量及颜色；注意区分子宫收缩乏力和子宫切口渗血。

8. 清洁切口，以无菌生理盐水棉球清洁，由内往外（切口中央向外，范围距切口大于5cm）。

9. 取乙醇棉球，以切口为中心开始皮肤消毒，敷料覆盖伤口，保护皮肤。

10. 更换卫生垫，协助产妇穿好裤子。

11. 用物整理，洗手，记录。

四、简易操作流程

简易操作流程见图3-3-1。

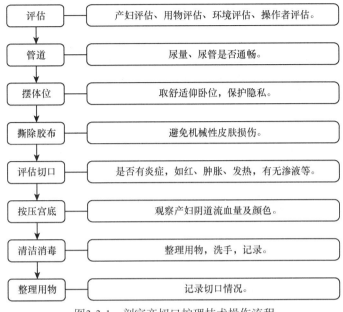

图3-3-1　剖宫产切口护理技术操作流程

五、注意事项

1. 预防胶布致机械性皮肤损伤，可用一手轻按皮肤，另一手缓慢以180°水平方向轻轻揭除；观察贴胶布处是否有过敏或水疱；粘贴胶布方向与肌肉走向垂直。

2. 按压子宫底，观察阴道流血量及颜色，注意区分子宫收缩乏力和子宫切口渗血，以及观察腹膜后出血情况。

3. 清洁切口顺序先中间后两侧，由内向外。

4. 疑切口感染的，与医生商议，按医嘱处理，必要时做切口分泌物培养。

5. 按无菌技术操作，防止感染。

六、结局评价

1. 产妇的剖宫产切口无红肿，无感染，愈合良好。

2. 产妇及其家属对操作满意。

七、相关知识

剖宫产术（cesarean section）是指经腹切开子宫取出妊娠28周及以上的胎儿及其附属物的手术。

1. 子宫下段剖宫产术　是目前临床上最常用的剖宫产术式。切口在子宫下段，术时出血少，切口愈合较好，瘢痕组织少，大网膜、肠管粘连较少，再次分娩时发生子宫破裂概率较低。

2. 子宫体部剖宫产术　也称古典式剖宫产术。此法虽易掌握，但术中出血多，切口容易与大网膜、肠管、腹壁粘连，再次妊娠易发生子宫破裂。仅用于前置胎盘附着于子宫前壁或子宫切口与膀胱和腹膜粘连严重者。

3. 腹膜外剖宫产术　此术式虽较复杂，但不进入宫腔，可减少术后腹腔感染的风险，对有宫腔感染者尤为适用。但因此术式较费时，胎儿窘迫、胎儿巨大者不适用。

4. 新式剖宫产术 为子宫下段剖宫产术的改良；开腹时对皮下脂肪采取撕拉的方法；连续全层缝合子宫切口；不缝合腹膜及膀胱反折腹膜；关腹时皮肤皮下脂肪全层缝合。该术式具有手术时间短，胎儿娩出快，术后恢复快等优点。

八、操作考核评分标准

操作考核评分标准见表3-3-1。

表3-3-1 剖宫产切口护理技术考核评分标准

考核内容			考核点及评分要求	分值	扣分	得分	备注
知识与技能评价（80分）	评估及准备（10分）	产妇（3分）	**1.** 核对产妇信息，了解产妇一般情况	1			
			2. 向产妇解释操作目的，以取得积极配合	1			
			3. 评估膀胱充盈情况	1			
		环境（2分）	符合操作要求，拉上围帘遮挡产妇	2			
		操作者（2分）	**1.** 着装整洁	1			
			2. 修剪指甲，七步洗手法洗手（口述）	1			
		用物（3分）	用物准备齐全（少一个扣1分，扣完3分为止）；质量符合要求，按操作先后顺序放置	3			
	实施（70分）	管道（6分）	**1.** 方法正确	3			
			2. 评估准确	3			
		摆体位（8分）	**1.** 体位正确	4			
			2. 产妇舒适	4			
		撕除胶布（6分）	**1.** 方法正确	3			
			2. 产妇无不适	3			
		评估切口（10分）	**1.** 方法正确	6			
			2. 评估准确	4			
		按压宫底（10分）	**1.** 方法正确	6			
			2. 评估准确	4			
		清洁消毒（20分）	**1.** 方法正确	10			
			2. 评估准确	10			
		操作后处理（10分）	**1.** 协助产妇整理好衣服，询问感受	3			
			2. 整理用物	2			
			3. 消毒双手	1			
			4. 告知剖宫产术后相关知识	4			
素养评价（20分）	操作规范度（8分）		操作规范，动作熟练、轻柔，评估准确	8			
	仪表规范度（4分）		着装规范、符合要求	4			
	沟通有效度（8分）		**1.** 语言亲切，态度和蔼，关爱产妇	4			
			2. 健康指导内容和方式正确	4			
总分				100			

测试题

1. 剖宫产术后，为了减轻腹部切口缝合处的张力，应该采取什么体位（　　）

A. 半卧位　　　　**B.** 俯卧位　　　　**C.** 平卧位　　　　**D.** 侧卧位　　　　**E.** 头高足低卧位

2. 剖宫产术后，对于切口的护理，以下哪项是错误的（　　）

A. 观察切口是否有渗血　　　　　　**B.** 保持切口清洁干燥　　　　**C.** 术后第三天拆除切口缝线

D. 术后一周内避免淋浴　　　　E. 清洁伤口时应由内向外

3. 剖宫产术后，关于切口的护理，以下哪项是正确的（　　）

A. 可以使用热敷促进切口愈合　　B. 应避免使用含有乙醇的消毒剂

C. 可以使用抗生素药膏涂抹切口　D. 切口出现红肿、疼痛应立即拆线

E. 无须遵循无菌技术操作

4. 剖宫产术后，关于切口的护理，以下哪项是错误的（　　）

A. 术后3天内每天更换敷料　　　B. 敷料被渗血或渗液浸湿时应立即更换

C. 可以使用透气的胶布固定敷料　D. 敷料一旦松动或脱落可以自行重新固定

E. 清洁切口时范围距伤口＞5cm

（王秀珍　谭小梅）

视频

第四节　产后康复运动技术

导入情境与思考

　　某女士，32岁，孕2产1，因"停经39周，规律性腹痛2h"，于2023年5月25日08:00入院。平时月经规律，停经40余天出现早孕反应、漏尿现象，停经3月余好转，4月余出现胎动至今，定期产前检查无明显异常。于25日12:33顺产单活男婴，体重3800g，会阴Ⅰ度裂伤予以常规缝合。

　　产后诊断：孕2产2，宫内孕39周已产，LOA，会阴Ⅰ度裂伤。

　　请思考：

　　如何协助产妇进行产后康复运动？

　　产后康复运动的目的是预防或减轻因分娩造成身体不适及功能失调，协助骨盆韧带排列恢复，腹部及骨盆肌肉群功能恢复，并使骨盆腔内器官位置复原。

一、适应证

产后2～42天的产妇。

二、禁忌证

无明显禁忌证，发热期及疾病急性发作时暂缓进行。

三、操作步骤

（一）评估

1. 操作者评估　着装规范，举止端庄，洗手，剪指甲。

2. 环境评估　温度调节到24～26℃，室内整洁，安静。拉上围帘。

3. 用物评估　准备瑜伽垫。

4. 产妇评估　了解并核对产妇信息，排除禁忌证，解释操作目的，取得产妇配合，产妇情绪稳定，精神放松。

（二）操作

1. 创造良好环境　为产妇提供一个舒适、温暖的母婴同室环境进行休息，主动为产妇提供日常生活护理，避免产妇劳累。同时指导和鼓励其丈夫及家人参与新生儿的护理活动，培养新家庭的观念。

2. 饮食指导　告知产妇饮食要富于营养、清淡易消化，含有足够的蛋白质、矿物质及维生素和纤维素，必要的热量和脂肪。

3. 指导产妇适当活动　经阴道分娩的产妇，产后6～12h内即可起床轻微活动，于产后第2天

可在室内随意走动。行会阴侧切或行剖宫产的产妇，可适当推迟活动时间。产后2周时开始取膝胸卧位，可预防或纠正子宫后倾。

4. 教产妇产后健身操 向其解释产后健身操的作用如下。

（1）帮助子宫收缩，促进子宫的恢复和恶露排出，促进性器官的复原。

（2）促进腹壁及盆底肌肉张力的复原，尤其对腹壁过度膨胀的产妇，如羊水过多、双胎、巨大婴儿等更为重要。

（3）补充产妇在产褥早期活动的不足，促进膀胱功能恢复，减少尿潴留的发生。

（4）改进肠道功能，防止便秘。

（5）促进盆腔器官及全身血液循环，使血液循环通畅，减少静脉血栓及下肢静脉炎的发生。

（6）有利于保持健美的体型。

具体方法：

第1节抬头运动：仰卧，双脚并拢，脚尖勾起，抬头看脚尖，稍作停留，头放下，脚放松，如此反复。

第2节扩胸运动：仰卧，双臂打开伸直，掌心向上，双臂向前伸直，掌心相对，双臂向上伸直，掌心向上，双手距离与肩同宽。还原，反复。

第3节腹肌运动：仰卧，鼻子吸气同时腹部鼓起，嘴巴吐气，腹部放松。反复动作要慢，不要太快。

第4节抬臀运动：仰卧，髋与腿放松，分开稍屈，脚底放在床上，尽力抬高臀部及背部。

第5节屈膝运动：仰卧，双手抱单膝向胸部，还原平躺，左右两腿交替进行。

第6节盆底肌运动：平躺，嘴闭紧，缓缓吸气，同时收缩会阴部和肛门，保持此姿势数秒钟后还原，随时随地都可以做。

第7节胸膝卧位：跪坐，背部挺直，双手交叉于前，双手手心贴床向前滑行，慢慢拉开背部，前胸尽可能向床上贴，胳膊不可弯曲。腿部与床面保持垂直，肩部靠在床面支撑身体，头偏向一侧。

第8节仰卧起坐：平躺去枕，双腿蜷缩，双手抱颈，然后腰部发力，让上半身离开床面，向膝盖处靠拢，恢复平躺状态，反复多次进行这个动作。

产后健身操可根据产妇的情况，运动量由小到大，由弱到强循序渐进练习。一般在顺产后第3～7天开始，剖宫产后第7～14天开始。

5. 计划生育指导 产后42天之内禁止性交。根据产后检查情况，恢复正常性生活，并指导产妇选择适当的避孕措施，一般哺乳者宜选用工具避孕，不哺乳者可选用药物避孕。

6. 产后检查 包括产后访视及产后健康检查。

（1）产后访视：由社区医疗保健人员在产妇出院后3天内、产后14天、产后28天分别做3次产后访视，通过访视可了解产妇及新生儿健康状况，内容包括：①了解产妇饮食、睡眠及心理状况；②观察子宫复旧及恶露；③检查乳房，了解哺乳情况。观察会阴伤口或剖宫产腹部伤口情况，发现异常给予及时指导。

（2）产后健康检查：告知产妇于产后42天带孩子一起来医院进行一次全面检查，以了解产妇全身情况，特别是生殖器官的恢复情况及新生儿发育情况。产后健康检查包括全身检查和妇科检查。全身检查主要是测血压、脉搏、尿常规等；妇科检查主要了解盆内生殖器是否已恢复至非孕状态。

7. 整理、记录、宣教。

四、简易操作流程

简易操作流程见图3-4-1。

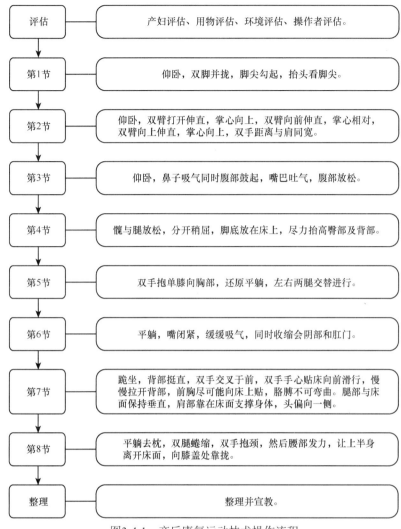

图3-4-1 产后康复运动技术操作流程

五、注意事项

1. 根据产妇个体情况制订健身操，循序渐进。

2. 注意产妇生命体征及伤口情况。

3. 产后健身操姿势要正确。

六、结局评价

1. 产妇做健身操过程中无不适感。

2. 产妇掌握正确的产褥期护理知识。

3. 产妇掌握正确的产后健身操。

七、相关知识

（一）盆底肌训练

盆底肌训练（pelvic floor muscle training，PFMT）又称凯格尔运动（Kegel exercise）是指患者有意识地对以耻骨尾骨肌肉群为主的盆底肌进行自主性收缩锻炼，以增加尿道的阻力，从而加强控尿的能力。PFMT于1948年由美国医生Arnold Kegel提出，半个多世纪以来一直在尿失禁的治疗中占据重要地位，目前仍然是尿失禁最常用和有效的非手术治疗方法。PFMT的主要内容是反复进行缩紧肛门的动作，每次收紧不少于3s，然后放松，连续做15～30min为一组锻炼，每日进行2～3组锻炼；或者刻意不分组，自择时段每天做150～200次，6～8周为一疗程。2011年国际妇科泌尿协会（International Urogynecological Association，IUGA）提出的新锻炼方案则要求患者每日做3组，每组收缩肛门（或憋尿动作）8～12次，每次都尽力达到自身最长的收缩时间，3～6周后患者即能发现膀胱的控制能力得到了提高，此时应鼓励患者继续坚持练习，训练时间至少为6个月。

（二）盆底电刺激

盆底肌肉群的收缩包括主动运动（盆底肌肉锻炼）和被动运动，盆底电刺激后引起的肌肉收缩属于后者。对于无法正确、有效进行PFMT的患者，电刺激可以提供帮助。盆底肌肉的电刺激可以提高盆底肌肉的舒缩能力，改善肌肉的萎缩与损伤，增强尿道的闭合能力，进而有效控制逼尿肌的作用，改善尿失禁。产后尿失禁的患者如果早期实施电刺激联合凯格尔运动，有助于改善产后盆底功能，促进盆底肌张力的恢复及逼尿肌对排尿的控制，从而改善尿失禁，提高产妇生活质量。

（三）盆底磁刺激

从1998年开始，磁刺激被用于治疗尿失禁。盆底磁刺激的原理是基于电磁感应的法拉第定律，磁脉冲能穿透表皮到达组织深部，进入会阴周围并启动神经脉冲，引起盆底肌肉收缩，从而增强盆底肌肉力量，提高尿道关闭压来改善控尿能力。

（四）射频治疗

近年还有利用射频治疗压力性尿失禁获得满意疗效的报道。利用射频电磁能的振荡发热使膀胱颈和尿道周围局部结缔组织变性，导致胶原沉积、支撑尿道和膀胱颈的结缔组织挛缩，结果抬高了尿道周围阴道旁结缔组织，恢复并稳定尿道和膀胱颈的正常解剖位置，从而达到控尿目的。

八、操作考核评分标准

操作考核评分标准见表3-4-1。

表3-4-1 产后康复运动技术考核评分标准

考核内容			考核点及评分要求	分值	扣分	得分	备注
知识与技能评价（80分）	评估及准备（10分）	产妇（5分）	1. 核对产妇信息，了解产妇精神情绪状态、伤口情况	3			
			2. 向产妇解释操作目的，以取得积极配合	2			
		环境（2分）	符合操作要求，拉上围帘遮挡产妇	2			
		操作者（2分）	1. 着装整洁	1			
			2. 修剪指甲，七步洗手法洗手（口述）	1			
		用物（1分）	用物准备齐全；质量符合要求，按操作先后顺序放置	1			
	实施（70分）	核对并摆体位（2分）	1. 拉上布帘或屏风遮挡，再次核对信息	1			
			2. 产妇取合适体位	1			
		抬头运动（4分）	1. 动作正确	2			
			2. 产妇感觉放松	2			
		扩胸运动（4分）	1. 动作正确	2			
			2. 产妇无不适感	2			

续表

考核内容			考核点及评分要求	分值	扣分	得分	备注
知识与技能评价（80分）	实施（70分）	腹肌运动（8分）	1. 动作正确	6			
			2. 产妇无不适感	2			
		抬臀运动（8分）	1. 动作正确	6			
			2. 产妇无不适感	2			
		屈膝运动（8分）	1. 动作正确	6			
			2. 产妇无不适感	2			
		盆底肌运动（10分）	1. 动作正确	8			
			2. 产妇无不适感	2			
		胸膝卧位（8分）	1. 动作正确	6			
			2. 产妇无不适感	2			
		仰卧起坐（8分）	1. 动作正确	6			
			2. 产妇无不适感	2			
		操作后处理（10分）	1. 协助产妇整理好衣服，询问感受	3			
			2. 整理用物	2			
			3. 消毒双手	1			
			4. 告知产后康复相关知识，坚持做操	4			
素养评价（20分）	操作规范度（8分）		操作规范，动作正确、有效，无不适感	8			
	仪表规范度（4分）		着装规范、符合要求	4			
	沟通有效度（8分）		1. 语言亲切，态度和蔼，关爱产妇	4			
			2. 健康指导内容和方式正确	4			
总分				100			

测试题

1. 产后访视时间正确的是（　　）

A. 出院后5日内、产后14日、产后28日

B. 出院后3日内、产后14日、产后28日

C. 出院后3日内、产后7日、产后28日

D. 出院后3日内、产后10日、产后28日

E. 出院后3日内、产后14日、产后42日

2. 产后多少天，产妇需进行健康检查（　　）

A. 产后30天　　　**B.** 产后35天　　　**C.** 产后40天　　　**D.** 产后42天　　　**E.** 产后45天

3. 关于产后健身操，下列说法不正确的是（　　）

A. 运动量由小到大　　　　　　**B.** 由弱到强　　　　　**C.** 循序渐进

D. 自然分娩产后第二天开始　　　　**E.** 剖宫产产后第二天开始

（谭小梅　王秀珍　陈湘军）

第五节　母乳喂养指导技术

视频

> **导入情境与思考**
>
> 　　某女士，28岁，因"停经40周，下腹坠胀半天"入院。顺产一男婴，体重3500g。产后第2天，产妇乳房胀痛，但新生儿却饥饿哭吵。
>
> 　　**请思考：**
>
> 　　如何协助并指导产妇进行母乳喂养？

母乳喂养是指通过母亲乳汁来喂养婴幼儿的方式。母乳喂养具有较多的好处，母乳中含有较多优质蛋白质，母乳的成分是最容易被婴幼儿消化和吸收的。而且母乳中还含有较多的免疫因子，主要包括免疫蛋白和免疫细胞。婴幼儿坚持母乳喂养，能够帮助提高其抵抗力水平，对抵御疾病能够起到一定的效果。母乳喂养还能够帮助疏通女性的乳腺，能够有效减少乳腺疾病的发病概率，特别是乳腺肿瘤等疾病。

一、适应证

除禁忌证外的所有产妇均可母乳喂养。

二、禁忌证

产妇患有艾滋病，患有严重疾病，如活动性肺结核、恶性肿瘤、精神类疾病，以及重症心、肾疾病等不宜哺乳。

三、操作步骤

（一）评估

1. 操作者评估　着装规范，举止端庄，洗手，剪指甲。

2. 环境评估　温度调节到24～26℃，室内整洁，安静。拉上围帘。

3. 用物评估　治疗车、洗手液、面盆、毛巾、热水、广口容器、吸奶器和哺乳枕。

4. 婴儿评估　更换尿片，做好臀部护理。

5. 产妇评估　情绪稳定，精神放松。

（二）操作

1. 核对　携用物至床旁，采用双向核对方式核对产妇信息。

2. 产妇准备　洗净双手，用湿毛巾擦净乳头。协助产妇采取舒适的体位（如坐位或卧位）。全身肌肉放松，有益于乳汁排出。

3. 指导产妇乳房护理

（1）清洁乳房：一手支托乳房，另一手用温水湿毛巾由乳头开始，由内向外擦洗整个乳房，清洁毛巾后，再反复擦洗乳头数次，最后用植物油去除乳头上的痂皮。

（2）热敷乳房：哺乳前热敷乳房，可促使乳腺管畅通，涂少许润肤油于乳房，再将毛巾对折，泡入热水中拧干后环绕包住乳房，露出乳头，视需要换温水，以保持热度（热度以产妇本身能接受为宜）。

（3）按摩乳房及乳腺管：按摩乳房可促进乳汁分泌，先将双手大拇指与四指分开，水平按摩乳房5次、呈45°按摩乳房5次；然后沿乳房周围、螺旋按摩乳房，左右各5次；再由乳房基底沿乳腺管呈螺旋状上行推压至乳晕，最后直行到乳头5次。

（4）挤奶：协助产妇身体前倾，将热毛巾敷一侧乳房3～5min后，一手置于乳房下托起乳房，另一手以小鱼际按顺时针方向螺旋式按摩乳房。将拇指及示指放在乳晕上方距乳头根部2cm处，两指相对，其他手指托住乳房，拇指和示指向胸壁方向轻轻下压、挤、松（图3-5-1）。

4. 环抱姿势　产妇抱着婴儿贴近自己。使婴儿的头与身体呈一直线，婴儿的脸对着妈妈乳房，鼻头对着妈妈乳头，同时保持婴儿的头部和颈部略微伸展，以免婴儿鼻部压入弹性乳房而影响呼吸，但也要防止头颈部过度伸展造成吞咽困难。

5. 含接　指导产妇将拇指和其余四指分别放在乳房上、下方，"C"形托起整个乳房喂哺（图3-5-2），避免"剪刀式"夹托乳房（除非在射乳反射过强，乳汁流出过急，婴儿出现呛奶现象时），那样会反向推乳腺组织，阻碍婴儿将大部分乳晕含入口内，不利于充分挤压乳晕下方的乳腺导管中的乳汁。

6. 正确哺乳 产妇用乳头轻轻触碰婴儿的嘴唇，诱发觅食反射，当婴儿口张大，舌向下的一瞬间，将婴儿靠向母亲，含住乳头及大部分乳晕，充分挤压乳窦，使乳汁排出，有效刺激乳头感觉神经末梢，促进泌乳和排乳反射。婴儿嘴张大，下唇外翻，舌成勺状环绕乳房，面颊鼓起成圆形，可见到上方的乳晕比下方多，婴儿慢而深地吸吮，有吞咽动作和声音。

7. 预防乳头损伤 哺乳完毕，指导产妇用示指轻压婴儿下颌取出乳头，挤出一滴奶涂抹在乳头上，以防皲裂。操作者告诉产妇，每次哺乳时让婴儿吸空一侧乳房后，再吸吮另一侧乳房。

8. 拍背 哺乳结束后，将婴儿抱起轻拍背部1～2min，排出胃内空气以防吐奶。

9. 整理 将婴儿右侧卧位放在婴儿床上。

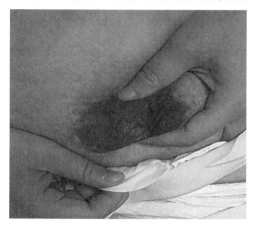

图3-5-1 挤奶手法

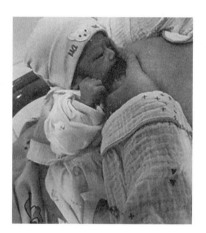

图3-5-2 哺乳

四、简易操作流程

简易操作流程见图3-5-3。

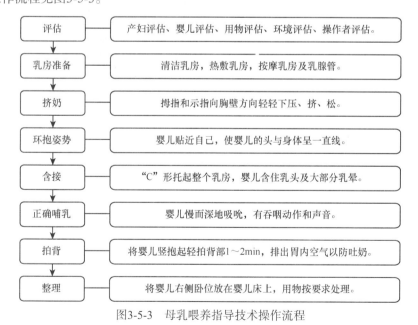

评估	产妇评估、婴儿评估、用物评估、环境评估、操作者评估。
乳房准备	清洁乳房，热敷乳房，按摩乳房及乳腺管。
挤奶	拇指和示指向胸壁方向轻轻下压、挤、松。
环抱姿势	婴儿贴近自己，使婴儿的头与身体呈一直线。
含接	"C"形托起整个乳房，婴儿含住乳头及大部分乳晕。
正确哺乳	婴儿慢而深地吸吮，有吞咽动作和声音。
拍背	将婴儿竖抱起轻拍背部1～2min，排出胃内空气以防吐奶。
整理	将婴儿右侧卧位放在婴儿床上，用物按要求处理。

图3-5-3 母乳喂养指导技术操作流程

五、注意事项

1. 尽早开奶，按需哺乳。

2. 每次哺乳时间不宜过长，大致保持每侧10min左右。

3. 等待哺乳的婴儿应处于清醒状态，有饥饿感。

4. 哺乳姿势要正确。

六、结局评价

1. 产妇喂奶过程中无不适感。

2. 母乳喂养有效，婴儿有满足感。

3. 产妇掌握正确的哺乳姿势。

七、相关知识

（一）正确的哺乳姿势

1. 摇篮式 将哺乳一侧的脚稍垫高，抱婴儿于斜坐位，其脸向母亲，头、肩枕于哺乳侧的上臂肘弯处；用另一手"C"形托起乳房；用乳头刺激婴儿的上嘴唇，当婴儿张开嘴时，将乳头送入婴儿口中，使婴儿含住整个乳头和大部分的乳晕（图3-5-4）。

2. 橄榄球式 又叫环抱式，母亲将婴儿放在胳膊下，需要用枕头托住婴儿身体，婴儿的头枕在母亲的手上（图3-5-5）。

3. 交叉式 母亲用对侧的手臂支撑婴儿头部，胳膊把婴儿环抱住。婴儿鼻尖对着母亲的乳头（图3-5-6）。

4. 侧卧式 母亲可以在床上侧卧，让婴儿的脸朝向母亲，将婴儿的头枕在臂弯上，使他的嘴和乳头保持水平（图3-5-7）。

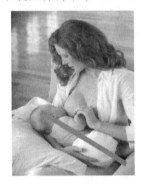 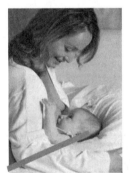 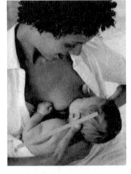 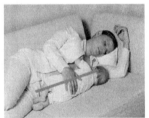

图3-5-4 摇篮式　　　图3-5-5 橄榄球式　　　图3-5-6 交叉式　　　图3-5-7 侧卧式

（二）乳汁分泌量是否充足的判断

1. 婴儿每天能得到8～12次较为满足的母乳喂养；哺喂时，婴儿有节律地吸吮，并可听到明显的吞咽声。

2. 出生后最初2天，婴儿每天至少排尿1～2次；如果有粉红色尿酸结晶的尿，应在生后第3天消失；出生后第3天开始，每24h排尿应达6～8次。

3. 出生后每24h至少排便3～4次，每次大便应多于1大汤匙。出生第3天后，每天可排软、黄便达4次（量多）～10次（量少）。

八、操作考核评分标准

操作考核评分标准见表3-5-1。

表3-5-1　母乳喂养指导技术考核评分标准

考核内容			考核点及评分要求	分值	扣分	得分	备注
知识与技能评价（80分）	评估及准备（10分）	产妇及婴儿（3分）	**1.** 核对产妇及婴儿信息，了解产妇精神情绪状态、婴儿是否清醒及饥饿情况	1			
			2. 向产妇解释操作目的，以取得积极配合	1			
			3. 评估乳房充盈情况	1			
		环境（2分）	符合操作要求，拉上围帘遮挡产妇	2			
		操作者（2分）	**1.** 着装整洁	1			
			2. 修剪指甲，七步洗手法洗手（口述）	1			
		用物（3分）	用物准备齐全（少一个扣1分，扣完3分为止）；质量符合要求，按操作先后顺序放置	3			
	实施（70分）	核对并摆体位（4分）	**1.** 拉上床帘或屏风遮挡，再次核对信息	2			
			2. 产妇取合适体位	2			
		清洁乳房（10分）	**1.** 清洁方法正确，动作轻柔	6			
			2. 乳房乳头清洗干净无痂皮	4			
		热敷乳房（10分）	**1.** 热敷方法正确，动作轻柔	6			
			2. 产妇感觉舒适	4			
		按摩乳房及乳腺管（10分）	**1.** 按摩手法正确，动作轻柔	6			
			2. 产妇感觉舒适，乳汁分泌增多	4			
		挤奶（10分）	**1.** 挤奶手法正确，动作轻柔	6			
			2. 产妇无不适感，保持泌乳，减轻乳胀	4			
		哺乳（10分）	**1.** 含接哺乳姿势正确	5			
			2. 婴儿吸吮有效，有吞咽动作和声音	5			
		拍背（10分）	**1.** 抱婴儿姿势和拍背手法正确	5			
			2. 婴儿无溢奶	5			
		操作后处理（6分）	**1.** 协助产妇整理好衣服，询问感受	2			
			2. 整理用物	1			
			3. 消毒双手	1			
			4. 告知哺乳相关知识，按需哺乳	2			
素养评价（20分）	操作规范度（8分）		操作规范，动作熟练、轻柔，母乳喂养有效	8			
	仪表规范度（4分）		着装规范、符合要求	4			
	沟通有效度（8分）		**1.** 语言亲切，态度和蔼，关爱产妇	4			
			2. 健康指导内容和方式正确	4			
总分				100			

测试题

1. 婴儿含接方式正确的是（　　）

A. "C"形托起整个乳房，婴儿只需含住妈妈的乳头

B. "C"形托起整个乳房，婴儿含住乳头及大部分乳晕

C. 婴儿只需含住妈妈的乳头，未将乳晕含在口中

D. 可随意让婴儿进行含接吸吮

E. 下唇向内翻

2. 挤奶手法正确的是（　　）

A. 拇指及示指放在乳晕上方距乳头根部2cm处

B. 拇指及中指放在乳晕上方距乳头根部2cm处

C. 拇指及示指放在乳晕上方距乳头根部3cm处

D. 拇指及示指放在乳晕上方距乳头根部4cm处

E. 拇指及中指放在乳晕上方距乳头根部3cm处

3. 6个月内婴儿最理想的食品是（　　）

A. 母乳　　　　　　**B.** 牛乳　　　　**C.** 羊乳　　　　　**D.** 配方奶　　　　　　　**E.** 全脂奶粉

4. 母乳喂养禁忌证不包括（　　）

A. 活动性肺结核　　　　　　　**B.** 癌症　　　　　　**C.** 重症心肾疾病

D. 乙型肝炎病毒携带　　　　　**E.** 艾滋病

（谭小梅　王秀珍　陈湘军）

第六节　人工喂养指导技术

导入情境与思考

新生儿，男，2天，体重3kg，因母亲患有严重心脏病不宜母乳喂养需人工喂养。

请思考：

1. 该新生儿1天需要多少配方奶粉？

2. 护士应如何配制奶粉及喂养新生儿？

人工喂养是以配方奶或动物乳（牛乳、羊乳等）完全替代母乳喂养的方法。

一、适应证

有母乳喂养禁忌证的婴儿。

二、禁忌证

对乳制品过敏的婴儿。

三、操作步骤

（一）评估

1. 婴儿评估　核对婴儿手腕带；排尿、排便，更换好纸尿裤；评估婴儿奶量。

2. 用物评估　奶粉、奶粉专用量勺、已消毒奶瓶奶嘴、温开水、冷开水、量杯、小毛巾、无菌持物钳、水温计、喂奶车。

3. 环境评估　关门窗，室内环境安静，整洁，光线柔和，温湿度适宜。

4. 操作者评估　着装整齐，洗手（并温暖双手），戴口罩。

（二）操作

1. 擦拭操作台面、喂奶车，七步洗手法洗手，使用无菌钳从消毒柜中取出已消毒全套奶瓶。

2. 核对配方奶粉名称及阶段、开罐日期及有效期、奶粉的配制方法、奶粉颜色及质量，计算新生儿所需奶量。配方奶粉：100g供能约500kcal（1g约5kcal），6个月的婴儿每天能量的平均需要量90kcal/(kg·d)，每天需要量约18g/kg，体重如果是3kg，则18×3=54g，约12勺。配方奶配制：30ml水加1勺奶粉；一勺奶粉约4.5g，12×30=360ml。每3h一次，一天8次，每次约45ml。

3. 将适量冷热开水倒入量杯中，用消毒的温度计测试水温，以40～50℃按所需量倒入奶瓶。

4. 按奶粉罐上比例加入奶粉，奶粉勺放入专用的盒内，轻轻摇匀使其完全溶解（方法正确）（图3-6-1）。

5. 测试奶温、奶速（滴奶至手臂内侧试温度，以不烫为宜，选择合适的奶嘴，倒置奶瓶，以奶液连续滴出为宜，即成滴不成线）（图3-6-2）。

6. 核对手腕带、上次喂奶信息，向家长解释。双手抱起婴儿，使婴儿头枕于喂奶者的左上臂靠近肘部，颈前围小毛巾，手持奶瓶使奶嘴内充满乳液，将奶瓶倾斜，奶嘴轻触婴儿上唇，诱发觅食反射，待其张口时将奶嘴放入其口中，充分吸吮（图3-6-3）。

7. 喂奶后用小毛巾擦去口唇周围奶液，将婴儿竖抱，轻拍背部排出胃内空气（图3-6-4）。

8. 将用过的奶具、量杯等物品按要求清洁消毒。

9. 洗手，记录婴儿进奶情况、奶量，注明开罐时间，密封放置阴凉处，保质期1个月。

10. 告知家属注意事项和下次喂奶时间。

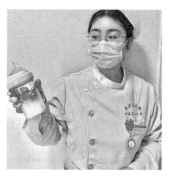 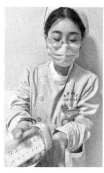 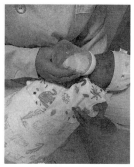 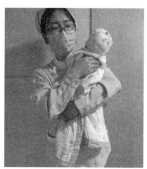

图3-6-1 轻轻摇匀　　图3-6-2 试奶温、奶速　　图3-6-3 喂奶　　图3-6-4 拍背

四、简易操作流程

简易操作流程见图3-6-5。

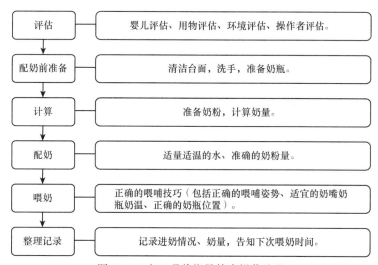

图3-6-5 人工喂养指导技术操作流程

五、注意事项

1. 适宜的奶嘴，滴状连续滴出。测温度：滴至手腕掌侧无过热感。

2. 保持正确的喂哺姿势。

3. 加强奶具卫生，未喝完的牛奶及时放置于冰箱冷藏，尽量4h内喝完。

4. 及时调整奶量。初次配奶后，观察婴儿粪便性状、体重及反应。

5. 避免空气吸入。

六、结局评价

1. 婴儿在喂养过程中获得满足感。

2. 提供清洁卫生的配方奶。

3. 家属知道注意事项及下次喂奶时间。

七、相关知识

配方奶粉是以牛乳为基础的改造奶制品，使宏量营养素成分尽量"接近"母乳，使之适合于婴儿的消化系统和肾功能，如降低酪蛋白、无机盐的含量等；添加一些重要的营养素，如乳清蛋白、不饱和的脂肪酸、乳酸等；强化婴儿生长所需要的微量元素如核苷酸、维生素A、维生素D、β-胡萝卜素和微量元素（铁、锌）等，在不能进行母乳喂养时，配方奶应作为优先选择的乳类来源。

八、操作考核评分标准

操作考核评分标准见表3-6-1。

表3-6-1 人工喂养指导技术考核评分标准

考核内容			考核点及评分要求	分值	扣分	得分	备注
评估及准备（10分）	婴儿（3分）	**1.** 核对婴儿信息		1			
		2. 了解婴儿是否清醒及饥饿情况		2			
	环境（2分）	符合操作要求		2			
	操作者（2分）	**1.** 着装整洁		1			
		2. 修剪指甲，七步洗手法洗手（口述）		1			
	用物（3分）	用物准备齐全（少一个扣1分，扣完3分为止）；质量符合要求，按操作先后顺序放置		3			
知识与技能评价（80分）	实施（70分）	核对奶粉（10分）	**1.** 清洁台面，再次核对信息	5			
			2. 准备奶粉，核对有效期及阶段	5			
		计算奶量（10分）	**1.** 计算方法正确	6			
			2. 奶量正确	4			
		配奶（10分）	**1.** 水温水量适宜，配奶方法正确	6			
			2. 奶完全溶解	4			
		测试奶温、奶速（10分）	**1.** 方法正确	6			
			2. 奶液成滴不成线	4			
		喂奶（10分）	**1.** 喂奶姿势正确	6			
			2. 婴儿吸吮有效	4			
		拍背（10分）	**1.** 抱婴儿姿势和拍背手法正确	5			
			2. 婴儿无溢奶	5			
		操作后处理（10分）	**1.** 整理用物清洁消毒	3			
			2. 消毒双手	3			
			3. 告知人工喂养相关知识	4			
素养评价（20分）	操作规范度（8分）	操作规范，动作熟练、轻柔，人工喂养有效		8			
	仪表规范度（4分）	着装规范、符合要求		4			
	沟通有效度（8分）	**1.** 语言亲切，态度和蔼		4			
		2. 健康指导内容和方式正确		4			
总分				100			

测试题

1. 小于6个月的婴儿每日所需总能量为（   ）

A. 80kcal/kg   **B.** 90kcal/kg   **C.** 100kcal/kg   **D.** 110kcal/kg   **E.** 1200kcal/kg

2. 人工喂养的注意事项错误的是（   ）

A. 适宜的奶嘴   **B.** 保持正确的喂哺姿势

C. 未喝完的牛奶及时放置冰箱冷藏，尽量1日内喝完

D. 避免空气吸入

E. 及时调整奶量

3. 5个月女婴，体重7.0kg，采用配方奶人工喂养，每日需配方奶粉量（　　）

A. 80g　　　　　**B.** 95g　　　　　**C.** 126g　　　　　**D.** 135g　　　　　**E.** 150g

4. 下列人工喂养方法描述不正确的是（　　）

A. 选择适宜的奶嘴，以滴状连续滴出为宜

B. 冲调好的奶液温度与体温相似

C. 哺乳时应斜抱婴儿，使其头高足低

D. 每次配乳所用奶具均应洗净消毒

E. 喂哺后自上而下轻拍婴儿后背，促使其将吞咽的空气排出

（谭小梅　王秀珍　陈湘军）

本章参考答案

第一节

　　1.C　2.E　3.D

第二节

　　1.C　2.A　3.E

第三节

　　1.A　2.C　3.C　4.D

第四节

　　1.B　2.D　3.E

第五节

　　1.B　2.A　3.A　4.D

第六节

　　1.B　2.C　3.C　4.E

第四章 新生儿护理技术

学习目标

　　知识目标：让学生掌握新生儿护理技术相关知识点。

　　能力目标：让学生掌握新生儿护理技术操作流程。

　　素质目标：学生具有人文关怀主义精神，具备新生儿护理的观察能力和实践能力。

　　新生儿护理技术是对新生儿进行的各项急救、检查和照护的技术，以保障新生儿的健康，及早发现疾病相关指征，预防各种并发症的发生。本章实训项目包括：新生儿评分技术、新生儿复苏技术、"三早"技术、新生儿沐浴技术、新生儿抚触技术、新生儿足底血采集技术、新生儿听力筛查技术，以及新生儿经皮胆红素测定技术。

第一节 新生儿评分技术

导入情境与思考

　　新生儿，男，母亲孕1产1，孕39周顺产，出生体重3000g，羊水清，脐带胎盘正常，无胎膜早破，哭声响，躯干红，四肢青紫、稍屈曲，呼吸浅慢不规则，心率120次/分。

　　请思考：

　　该新生儿是否存在窒息？程度如何？该如何判断呢？

　　新生儿评分技术指Apgar评分，其是国际上公认的评价新生儿窒息的最简洁、实用的方法。内容包括皮肤颜色、心率、对刺激的反应、肌张力和呼吸五项指标。分别于生后1min、5min和10min进行评定。Apgar评分8～10分为正常，4～7分为轻度窒息，0～3分为重度窒息。1min评分反映窒息严重程度，5min评分反映了复苏的效果及有助于判断预后。

一、适应证

出生的新生儿。

二、禁忌证

无绝对禁忌证。

三、操作步骤

（一）评估

1.产妇评估 了解产妇信息，包括年龄、孕周、文化程度等，注意产妇是否为高危妊娠，羊水性状。

2.用物评估 准备一次性垫巾，预热干毛巾，远红外辐射台，听诊器，带秒表的计时器。

3.环境评估 环境温度适宜（24～26℃），光线适宜。

4.操作者评估 着装整齐，洗手（并温暖双手），戴口罩。

（二）操作

1.再次核对产妇信息。

2.将出生新生儿放置在预热远红外辐射台的干毛巾上，注意保暖。

3. 评估新生儿皮肤颜色。全身皮肤粉红为2分；躯干粉红、四肢青紫为1分；全身皮肤青紫或苍白为0分。

4. 预热听诊器听筒，评估新生儿心率。新生儿心率≥100次/分为2分；<100次/分为1分，没有心率为0分。

5. 评估新生儿对刺激的反应。用手弹新生儿足底或插鼻管后，新生儿出现啼哭、打喷嚏或咳嗽为2分；只有皱眉等轻微反应为1分；无任何反应为0分。

6. 评估新生儿肌张力。新生儿四肢动作活跃为2分；四肢稍屈曲为1分；四肢松弛为0分。

7. 评估新生儿呼吸。新生儿呼吸均匀、哭声响亮为2分；呼吸缓慢而不规则或哭声微弱为1分；无呼吸为0分。

8. 根据新生儿情况和评分情况进行下一步处理。

9. 整理、洗手、记录。

四、简易操作流程

简易操作流程见图4-1-1。

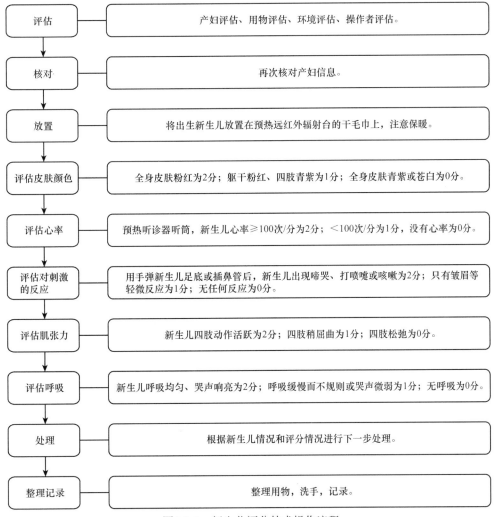

图4-1-1 新生儿评分技术操作流程

五、注意事项

1. 进行新生儿评分时注意保暖。

2. 进行新生儿评分时要快速准确。

3. 严格按照评分标准进行评分，保证各评分数值的准确。

六、结局评价

1. 操作者对评分标准熟悉。

2. 新生儿评分快速准确。

七、相关知识

1. Apgar评分　见表4-1-1。

表4-1-1　新生儿Apgar评分表

体征	评分标准		
	0分	1分	2分
每分钟心率	0	<100次	≥100次
呼吸	0	浅慢，不规则	正常，哭声响
肌张力	松弛	四肢稍屈曲	四肢屈曲，活动好
对刺激的反应	无反射	有些动作，如皱眉	咳嗽、恶心
皮肤颜色	青紫或苍白	躯干红，四肢青紫	全身粉红

2. Apgar评分记忆口诀　Apgar 5个字母的含义分别为：appearance（皮肤颜色），pulse（脉搏，得出心率），grimace（对刺激的反应），activity（肌张力），respiration（呼吸）。

八、知识拓展

羊水胎粪污染（简称羊水粪染）时的处理：2015年国际新生儿复苏指南就已不再推荐羊水粪染无活力新生儿常规给予气管插管吸引胎粪，但对于正压通气时有气道梗阻的新生儿，气管插管吸引胎粪可能有益。根据我国国情和实践经验，建议当羊水粪染时，仍首先评估新生儿有无活力：有活力时，继续初步复苏；无活力时，应在20s内完成气管插管及吸引胎粪（图4-1-2）。

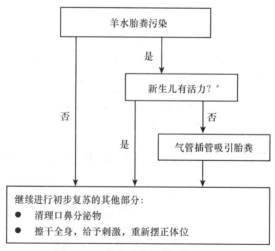

图4-1-2　羊水胎粪污染时的处理

a无活力：肌张力低、无呼吸或喘息样呼吸、心率<100次/分，三项具备其中1项

九、操作考核评分标准

操作考核评分标准见表4-1-2。

表4-1-2 新生儿评分技术考核评分标准

考核内容			考核点及评分要求	分值	扣分	得分	备注
知识与技能评价（80分）	评估及准备（20分）	产妇（8分）	1. 核对产妇个人信息，包括年龄、孕周、文化程度等	3			
			2. 注意产妇是否为高危妊娠	3			
			3. 羊水是否清亮	2			
		环境（3分）	温度适宜（24~26℃）、光线适宜	3			
		操作者（4分）	1. 着装整洁	2			
			2. 修剪指甲，七步洗手法洗手（口述）	2			
		用物（5分）	用物准备齐全；质量符合要求，按操作先后顺序放置	5			
	实施（60分）	核对（2分）	再次核对产妇信息	2			
		放置（6分）	1. 将出生新生儿放置在预热的干毛巾上	3			
			2. 注意保暖	3			
		评估肤色（8分）	评估新生儿皮肤颜色：全身皮肤粉红为2分；躯干粉红、四肢青紫为1分；全身皮肤青紫或苍白为0分	8			
		评估心率（10分）	1. 预热听诊器听筒	2			
			2. 评估新生儿心率：新生儿心率≥100次/分为2分；<100次/分为1分，没有心率为0分	8			
		评估反应（8分）	评估新生儿对刺激的反应：用手弹新生儿足底或插鼻管后，新生儿出现啼哭、打喷嚏或咳嗽为2分；只有皱眉等轻微反应为1分；无任何反应为0分	8			
		评估肌张力（8分）	评估新生儿肌张力：新生儿四肢动作活跃为2分；四肢稍屈曲为1分；四肢松弛为0分	8			
		评估呼吸（8分）	评估新生儿呼吸：新生儿呼吸均匀、哭声响亮为2分；呼吸缓慢而不规则或哭声微弱为1分；无呼吸为0分	8			
		处理（4分）	根据新生儿情况和评分情况进行下一步处理	4			
		整理（6分）	整理用物	2			
			洗手	2			
			记录	2			
素养评价（20分）	操作规范度（8分）		1. 操作规范，评估结果准确	4			
			2. 在规定时间内完成	4			
	仪表规范度（8分）		1. 着装规范、符合要求	4			
			2. 举止大方、无多余动作	4			
	沟通有效度（4分）		1. 语言亲切，态度和蔼，关爱新生儿	2			
			2. 健康指导内容和方式正确	2			
总分				100			

测试题

1. 刚娩出的新生儿，心率90次/分，呼吸慢而不规则，四肢活动好，痰液刺激喉部反应明显，全身皮肤红润。Apgar评分为（　　）

A. 7分　　　　**B.** 8分　　　　**C.** 9分　　　　**D.** 6分　　　　**E.** 5分

2. 刚娩出的新生儿，全身皮肤粉红，哭声响亮，心率大于140次/分，插鼻管后，新生儿出现打喷嚏，四肢活跃自如，Apgar评分为（　　）

A. 7分　　　　B. 8分　　　　C. 9分　　　　D. 10分　　　　E. 5分

3. 新生儿Apgar评分为6分，该新生儿为（　　）

A. 轻度窒息　　B. 中度窒息　　C. 重度窒息　　D. 极重度窒息　　E. 以上都不对

4. 新生儿Apgar评分的内容包括皮肤颜色、心率、肌张力、呼吸和（　　）

A. 对刺激的反应　　B. 体温　　　　C. 血压　　　　D. 血氧饱和度　　E. 脉搏

5. Apgar评分p代表的是（　　）

A. 肤色　　　　B. 脉搏　　　　C. 反应　　　　D. 呼吸　　　　E. 心律

（周辉辉）

第二节　新生儿复苏技术

视频

> **导入情境与思考**
>
> 　　患儿，男，出生后10min，因"全身青紫、呻吟10min"入院。患儿母亲孕1产1，胎龄32周，因胎儿宫内窘迫、脐带绕颈于10min前以剖宫产娩出。娩出后哭声低弱，全身青紫，1min Apgar评分5分，经清理呼吸道、复苏囊辅助呼吸、吸氧后口唇及四肢轻度发绀，5min Apgar评分7分，患儿有呻吟。
>
> **请思考：**
>
> 　　作为护士，应如何配合医生进行患儿急救？

　　新生儿复苏技术是帮助和保障新生儿出生时平稳过渡的重要生命支持技术。目前，导致新生儿死亡的主要原因包括早产/低出生体重、出生窒息、先天畸形和感染等。世界卫生组织指出，许多导致新生儿死亡的原因是可以通过简单实用、成本低廉的适宜技术来避免的，新生儿复苏技术就是其中之一。

一、适应证

新生儿窒息。

二、禁忌证

无绝对禁忌证。

三、操作步骤

1. 评估

（1）新生儿评估：评估新生儿足月吗？羊水清吗？哭声或呼吸好吗？肌张力好吗？

（2）用物评估：预热辐射台（足月儿32～34℃、早产儿根据其中心温度设置）、预热毛巾（两块）、肩垫、温度传感器、帽子、塑料袋或保鲜膜（<32周早产儿）、吸引球、吸痰管（10号、12号）、负压吸引器（压力80～100mmHg）、胎粪吸引管、听诊器、通气用物[常压给氧的装置、正压通气复苏装置（自动充气式气囊、T组合器）、复苏球囊、面罩、氧气管]、20ml注射器、8号胃管、脉搏血氧饱和度仪、空-氧混合器、气管插管用物[喉镜、0号及1号镜片、导管芯（铁丝）、气管导管（备2.5、3.0、3.5和4.0号导管各一根）、胶布、剪刀、1号喉罩气道]、药物[1:10 000（0.1mg/ml）肾上腺素、生理盐水]、注射器（1ml、5ml、10ml、20ml、50ml）、脐静脉穿刺包、三通、计时器、手套、快速手消毒液、垃圾桶、锐器盒。

（3）环境评估：环境安全，产房温度设置24～26℃，关闭门窗。

（4）操作者评估：着装整齐，洗手（并温暖双手），戴口罩、手套。

2. 操作

（1）复苏前的准备：询问预估胎龄多少？羊水清吗？预期分娩几个婴儿？有母婴高危因素吗？

（2）组建复苏团队，讨论、分配工作：评估产前危险因素（了解母亲孕期并发症、分娩史、用药情况及其他危险因素）；确定组长；分配角色和任务；讨论应对的行动方案；明确如何呼叫寻求进一步支援；明确需要的物品、仪器和药品在功能状态（分娩前检查仪器设备）。

（3）新生儿出生（确认出生时间），快速评估：足月吗？羊水清吗？哭声或呼吸好吗？肌张力好吗？

（4）初步复苏：（正确判断是足月吗？羊水清吗？哭声或呼吸好吗？肌张力好吗？有1项为"否"，进行初步复苏）。操作步骤：保暖；摆正鼻吸气体位；必要时吸引口鼻；擦干全身（拿走湿毛巾）；刺激呼吸；重新摆正体位。

（5）评估呼吸、心率：用听诊器听诊心率6s，观察呼吸（心率是多少次？呼吸或哭声好吗？）

（6）正压通气（如果呼吸暂停或喘息样呼吸，心率＜100次/分，进行正压通气）：将脉搏血氧饱和度仪的传感器安放在新生儿的右手腕或掌部。足月儿和胎龄≥35周早产儿开始用21%氧气（空气）进行复苏，胎龄＜35周早产儿自21%～30%氧气开始，根据脉搏血氧饱和度调整给氧浓度，使脉搏血氧饱和度达到目标值。摆正鼻吸气的体位；正确放置面罩，罩住部分下颌，罩住口、鼻（必要时用双手法）；开始正压通气，压力20～25cmH2O；大声计数：吸、2、3；频率：40～60次/分；观察胸廓起伏，听两肺呼吸音。

（7）正压通气无效，做矫正通气：调整面罩；摆正体位；通气；评估胸廓运动。吸引口鼻；张开口腔；通气，评估胸廓运动。增加压力，通气，评估胸廓运动。

（8）评估心率、血氧饱和度。

（9）正压通气配合胸外按压：有效的正压通气30s后，心率仍＜60次/分，应做胸外按压配合正压通气，胸外按压前先要进行气管插管。

（10）进行气管插管，操作步骤：摆正鼻吸气的体位，给新生儿吸常压氧；左手持喉镜，镜片顶端放到会厌软骨谷，采用一提一压手法暴露声门；右手持气管导管，插入气管中点（体重法或NTL法），连接气囊，检查插管位置正确；复苏囊给氧浓度调至100%。

（11）胸外按压与导管法正压通气配合，操作步骤：使用拇指法，胸外按压者站立于新生儿头侧或一侧，以利于脐静脉插管；按压位置正确（两乳头连线中点下方，胸骨下1/3，避开剑突）；按压深度为胸廓前后径的1/3；胸外按压与正压通气比为3∶1，3次胸外按压1次正压通气；胸外按压者大声计数1、2、3、吸，60s后评估。

（12）评估心率、血氧饱和度。

（13）使用药物（胸外按压60s后，心率＜60次/分，确定使用肾上腺素，继续胸外按压配合正压通气）：在脐静脉导管未建立前，可抽取1∶10 000的肾上腺素0.5～1ml/kg气管内给药，给药后气囊正压通气3～4次。必要时间隔3～5min重复给药。如果在血管通路建立之前给予气管内肾上腺素无反应，则一旦建立静脉通路，不需要考虑间隔时间，即刻静脉给予肾上腺素。

（14）使用插入脐静脉导管，操作过程：连接脐静脉导管和三通，充满生理盐水；消毒脐带，脐根部打松结，距离脐根部2cm切断；插入脐静脉导管2～4cm，抽回血；用注射器抽取1∶10 000肾上腺素0.1～0.3ml/kg快速注入，生理盐水冲管；继续胸外按压配合正压通气，60s后评估。

怀疑有低血容量的新生儿给予了正压通气、胸外按压和肾上腺素，心率仍然＜60次/分，应使用扩容剂生理盐水。首次剂量为10 ml/kg，经脐静脉缓慢注入，必要时可重复使用。

（15）评估心率、血氧饱和度。

（16）心率大于60次/分，停止胸外按压，继续正压通气（复苏囊给氧浓度降低至40%）。正压通气大约30s后评估。

（17）评估呼吸、心率、血氧饱和度。

（18）停止正压通气：心率＞100次/分，有自主呼吸，血氧饱和度＞85%，拔出气管导管，停止正压通气。刺激呼吸，新生儿哭声洪亮，复苏后护理和监护。

（19）与家属沟通解释，整理用物，完善抢救记录。

四、简易操作流程

简易操作流程见图4-2-1。

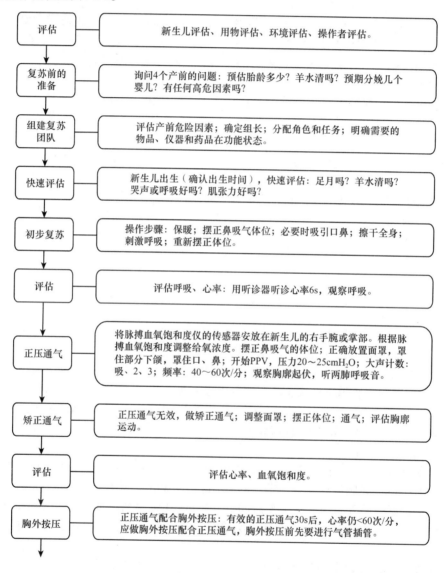

评估	新生儿评估、用物评估、环境评估、操作者评估。
复苏前的准备	询问4个产前的问题：预估胎龄多少？羊水清吗？预期分娩几个婴儿？有任何高危因素吗？
组建复苏团队	评估产前危险因素；确定组长；分配角色和任务；明确需要的物品、仪器和药品在功能状态。
快速评估	新生儿出生（确认出生时间），快速评估：足月吗？羊水清吗？哭声或呼吸好吗？肌张力好吗？
初步复苏	操作步骤：保暖；摆正鼻吸气体位；必要时吸引口鼻；擦干全身；刺激呼吸；重新摆正体位。
评估	评估呼吸、心率：用听诊器听诊心率6s，观察呼吸。
正压通气	将脉搏血氧饱和度仪的传感器安放在新生儿的右手腕或掌部。根据脉搏血氧饱和度调整给氧浓度。摆正鼻吸气的体位；正确放置面罩，罩住部分下颌，罩住口、鼻；开始PPV，压力20～25cmH₂O；大声计数：吸、2、3；频率：40～60次/分；观察胸廓起伏，听两肺呼吸音。
矫正通气	正压通气无效，做矫正通气；调整面罩；摆正体位；通气；评估胸廓运动。
评估	评估心率、血氧饱和度。
胸外按压	正压通气配合胸外按压：有效的正压通气30s后，心率仍<60次/分，应做胸外按压配合正压通气，胸外按压前先要进行气管插管。

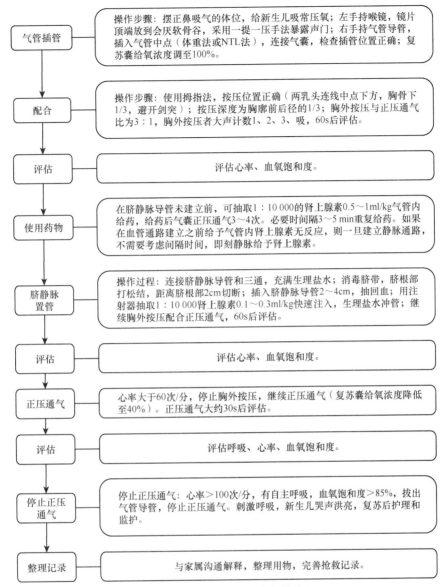

图4-2-1　新生儿复苏技术操作流程

五、注意事项

1. 新生儿复苏过程中注意保暖。

2. 新生儿复苏的基本程序："评估—决策—措施"的程序在整个复苏过程中不断重复。

六、结局评价

1. 新生儿复苏成功或因特殊原因复苏失败。

2. 新生儿未出现严重并发症。

3. 护士按要求操作规范。

七、相关知识

1. 新生儿分娩前的准备

（1）产前咨询：新生儿复苏团队在分娩前要询问4个问题。孕周多少？羊水清吗？预期分娩的新生儿数目是多少？母婴有何高危因素？

（2）组成团队：每次分娩必须至少有1名能够实施初步复苏并启动正压通气的医护人员在场，负责护理新生儿。

（3）准备物品：应在每次分娩前使用标准化的"复苏物品核查表"，准备复苏所需的全部用品和设备，并确保其功能正常。

2. 对每一个出生的新生儿，即刻评估4项指标

（1）足月吗？

（2）羊水清吗？

（3）肌张力好吗？

（4）哭声或呼吸好吗？

如4项均为"是"，应快速彻底擦干，与母亲皮肤接触，进行常规护理。如4项中有1项为"否"，则进入复苏流程，开始初步复苏。

3. 新生儿保暖 设置产房温度为24～26℃，提前预热辐射保暖台，足月儿时设置辐射保暖台温度为32～34 ℃，早产儿时根据其中性温度设置，所有婴儿均需擦干头部并保暖。足月儿用预热毛巾包裹、擦干后置于辐射保暖台上。复苏胎龄＜32周和（或）出生体重＜1500g的早产儿时，将其头部以下躯体和四肢包裹在清洁塑料膜/袋内，或盖以塑料薄膜置于辐射保暖台上，摆好体位后继续初步复苏的其他步骤，避免高温，防止引发呼吸抑制。新生儿体温（腋下）应维持在36.5～37.5 ℃。

4. 新生儿体位 维持新生儿头部轻度仰伸，呈鼻吸气位。

5. 新生儿复苏成功的关键是建立有效的通气 指征：①呼吸暂停或喘息样呼吸；②心率＜100次/分。对有以上指征者，要求在黄金一分钟内实施有效的正压通气。

6. 新生儿正压通气频率和吸气时间 正压通气的频率为40～60次/分，用"吸、2、3"的节律大声计数以保持正确的速率。无论足月儿还是早产儿，正压通气的吸气时间≤1s。

7. 新生儿用氧 推荐使用空氧混合仪及脉搏血氧饱和度仪，无论足月儿还是早产儿，正压通气均须在脉搏血氧饱和度仪的监测指导下进行。足月儿和胎龄≥35周早产儿开始用21%氧气进行复苏。胎龄＜35周早产儿自21%～30%氧气开始，根据脉搏血氧饱和度调整给氧浓度，使脉搏血氧饱和度达到目标值。分娩机构应配备脉搏血氧饱和度仪和空氧混合仪。在缺乏相应设备的情况下，可采用自动充气式气囊得到4种氧浓度：气囊不连接氧源，氧浓度为21%（空气）；连接氧源，不加储氧器，氧浓度为40%；连接氧源，加袋状或管状储氧器，氧浓度分别为100%或90%。脉搏血氧饱和度仪的传感器应置于新生儿动脉导管前位置（即右上肢，通常是手腕或手掌）。

8. 判断通气有效性 有效的正压通气表现为胸廓起伏良好、心率迅速增加。正压通气开始后，边操作边观察胸廓是否起伏，同时连接脉搏血氧饱和度仪，使用三导联心电监测。

9. 矫正通气步骤 如未达到有效通气，需做矫正通气步骤。首先，检查面罩和面部之间是否密闭；其次通畅气道，可调整体位为鼻吸气位、清理气道分泌物、使新生儿的口张开；最后，适当增加通气压力。上述步骤无效时，进行气管插管或使用喉罩气道。

10. 评估及处理 30s有效正压通气后评估新生儿心率。

（1）如心率≥100次/分，逐渐降低正压通气的压力和频率，同时观察自主呼吸是否良好。如心率持续＞100次/分，自主呼吸好，则逐渐停止正压通气。如脉搏血氧饱和度未达目标值，可常压给氧。

（2）如心率在60～99次/分，再次评估通气的有效性，必要时再做矫正通气步骤，可考虑气管插管正压通气。

（3）如心率＜60次/分，再次评估通气有效性，必要时再做矫正通气步骤，给予气管插管，增加氧浓度至100%，连接三导联心电监测，开始胸外按压。

11. 新生儿气管插管指征 ①气管内吸引胎粪；②面罩气囊正压通气无效或需长时间正压通气；③需胸外按压；④经气管注入药物（肾上腺素、肺表面活性物质）；⑤特殊复苏情况，如先天性膈疝等。气管导管型号（导管内径）的选择见表4-2-1。插管深度（唇端距离）见表4-2-2。

表4-2-1　不同胎龄、体重新生儿气管导管型号

胎龄（周）	新生儿体重（g）	导管内径（mm）
<28	<1000	2.5
28～34	1000～2000	3
>34	>2000	3.5

表4-2-2　不同胎龄、体重新生儿气管导管插入深度

胎龄（周）	新生儿体重（g）	插入深度（cm）
23～24	500～600	5.5
25～26	700～800	6.0
27～29	900～1000	6.5
30～32	1100～1400	7.0
33～34	1500～1800	7.5
35～37	1900～2400	8.0
38～40	2500～3100	8.5
41～43	3200～4200	9.0

12. 新生儿胸外按压的指征　有效正压通气30s后，心率<60次/分。在正压通气的同时，开始胸外按压。胸外按压的位置为胸骨下1/3（两乳头连线中点下方），避开剑突。按压深度为胸廓前后径的1/3。按压和放松的比例为按压时间稍短于放松时间，放松时拇指不应离开胸壁。胸外按压采用拇指法，操作者双手拇指按压胸骨，根据新生儿体型不同，双拇指重叠或并列，双手环抱胸廓支撑背部。拇指法可改善新生儿血压和减少操作者疲劳。

13. 胸外按压与正压通气的配合　由于通气障碍是新生儿窒息的首要原因，胸外按压务必与正压通气同时进行。胸外按压与正压通气的比例应为3∶1，即每2秒有3次胸外按压和1次正压通气，达到每分钟约120个动作。胸外按压者大声喊出"1、2、3、吸"，其中"1、2、3"为胸外按压，"吸"为助手做正压通气配合。

14. 胸外按压时心率的评估　胸外按压开始后60s新生儿的自主循环可能才得以恢复，因此应在建立了协调的胸外按压和正压通气60s后再评估心率。尽量避免中断胸外按压，因为按压停止后，冠状动脉灌注减少，延迟心脏功能的恢复。如心率≥60次/分，停止胸外按压，以40～60次/分的频率继续正压通气。如心率<60次/分，检查正压通气和胸外按压操作是否正确，以及是否给予了100%氧气。如通气和按压操作皆正确，做紧急脐静脉置管，给予肾上腺素。为便于脐静脉置管操作，胸外按压者移位至新生儿头侧继续胸外按压。

15. 肾上腺素应用指征　有效的正压通气和胸外按压60s后，心率持续<60次/分。应使用1∶10 000的肾上腺素，静脉用量0.1～0.3ml/kg；气管内用量0.5～1ml/kg。首选脐静脉给药。如脐静脉置管尚未完成或没有条件行脐静脉置管时，可气管内快速注入，若需重复给药，则应选择静脉途径。静脉给药后用1～2ml生理盐水冲管，气管内给药后要快速挤压气囊几次，确保药物迅速进入体内。

16. 脐静脉置管　脐静脉是静脉给药的最佳途径，用于注射肾上腺素及扩容剂。当新生儿需要正压通气及胸外按压、预期使用肾上腺素或扩容时，复苏团队中的1名成员应放置脐静脉导管，而其他人员继续进行正压通气和胸外按压。

17. 继续或停止复苏　如果复苏的所有步骤均已完成，而心率始终无法检测到，应在生后20min后与团队和患儿监护人讨论，做出继续复苏或停止复苏的决定。决定应个体化。对于生存机会很小、可能早期死亡或有严重合并症的新生儿，经专家讨论，监护人参与决策，可以不进行复苏或仅给予有限步骤的复苏。

八、操作考核评分标准

操作考核评分标准见表4-2-3。

表4-2-3 新生儿复苏技术考核评分标准

考核内容			考核点及评分要求	分值	扣分	得分	备注
知识与技能评价（80分）	评估及准备（15分）	新生儿（4分）	1. 评估新生儿足月吗	1			
			2. 评估羊水清吗	1			
			3. 评估新生儿哭声或呼吸好吗	1			
			4. 评估新生儿肌张力好吗	1			
		环境（2分）	环境安全；温度设置24～26℃，关闭门窗	2			
		操作者（4分）	1. 着装整洁	2			
			2. 修剪指甲，七步洗手法洗手（口述）戴手套	2			
		用物（5分）	用物准备齐全（少一个扣1分，扣完5分为止）；质量符合要求，按操作先后顺序放置	5			
	实施（65分）	复苏前的准备（2分）	1. 预估胎龄多少	0.5			
			2. 羊水清吗	0.5			
			3. 预期分娩几个婴儿	0.5			
			4. 有母婴高危因素吗	0.5			
		组建复苏团队（3分）	1. 评估产前危险因素（了解母亲孕期并发症、分娩史、用药情况及其他危险因素）	1			
			2. 确定组长；分配角色和任务；讨论应对的行动方案；明确如何呼叫寻求进一步支援	1			
			3. 明确需要的物品、仪器和药品在功能状态（分娩前检查仪器设备）	1			
		快速评估（4分）	新生儿出生，快速评估	4			
		初步复苏（5分）	1. 操作步骤：保暖	1			
			2. 摆正鼻吸气体位	1			
			3. 必要时吸引口鼻	1			
			4. 擦干全身（拿走湿毛巾）	1			
			5. 刺激呼吸；重新摆正体位	1			
		评估呼吸、心率（1分）	评估呼吸、心率：用听诊器听诊心率6s，观察呼吸（心率是多少次？有呼吸或哭声吗？）	1			
		正压通气（8分）	1. 正压通气（由于新生儿没有哭声、喘息样呼吸，心率＜100次/分，进行正压通气）：将脉搏血氧饱和度仪的传感器安放在新生儿的右手腕或掌部	1.5			
			2. 足月儿和胎龄≥35周早产儿开始用21%氧气（空气）进行复苏，胎龄＜35周早产儿自21%～30%氧气开始，根据脉搏血氧饱和度调整给氧浓度，使脉搏血氧饱和度达到目标值	0.5			
			3. 摆正鼻吸气的体位	1			
			4. 正确放置面罩，罩住部分下颌，罩住口、鼻（必要时用双手法）	1.5			
			5. 开始PPV，压力20～25cmH$_2$O；大声计数：吸、2、3；频率：40～60次/分	2			
			6. 观察胸廓起伏，听两肺呼吸音	1.5			

考核内容			考核点及评分要求	分值	扣分	得分	备注
知识与技能评价（80分）	实施（65分）	矫正通气（3分）	**1.** 正压通气无效，做矫正通气：调整面罩；摆正体位；通气；评估胸廓运动	1			
			2. 吸引口鼻；张开口腔；通气，评估胸廓运动	1			
			3. 增加压力，通气，评估胸廓运动	1			
		评估（1分）	评估心率、血氧饱和度	1			
		正压通气配合胸外按压（5分）	正压通气配合胸外按压：有效的正压通气30s后，心率仍<60次/分，应做胸外按压配合正压通气，胸外按压前先要进行气管插管	5			
		气管插管（6分）	**1.** 进行气管插管，操作步骤：摆正鼻吸气的体位，给新生儿吸常压氧	1			
			2. 左手持喉镜，镜片顶端放到会厌软骨谷，采用一提一压手法暴露声门	2			
			3. 右手持气管导管，插入气管中点（体重法或NTL法）	2			
			4. 连接气囊，检查插管位置正确	0.5			
			5. 复苏囊给氧浓度调至100%	0.5			
		胸外按压与导管法正压通气配合（6分）	**1.** 操作步骤：使用拇指法，胸外按压者站位于新生儿头侧或一侧，以利于脐静脉插管	1			
			2. 按压位置正确，两乳头连线中点下方，胸骨下1/3，避开剑突；下压深度为胸廓前后径的1/3	2			
			3. 胸外按压与正压通气比为3∶1，3次胸外按压1次正压通气	2			
			4. 胸外按压者大声计数1、2、3、吸，60s后评估	1			
		评估（1分）	评估心率、血氧饱和度	1			
		使用药物（4分）	**1.** 使用药物（胸外按压60s后，心率<60次/分，确定使用肾上腺素，继续胸外按压配合正压通气）：在脐静脉导管未建立前，可抽取1∶10 000的肾上腺素3ml气管内给药，给药后气囊正压通气3～4次	2			
			2. 必要时间隔3～5min重复给药。如果在血管通路建立之前给予气管内肾上腺素无反应，则一旦建立静脉通路，不需要考虑间隔时间，即刻静脉给予肾上腺素	2			
		脐静脉置管（5分）	**1.** 使用插入脐静脉导管，操作过程：连接脐静脉管和三通，充满生理盐水	1			
			2. 消毒脐带，脐根部打松结，距离脐根部2cm切断	1			
			3. 插入脐静脉导管2～4cm，抽回血；用注射器抽取1∶10 000肾上腺素0.5ml快速注入，生理盐水冲管	1			
			4. 继续胸外按压配合正压通气，60s后评估	1			
			5. 怀疑有低血容量的新生儿给予了正压通气、胸外按压和肾上腺素，心率仍然<60次/分，应使用扩容剂生理盐水。首次剂量为10ml/kg，经脐静脉缓慢注入，必要时可重复使用	1			
		评估（1分）	评估心率、血氧饱和度	1			
		正压通气（3分）	**1.** 心率大于60次/分，停止胸外按压	1			
			2. 继续正压通气（复苏囊给氧浓度降低至40%），正压通气大约30s后评估	2			
		评估（1分）	评估呼吸、心率、血氧饱和度	1			
		停止正压通气（4分）	**1.** 停止正压通气：心率>100次/分，有自主呼吸，血氧饱和度>85%，拔出气管导管，停止正压通气	2			
			2. 刺激呼吸，新生儿哭声洪亮，复苏后护理和监护	2			
		整理记录（2分）	**1.** 与家属沟通解释	0.5			
			2. 整理用物	1			
			3. 完善抢救记录	0.5			

考核内容		考核点及评分要求	分值	扣分	得分	备注
素养评价（20分）	操作规范度（12分）	1. 高效的团队领导	2			
		2. 团队整体配合默契	3			
		3. 限时15min（不含准备时间），超时1min扣1分	2			
		4. 操作规范，动作熟练、轻柔，复苏有效	3			
		5. 需要时呼叫请求帮助	2			
	仪表规范度（4分）	1. 着装规范、符合要求	2			
		2. 举止大方、无多余动作	2			
	沟通有效度（4分）	1. 语言亲切，态度和蔼，关爱新生儿	2			
		2. 有效沟通与交流	2			
总分			100			

测试题

1. 新生儿窒息复苏时最根本的措施是（　　）

A. 清理呼吸道　　　**B.** 触觉刺激　　　**C.** 复苏器加压给氧　　　**D.** 胸外心脏按压

E. 建立呼吸，增加通气

2. 判定新生儿轻度窒息是指生后1min的Apgar评分为（　　）

A. 0～1分　　　**B.** 2～3分　　　**C.** 4～7分　　　**D.** 5～8分　　　**E.** 8～10分

3. 新生儿复苏应使用的肾上腺素是（　　）

A. 1：1000　　　**B.** 1：10 000　　　**C.** 1：100　　　**D.** 1：10　　　**E.** 1：50

4. 新生儿胸外按压和正压通气比例是（　　）

A. 2：1　　　**B.** 3：1　　　**C.** 15：2　　　**D.** 30：2　　　**E.** 3：1

5. 一足月新生儿，出生后1min，心率70次/分，呼吸弱而不规则，全身皮肤青紫，四肢肌张力松弛，刺激咽喉无反应。该患儿属于（　　）

A. 正常儿　　　**B.** 轻度窒息　　　**C.** 中度窒息　　　**D.** 重度窒息　　　**E.** 极重度窒息

（周辉辉）

第三节　"三早"技术

导入情境与思考

某女士，24岁，孕1产0。于10min前阴道分娩一足月活女婴，新生儿出生后1min Apgar评分8分，5min Apgar评分10分。体重3800g，身长51cm，皮肤红润，胎毛少，足底纹理清晰。产妇、新生儿无母乳喂养禁忌证。

请思考：

如何对新生儿进行早吸吮、早接触、早开奶？

"三早"是指孩子出生后30min内进行早吸吮、早接触、早开奶，使母亲有足够的乳汁供给新生儿，促进母乳喂养成功。

一、适应证

分娩后产妇。

二、禁忌证

1. 患有传染性疾病者，如传染性肺结核、布鲁化杆菌病、人类免疫缺陷病毒（HIV）携带者。

2. 使用麻醉药、镇痛药、麦角胺、苯丙胺、他汀类降脂药者。

三、操作步骤

（一）查对

新生儿腕带、脚环信息，核对产妇信息。

（二）评估

1. 新生儿评估 出生时间、性别、体重等相关信息，出生时Apgar评分。

2. 产妇评估 分娩过程，有无影响实施"三早"的因素。

3. 环境评估 环境是否舒适、安全、私密、放松；室温适宜（保持在26~28℃）。

4. 操作者评估 着装整齐，洗手（并温暖双手），戴口罩。

（三）操作

1. 正常分娩的新生儿断脐后，清理呼吸道，擦干全身，将其裸体放在母亲胸前，皮肤接触皮肤，包被盖于新生儿及母亲身上。

2. 剖宫产出生的新生儿在断脐后，清理呼吸道，擦干全身，先做局部皮肤接触，如贴贴脸颊，或让母亲抚摸和亲吻自己的孩子，并于产妇返回病房后立即将新生儿放入母亲怀抱中。接触时间应不少于30min。

3. 使刚刚出生的新生儿俯卧在母亲胸前，通过早期皮肤接触感受母亲皮肤的温暖，听到母亲的声音、心音，闻到母亲的气味。

4. 协助新生儿在出生后30min内吸吮母亲乳头，激发新生儿觅食、吸吮和吞咽的本能。促进乳汁分泌，使其早下奶、多下奶。吸吮时间30min以上。

5. 协助产妇整理衣物，进行母乳喂养健康教育。

6. 洗手记录。

四、简易操作流程

简易操作流程见图4-3-1。

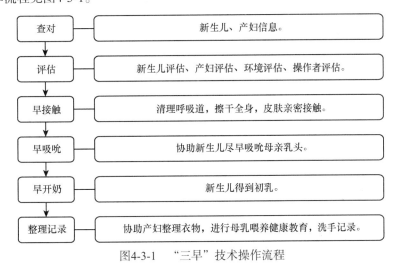

图4-3-1 "三早"技术操作流程

五、注意事项

1. 操作前了解新生儿出生经过、Apgar评分、有无畸形。

2. 操作前要认真清理新生儿呼吸道，避免吸入性肺炎。

3. 在早吸吮开始时，只需协助，不要采取强迫手段。

4. 专人监护下进行操作，操作时动作轻柔。

六、结局评价

1. 新生儿"三早"技术操作正确，新生儿愉悦、无哭闹。

2. 产妇对操作过程满意，对新生儿"三早"具有一定认知。

七、相关知识

1. 早接触 分娩后，母婴皮肤接触应在出生后30min以内开始，接触时间不得少于30min。早接触使新生儿的吸吮能力尽早形成，新生儿在皮肤接触时很快表现安静，能感受到母亲的温暖与保护，减少儿童心理疾病的发生，同时早接触使产妇得到做母亲的愉悦和满足，尽早建立母子感情，预防产后抑郁症的发生。

2. 早吸吮 出生后30min以内开始吸吮乳房。由于尽早地让新生儿吸吮了乳头，可使母亲体内产生更多的缩宫素和催乳素，前者增强子宫收缩，减少产后出血，有利于子宫复旧，后者刺激乳腺腺泡，使乳房充盈，同时抑制雌激素和乳腺癌因子的产生，降低乳腺癌和卵巢癌的发生率。

3. 早开奶 第一次开奶时间是在分娩后60min以内，新生儿早开奶可得到初乳。初乳一般指产后5～7天内的乳汁，质略稠而带黄色，含脂肪较少而球蛋白较多，微量元素锌、白细胞、sIgA等免疫物质及生长因子、牛磺酸等都比较多，对新生儿生长发育和抗感染十分重要。初乳中含有更多的免疫抗体，为新生儿提供第一次被动免疫，有利于保护新生儿，预防新生儿细菌感染，减少患病的机会，还能帮助排出体内的胎粪、清洁肠道。

八、知识拓展

《0～6月龄婴儿母乳喂养指南》六项准则。

1. 母乳是婴儿最理想的食物，坚持6月龄内纯母乳喂养。坚持让婴儿直接吸吮母乳，只要母婴不分开，就不用奶瓶喂哺人工挤出的母乳。

2. 生后1h内开奶，重视尽早吸吮。分娩后母婴即刻开始不间断的肌肤接触，观察新生儿觅食表现，帮助开始母乳喂养，特别是让婴儿吸吮乳头和乳晕，刺激母乳分泌。婴儿吸吮前不需过分擦拭或消毒乳房。通过精神鼓励、专业指导、温馨环境、愉悦心情等辅助开奶。

3. 回应式喂养，建立良好的生活规律。

4. 适当补充维生素D，母乳喂养不需补钙。

5. 任何动摇母乳喂养的想法和举动，都必须咨询医生或其他专业人员，并由他们帮助做出决定。

6. 定期监测体格指标，保持健康生长。

九、操作考核评分标准

操作考核评分标准见表4-3-1。

表4-3-1 "三早"技术考核评分标准

考核内容			考核点及评分要求	分值	扣分	得分	备注
知识与技能评价（80分）	评估及准备（20分）	身份识别（2分）	核对产妇个人信息，新生儿腕带、脚环信息	2			
		新生儿（4分）	出生时间、性别、体重等相关信息，出生时Apgar评分	4			
		产妇（4分）	分娩过程、心理状态、合作程度	4			
		环境（2分）	舒适、私密、放松、安全，室温适宜	2			
		操作者（4分）	**1.** 着装整洁	2			
			2. 修剪指甲，七步洗手法洗手（口述）	2			
		用物（4分）	用物准备齐全（少一个扣1分，扣完4分为止）；质量符合要求，按操作先后顺序放置	4			

续表

考核内容			考核点及评分要求	分值	扣分	得分	备注
知识与技能评价（80分）	实施（60分）	核对并摆体位（6分）	**1.** 拉上布帘或屏风遮挡，再次核对信息	3			
			2. 产妇采取舒适体位	3			
		新生儿处理（6分）	**1.** 清理呼吸道	3			
			2. 擦干全身	3			
		早接触（12分）	**1.** 正常分娩出生的新生儿将其裸体放在母亲胸前，包被盖于母婴身上	6			
			2. 剖宫产出生的新生儿先局部皮肤接触，产妇返回病房后再全身接触	6			
		早吸吮（12分）	**1.** 协助新生儿吸吮母亲乳头，动作轻柔	6			
			2. 新生儿正确含接乳头	6			
		早开奶（12分）	**1.** 喂养姿势方法正确，动作轻柔	6			
			2. 新生儿顺利开奶	6			
		操作后处理（12分）	**1.** 协助产妇整理衣物，询问感受	3			
			2. 整理用物	2			
			3. 消毒双手，记录	2			
			4. 健康教育正确	5			
素养评价（20分）	操作规范度（6分）		**1.** 操作规范，动作熟练、轻柔	2			
			2. 在规定时间内完成，每超过1min扣1分，扣完4分为止	4			
	仪表规范度（8分）		**1.** 着装规范、符合要求	4			
			2. 举止大方、无多余动作	4			
	沟通有效度（6分）		**1.** 语言亲切，态度和蔼，关爱新生儿和产妇	2			
			2. 健康指导内容和方式正确	4			
总分				100			

测试题

1. 早开奶的时间正确的是（　　）

A. 30min内　　　**B.** 120min　　　**C.** 150min　　　**D.** 180min　　　**E.** 240min

2. 下列关于早吸吮不正确的是（　　）

A. 出生后30min以内开始吸吮乳房

B. 早接触可使新生儿的吸吮能力尽早形成

C. 早吸吮可使母亲体内产生缩宫素和催乳素

D. 早吸吮可使子宫复旧不良

E. 早吸吮可刺激乳腺腺泡

（唐桂丹）

第四节　新生儿沐浴技术

视频

> **导入情境与思考**
>
> 　　足月女婴，于两天前顺利分娩出生，体重3300g，出生后1min Apgar评分8分，5min Apgar评分10分。现一般情况良好，吸吮力佳，排胎便8次。
>
> 　　**请思考：**
>
> 　　该新生儿能否进行沐浴?如何实施?

新生儿沐浴可以清洁新生儿皮肤、促进血液循环，增强新生儿皮肤排泄及散热功能；有助于观察新生儿全身情况，尤其是皮肤情况。通过温水对各部位皮肤进行良性刺激，经皮肤感受器传到中枢神经系统，从而有益于新生儿健康成长，增强免疫和适应能力，增进舒适感和食物的消化与吸收，减少新生儿哭闹，增加睡眠，促进新生儿生长发育。

一、适应证

适宜沐浴的新生儿。

二、禁忌证

无绝对禁忌证。有骨折、颅内出血、Apgar评分5分以下、体温≤35.5℃，以及病情不稳定者等暂停沐浴。

三、操作步骤

（一）查对

新生儿腕带、脚环信息，核对医嘱。

（二）评估

1. 新生儿评估 进食情况，精神、皮肤完整性情况及有无并发症。

2. 环境评估 安全、安静、舒适。室温保持在25～28℃，水温38～42℃，避免对流风。

（三）准备

1. 操作者准备 着装整齐，洗手。

2. 物品准备 体重秤、沐浴露、护臀霜、湿纸巾、纸尿裤、消毒小毛巾2条、浴巾、清洁衣服、75%乙醇、棉签、消毒沐浴盆、水温计、38～42℃的温水、手消剂、病历本、笔、医用垃圾桶、生活垃圾桶。备齐用物，将用物放在合适的位置。

3. 新生儿准备 身份识别，向新生儿家属解释操作目的，取得配合。

（四）操作

1. 解开新生儿包被、衣裤和纸尿裤，检查全身情况。

2. 称重并记录。

3. 洗脸。用浴巾包好新生儿，采用橄榄球式抱法（操作者用左手托住新生儿的头颈部，新生儿的躯干置于操作者的左前臂，保持新生儿的面部朝上）将新生儿抱起。将小毛巾放入温水中，轻轻捏干后，将小毛巾叠成小四方形，用毛巾四个角分别擦洗新生儿的眼睛（从内眼角到外眼角）、鼻子及嘴巴。将毛巾对折，按照顺时针方向、呈放射状擦洗新生儿的额头、左脸颊、下颌、右脸。注意一面毛巾只用一次。

4. 洗头。将新生儿的双腿夹在腋下，用手臂托住其背部，手掌托住头颈部，拇指和中指分别堵住新生儿的两耳。右手用小毛巾将新生儿头发浸湿，涂少许沐浴露轻轻揉搓。动作要轻柔，注意洗发水不要流入新生儿眼里。用清水冲洗干净、擦干头发。

5. 清洗全身。撤去包裹浴巾，用腕关节垫于新生儿后颈部，拇指和示指握住新生儿肩部，其余三指在新生儿腋下。先将新生儿双脚或双腿轻轻放入水中，再逐渐让水慢慢浸没臀部和腹部，呈半坐位，角度为45°。先洗颈部、腋下、前胸、腹部、腹股沟，再洗四肢。洗完前身后翻转新生儿，使其趴在前臂上，由上到下洗后脖颈、后背、臀部、肛门、后臂。

6. 擦干全身。双手托住头颈部和臀部将新生儿抱出浴盆，放在干浴巾上迅速吸干身上水分。用干棉签擦拭外耳及耳孔周围。

7. 消毒脐带。用75%乙醇消毒肚脐根部。

8. 皮肤护理。臀部用护臀霜。

9. 给新生儿穿好纸尿裤、衣服。

10. 核对。检查腕带、脚环、被牌，无误后系好包被，与家长确认送回。

11. 整理用物。用物按规定放置，垃圾分类处理，洗手，记录。

四、简易操作流程

简易操作流程见图4-4-1。

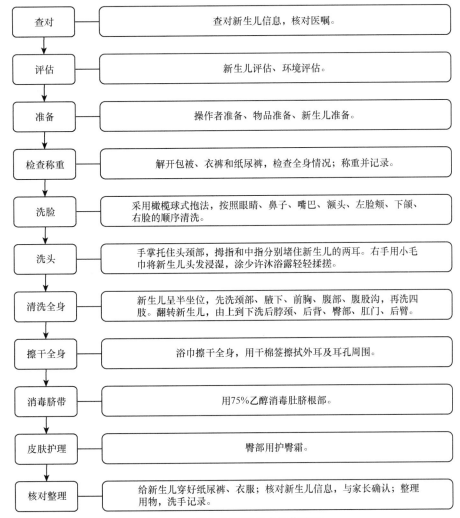

查对 —— 查对新生儿信息，核对医嘱。

评估 —— 新生儿评估、环境评估。

准备 —— 操作者准备、物品准备、新生儿准备。

检查称重 —— 解开包被、衣裤和纸尿裤，检查全身情况；称重并记录。

洗脸 —— 采用橄榄球式抱法，按照眼睛、鼻子、嘴巴、额头、左脸颊、下颌、右脸的顺序清洗。

洗头 —— 手掌托住头颈部，拇指和中指分别堵住新生儿的两耳。右手用小毛巾将新生儿头发浸湿，涂少许沐浴露轻轻揉搓。

清洗全身 —— 新生儿呈半坐位，先洗颈部、腋下、前胸、腹部、腹股沟，再洗四肢。翻转新生儿，由上到下洗后脖颈、后背、臀部、肛门、后臂。

擦干全身 —— 浴巾擦干全身，用干棉签擦拭外耳及耳孔周围。

消毒脐带 —— 用75%乙醇消毒肚脐根部。

皮肤护理 —— 臀部用护臀霜。

核对整理 —— 给新生儿穿好纸尿裤、衣服；核对新生儿信息，与家长确认；整理用物，洗手记录。

图4-4-1　新生儿沐浴技术操作流程

五、注意事项

1. 严格掌握新生儿沐浴时机，应在喂奶前或后1h，不哭闹、清醒状态下进行沐浴，注意避免在新生儿饥饿时沐浴。

2. 先放水，调好水温38~42℃，再沐浴；沐浴的过程中绝对不能离开新生儿。

3. 沐浴时应注意观察新生儿全身情况，注意皮肤是否红润，有无发绀、皮疹、脓包等。

4. 注意观察新生儿脐部有无红肿、分泌物及渗血。

5. 注意观察新生儿肢体活动有无异常，发现异常及时报告医生进行处理。

6. 沐浴液不能直接滴在新生儿皮肤上；沐浴时勿使水进入新生儿的耳、鼻、口眼内。

7. 操作者应动作轻柔，洗净皮肤褶皱处，注意保暖，避免新生儿受凉及损伤。

8. 严格执行一人一巾一盆，一用一消毒。

六、结局评价

1. 新生儿沐浴技术操作正确，新生儿愉悦、无哭闹。无意外发生。

2. 产妇对操作过程满意，对新生儿沐浴技术具有一定认知。

七、相关知识

早产儿的胎龄越小、体重越低、病情越严重，沐浴的风险越高，应对早产儿进行综合评估后，选择合适的沐浴方式。擦浴是新生儿重症监护病房较常用的一种沐浴方法，因病情需要，新生儿重症监护病房早产儿常留置各种管道，擦浴受管道的影响较小，将管道固定好后即可实施。襁褓式沐浴是指将早产儿用柔软的毛巾包裹后沐浴，沐浴过程中仅暴露清洗部位，沐浴结束后立即用干燥、预热的毛巾包裹。研究表明，相较于擦浴和盆浴，襁褓式沐浴在维持早产儿体温、增加安全感方面更具优势。但襁褓式沐浴过程中容易浸湿胶布，增加管道松脱的风险，不便于观察管道，因此不适用于留置管道的早产儿。对于体重≥2000g的早产儿，盆浴更舒适，且在预防低体温方面的效果优于擦浴。

八、操作考核评分标准

操作考核评分标准见表4-4-1。

表4-4-1　新生儿沐浴技术考核评分标准

考核内容			考核点及评分要求	分值	扣分	得分	备注
知识与技能评价（80分）	评估及准备（20分）	新生儿（6分）	**1.** 核对新生儿基本信息并解释操作目的	2			
			2. 评估进食情况，精神、皮肤完整性情况及有无并发症	2			
			3. 沐浴时间选择恰当	2			
		环境（2分）	符合沐浴要求	2			
		操作者（4分）	**1.** 着装整洁	2			
			2. 修剪指甲，七步洗手法洗手（口述）	2			
		用物（8分）	用物准备齐全（少一个扣0.5分，扣完8分为止）；逐一对用物进行评估，质量符合要求；按操作先后顺序放置	8			
	实施（60分）	检查称重（10分）	**1.** 评估新生儿全身情况，解开包被、衣裤和纸尿裤，检查全身情况，用浴巾包裹新生儿全身，口述评估情况	6			
			2. 称重并记录	4			
		洗脸（10分）	**1.** 清洗面部时抱姿正确，新生儿安全	4			
			2. 面部清洗方法正确，动作轻柔	6			
		洗头（8分）	**1.** 清洗头部时抱姿正确，新生儿安全	4			
			2. 防止水流入耳道方法正确	2			
			3. 头发清洗方法正确，及时擦干	2			
		清洗全身（12分）	**1.** 清洗躯干时抱姿正确，换手时动作熟练，新生儿安全	2			
			2. 按顺序擦洗新生儿全身，沐浴液冲洗干净，动作轻柔、熟练，新生儿安全	10			
		擦干全身（4分）	**1.** 及时将新生儿抱起放于浴巾中，迅速包裹拭干水分	2			
			2. 用干棉签擦拭外耳及耳孔周围	2			
		沐浴后处理（16分）	**1.** 新生儿脐部评估及护理方法正确	3			
			2. 新生儿皮肤护理正确	2			
			3. 给新生儿穿衣方法正确，动作熟练	3			
			4. 将新生儿安置妥当，并告知家长沐浴情况及沐浴后的注意事项	4			
			5. 垃圾初步处理正确	2			
			6. 及时消毒双手，记录沐浴情况	2			
素养评价（20分）	操作规范度（8分）		**1.** 操作规范，动作熟练、轻柔，测量结果准确	4			
			2. 在规定时间内完成，每超过1min扣1分，扣完4分为止	4			

续表

考核内容		考核点及评分要求	分值	扣分	得分	备注
素养评价（20分）	仪表规范度（8分）	1.着装规范、符合要求	4			
		2.举止大方、无多余动作	4			
	沟通有效度（4分）	1.语言亲切，态度和蔼，关爱新生儿	2			
		2.健康指导内容和方式正确	2			
总分			100			

测试题

1. 新生儿沐浴的水温应为（　　）

A. 36～38℃　　　　B. 37～39℃　　　C. 38～42℃　　　D. 39～41℃　　　E.41～42℃

2. 沐浴时室温应调节至（　　）

A.25～28℃　　　　B.27～29℃　　　C.28～30℃　　　D.30～32℃　　　E.32～34℃

（唐桂丹）

第五节　新生儿抚触技术

视频

> **导入情境与思考**
>
> 　　新生足月女婴，出生后第3天，体重3100g，出生后1min Apgar评分9分。现一般情况良好，吸吮力佳，无异常发现。
>
> 　　**请思考：**
>
> 　　该新生儿能否进行抚触？如何进行抚触操作？

　　新生儿抚触是指用双手对新生儿全身进行有次序、讲究手法的轻柔爱抚与按摩，这种温和的刺激通过皮肤感受器传到新生儿的大脑皮质，既能促进神经系统的发育，减少哭闹，有助于新生儿免疫系统的完善，又能促进新生儿胃肠蠕动，增强对食物的吸收，减少生理性体重下降幅度，以达到促进新生儿健康生长发育的目的。抚触能够帮助新生儿尽早建立比较好的感知能力，既可以增强对外界的感知能力，又有助于新生儿与父母之间建立良好亲子关系。

一、适应证

产后12h的正常新生儿及不需要监护的早产儿、胎儿生长受限及过期儿。

二、禁忌证

疑有或确有锁骨骨折、颅内出血、皮下出血、皮肤破损感染、发热未明确原因等的新生儿。

三、操作步骤

（一）查对

查对新生儿腕带、脚环信息，核对医嘱。

（二）评估

1. 新生儿评估　新生儿一般情况，生命体征是否正常，四肢活动及全身皮肤完整情况，有无感染；喂养情况，如吃奶的时间、是否饥饿或过饱；宜在新生儿沐浴后、睡前或两次哺乳之间处于清醒与安静状态进行。

2. 环境评估　安全、安静、舒适。关闭门窗，室温保持在26～28℃，光线柔和，避免刺激性光源；有条件的可轻声播放轻缓柔和的音乐。

（三）准备

1. 操作者准备　着装整齐，摘掉手表等饰物，洗手，剪指甲，戴口罩。

2. 用物准备　抚触台、隔尿垫、室温计、浴巾、润肤油、干净衣服、纸尿裤、手消剂、病历本、笔、医用垃圾桶、生活垃圾桶。备齐用物，将用物放在合适的位置。

3. 新生儿准备　身份识别，向新生儿家属解释操作目的，取得配合。

（四）操作

1. 再次核对新生儿信息，将新生儿放置在抚触台上，取仰卧位，打开包被，解开衣物，检查全身情况并与新生儿亲密交流，及时更换尿布。

2. 取适量润肤油于手掌内，涂抹均匀，温暖双手。

3. 抚触面部。四指扶于新生儿头枕部，双手拇指相对从眉心向外推压至眉尾，印堂向外推压至太阳穴，大发迹向外推压至小发迹（图4-5-1）；双手拇指从下颌中央向外，向上方推压，止于耳前划出一个微笑状（图4-5-2）。

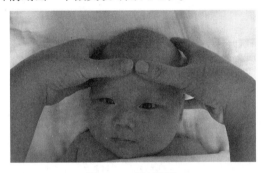
图4-5-1　抚触额头

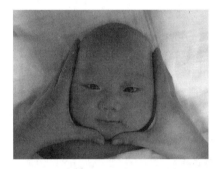
图4-5-2　拉微笑肌

4. 抚触头部　一手托住头，另一只手的指腹从前额大发际向上、后滑动至百会穴、第七颈椎、停止于耳后乳突处（图4-5-3）；再由小发际起始至百会穴、第七颈椎、停止于耳后乳突处；大拇指在前、四指在后轻轮耳郭，轻捏耳垂（图4-5-4）；同样方法抚触另一侧；避开囟门。

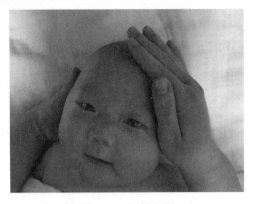
图4-5-3　抚触头部

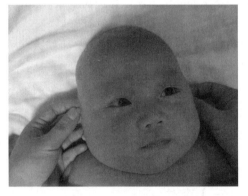
图4-5-4　轮耳郭

5. 抚触胸部　双手并拢放在两侧肋缘，翻转手腕，分别由胸部外下方向对侧上方交叉推进，至两侧肩部，在胸部画一个大的交叉，避开新生儿的乳房（图4-5-5）。

6. 抚触腹部　双手指腹轮换从右下腹至右上腹，左上腹至左下腹做顺时针抚触，避开新生儿脐部（图4-5-6）。

7. 抚触四肢　双手交替从近端向远端轻轻滑行至腕部，然后在重复滑行过程中分段挤捏，按摩肢体肌肉（图4-5-7），再用拇指指腹从新生儿掌根部向指尖方向推进，抚摸手背（图4-5-8），捏揉手指（图4-5-9）；同法抚触另一侧上肢；下肢抚触法同上肢（图4-5-10～图4-5-12）。

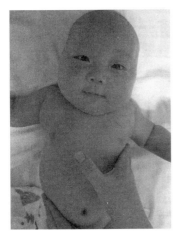

图4-5-5 抚触胸部

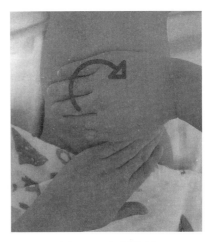

图4-5-6 抚触腹部

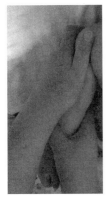

图4-5-7 抚触上肢

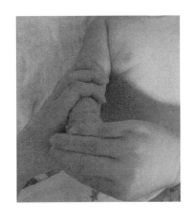

图4-5-8 抚触手背

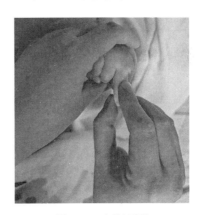

图4-5-9 抚触手指

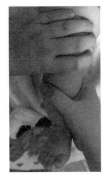

图4-5-10 抚触下肢

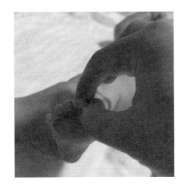

图4-5-11 抚触脚趾

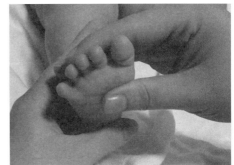

图4-5-12 抚触脚部

8. 抚触背、臀部 帮助新生儿取俯卧位，头偏向一侧（注意新生儿脸部位置，保证其呼吸通畅），以脊柱为中点，从上到下，双手示、中、环指指腹分别平行地放在脊柱两侧，轻轻地从脊柱向外侧滑行（横向抚触）（图4-5-13）；用手掌从头枕部纵向经颈部、脊椎至骶尾处、抚摸（纵向抚触）（图4-5-14）；两手掌心在两侧臀部同时做环形抚触（图4-5-15）。

9. 抚触后处理 帮助新生儿翻转取仰卧位，注意观察新生儿反应，穿好衣服，一次性纸尿裤，注意保暖。

10. 核对 检查腕带、脚环、被牌，无误后系好包被，与家长确认送回。

11. 整理用物 用物按规定放置，垃圾分类处理，洗手，记录。

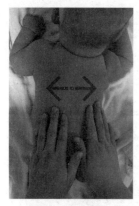
图4-5-13　抚触背部（横向抚触）

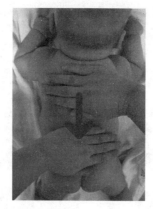
图4-5-14　抚触背部（纵向抚触）

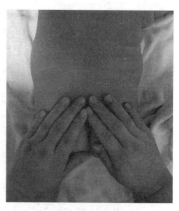
图4-5-15　抚触臀部

四、简易操作流程

简易操作流程见图4-5-16。

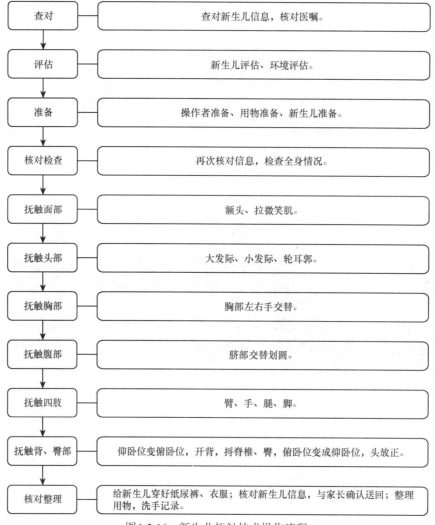

查对	查对新生儿信息，核对医嘱。
评估	新生儿评估、环境评估。
准备	操作者准备、用物准备、新生儿准备。
核对检查	再次核对信息，检查全身情况。
抚触面部	额头、拉微笑肌。
抚触头部	大发际、小发际、轮耳郭。
抚触胸部	胸部左右手交替。
抚触腹部	脐部交替划圆。
抚触四肢	臂、手、腿、脚。
抚触背、臀部	仰卧位变俯卧位，开背，捋脊椎、臀，俯卧位变成仰卧位，头放正。
核对整理	给新生儿穿好纸尿裤、衣服；核对新生儿信息，与家长确认送回；整理用物，洗手记录。

图4-5-16　新生儿抚触技术操作流程

五、注意事项

1. 抚触过程中手法、力度要适宜、均匀、柔和，切忌用力过猛，以免损伤皮肤。开始按摩时力度要轻，然后逐渐加力，让新生儿慢慢适应。

2. 新生儿进食1h以内及脐带未脱落者不做腹部按摩。每个抚触动作不能重复太多，一般每个部位4~6次，以每日2~3次，每次15~20min为宜。

3. 操作中应避开前囟、乳头、脐部，润肤油避免入眼。

4. 抚触时应注意与新生儿进行目光与语言交流，注意观察新生儿的反应，出现哭闹、肌张力增高、肤色变化时应暂停抚触。

六、结局评价

1. 新生儿抚触操作正确，新生儿愉悦、无哭闹。

2. 产妇及家属对操作过程满意，对新生儿抚触意义具有一定认知。

七、相关知识

纸尿裤更换方法如下。

1. 打开包被，左手轻轻提起新生儿双足，解下脏的纸尿裤。

2. 用湿纸巾由会阴部至肛门方向擦拭新生儿臀部，检查有无臀红或皮肤破损。如有红臀或破损，涂以护臀霜等或用氧气吹至干燥，不宜紧兜纸尿裤。

3. 将折叠好的纸尿裤垫于臀部下，按照粘贴区的指示粘贴并将纸尿裤防漏隔边向外拉一拉，以防侧漏。纸尿裤应松紧合适，防止因过紧而影响新生儿活动或过松造成大便外溢，同时操作过程中应观察新生儿大小便的颜色、性状等；操作过程中动作宜轻柔，与新生儿进行语言及非语言交流。

八、操作考核评分标准

操作考核评分标准见表4-5-1。

表4-5-1　新生儿抚触技术考核评分标准

考核内容			考核点及评分要求	分值	扣分	得分	备注
知识与技能评价（80分）	评估及准备（13分）	新生儿（4分）	**1.** 核对新生儿基本信息并解释操作目的	2			
			2. 抚触时间选择恰当	2			
		环境（3分）	符合抚触要求	3			
		操作者（3分）	**1.** 着装整洁	1			
			2. 手上无饰品，指甲已修剪，口述洗手方法正确	2			
		用物（3分）	用物准备齐全（少一个扣0.5分，扣完3分为止）；逐一对用物进行评估，质量符合要求；按操作先后顺序放置	3			
	实施（67分）	抚触前准备（6分）	**1.** 解开新生儿包被，再次核对信息	2			
			2. 检查新生儿全身情况	2			
			3. 口述沐浴情况	1			
			4. 将新生儿仰卧位放浴巾上，注意保暖	1			
		头面部抚触（10分）	**1.** 倒适量润肤油于掌心，摩擦均匀，搓暖双手	2			
			2. 头面部按顺序抚触，动作娴熟，避开囟门；感情交流合适	8			
		胸部抚触（6分）	双手交叉进行胸部抚触，力度合适，避开乳头；感情交流合适	6			
		腹部抚触（10分）	双手依次进行腹部抚触，动作娴熟，情感交流自然、真切	10			
		上肢抚触（10分）	手臂、手腕、手指、掌心、手背等不同部位抚触方法正确，情感交流自然	10			

续表

考核内容			考核点及评分要求	分值	扣分	得分	备注
知识与技能评价（80分）	实施（67分）	下肢抚触（10分）	大腿、小腿、踝部、足跟、脚趾、脚掌心、足背抚触方法正确，情感交流合适	10			
		背部抚触（8分）	调整新生儿体位为俯卧位	2			
			背部和脊柱抚触方法正确，新生儿舒适	6			
		臀部抚触（3分）	臀部抚触方法正确	3			
		抚触后处理（4分）	1.检查新生儿皮肤情况，兜好尿布，及时为新生儿穿衣	1			
			2.新生儿安置妥当，与家长沟通有效	1			
			3.医用垃圾初步处理正确	1			
			4.洗手方法正确，记录及时	1			
素养评价（20分）	操作规范度（8分）		1.操作规范、动作熟练、轻柔，测量结果准确	4			
			2.在规定时间内完成，每超过1min扣1分，扣完4分为止	4			
	仪表规范度（8分）		1.着装规范、符合要求	4			
			2.举止大方、无多余动作	4			
	沟通有效度（4分）		1.语言亲切、态度和蔼、关爱新生儿	2			
			2.健康指导内容和方式正确	2			
总分				100			

测试题

1. 新生儿抚触的环境要求（   ）

A. 室温：25～30℃，湿度50%～60%

B. 室温：26～28℃，湿度50%～60%

C. 室温：25～30℃，湿度40%～50%

D. 室温：28～30℃，湿度40%～50%

E. 室温：26～30℃，湿度45%～55%

2. 抚触时长最宜为（   ）

A. 15～20min   **B.** 20～25min   **C.** 25～30min   **D.** 15～25min   **E.** 5～10min

3. 新生儿抚触的标准顺序是（   ）

A. 头面部—胸部—腹部—上肢—下肢—背部—臀部

B. 臀部—背部—腹部—胸部—头面部—上肢—下肢

C. 背部—臀部—头面部—胸部—腹部—上肢—下肢

D. 头面部—胸部—腹部—背部—臀部—上肢—下肢

E. 头面部—腹部—胸部—背部—臀部—上肢—下肢

（唐桂丹）

视频

第六节　新生儿足底血采集技术

导入情境与思考

患儿，男，4天，母亲孕1产1，孕39周，顺产，出生体重3250g，羊水清，脐带胎盘正常，无胎膜早破，1min Apgar评分为9分，2min Apgar评分为10分，大小便未解。

请思考：

如何为患儿取足底血行新生儿疾病筛查。

新生儿足底血采集技术是新生儿常用的一种操作技术，用于取毛细血管血样、测血糖、进行代谢性与遗传性疾病筛查，提早干预与治疗。

一、适应证

1. 只需要少量血样或静脉采血困难时。

2. 取毛细血管血样。

3. 新生儿代谢病筛查、测血糖。

二、禁忌证

1. 新生儿足底有损伤或感染等不宜采血。

2. 家属不同意进行新生儿足底采血者。

三、操作步骤

（一）评估

1. 新生儿评估　评估新生儿生命体征、胎龄及日龄、足跟皮肤情况及喂奶情况。

2. 用物评估　治疗盘，采血片，采血针，75%乙醇等。

3. 环境评估　环境舒适、安全；光线充足。

4. 操作者评估　着装整齐，洗手（并温暖双手），戴口罩。

（二）操作

1. 核对医嘱，患儿的床号、姓名、手腕带，向家属解释操作的目的和方法，取得家属的理解和配合。

2. 嘱家属协助摆好体位，并暴露足跟皮肤。

3. 按摩或热敷足跟，使其充血，用乙醇消毒采血部位两遍，待干。

4. 使用一次性采血针刺足跟内侧或外侧，深度小于3mm，用干棉球拭去第1滴血，从第2滴血开始取样。

5. 将滤纸片接触血滴，切勿触及足跟皮肤，使血液自然渗透至滤纸背面，避免重复滴血，至少采集3个血斑。

6. 手持消毒干棉球轻压采血部位3～5min，整理用物，洗手。

7. 将血片悬空平置，自然晾干呈深褐色。避免阳光及紫外线照射、烘烤、挥发性化学物质等污染。

8. 及时将检查合格的滤纸干血片置于密封袋内，密闭保存在2～8℃冰箱中，有条件者可0℃以下保存。所有血片应当按照血源性传染病标本对待，对特殊传染病标本，如艾滋病等应当做标识并单独包装。

四、简易操作流程

简易操作流程见图4-6-1。

五、注意事项

1. 血片采集的滤纸应当与试剂盒标准品、质控品血片所用滤纸一致。

2. 采血针必须一人一针。

3. 正常采血时间为出生72h后，7天之内，并充分哺乳；对于各种原因（早产儿、低出生体重儿、正在治疗疾病的新生儿、提前出院者等）未采血者，采血时间一般不超过出生后20天。

4. 采血时避免过度挤压，造成血液被组织液稀释，同一滤纸部位不得重复滴血和两面滴血，已凝固的血样不能用于制备血斑标本。

5. 合格滤纸干血片标准应当如下。

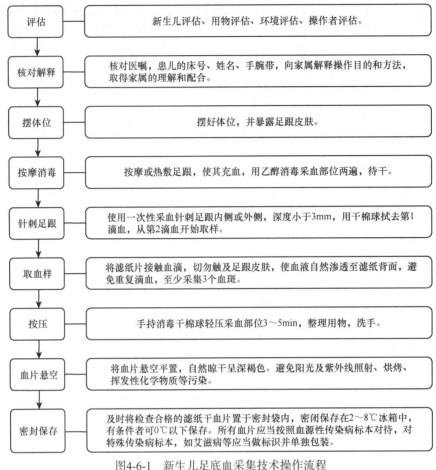

图4-6-1　新生儿足底血采集技术操作流程

（1）至少3个血斑，且每个血斑直径大于8mm。

（2）血滴自然渗透，滤纸正反面血斑一致。

（3）血斑无污染。

（4）血斑无渗血环。

6. 滤纸干血片应当在采集后及时递送，最迟不宜超过5个工作日。

7. 有完整的血片采集信息记录。应在采血卡片上逐项填写所有项目，不能漏项。字迹要清楚，文字要规范。

六、结局评价

1. 家属对采血过程满意，对操作理解配合。

2. 家属知晓采血目的。

3. 护士按要求采血成功。

七、相关知识

（一）新生儿疾病筛查

新生儿疾病筛查指医疗保健机构在新生儿群体中用快速、简便、敏感的检验方法，对一些危及儿童生长发育、导致儿童残疾的一些先天性疾病、代谢性与遗传性疾病进行群体筛检，从而使患儿在临床上尚未出现疾病体征，而其体内生化、代谢已有变化时做出早诊断，并且结合有效治疗，保障儿童正常的体格发育和智力发育。

（二）新生儿采血技术的并发症及处理

1. 蜂窝织炎 严格执行无菌操作。如发生感染可采集感染部位的标本做培养并使用敏感抗生素。

2. 跟骨骨髓炎 如在足跟部中央穿刺过深则可能引起跟骨骨髓炎。如果发生骨髓炎，应该做组织培养并在培养结果出来前即用广谱抗生素治疗。

3. 足跟部瘢痕形成 避免在同一部位多次穿刺，必要时可考虑更换其他采血方法。

4. 疼痛 为减轻足跟采血所导致的疼痛，可在采血操作前2min口服 24%蔗糖水0.5～2.0ml，或使用安慰奶嘴、抚触、袋鼠式护理，均可减轻疼痛。

八、知识拓展

新生儿疾病筛查项目包括苯丙酮尿症（PKU）、先天性甲状腺功能减退症、先天性肾上腺皮质增生症、葡萄糖-6-磷酸脱氢酶缺乏症（俗称蚕豆病）在内的4种疾病及48种代谢性与遗传性疾病。

九、操作考核评分标准

操作考核评分标准见表4-6-1。

表4-6-1 新生儿足底血采集技术考核评分标准

考核内容			考核点及评分要求	分值	扣分	得分	备注
评估及准备（20分）	新生儿（8分）		**1.** 核对新生儿个人信息	3			
			2. 新生儿生命体征、胎龄及日龄	3			
			3. 足跟皮肤情况及喂奶情况	2			
	环境（3分）		环境舒适、安全；光线充足	3			
	操作者（4分）		**1.** 着装整洁、戴口罩	2			
			2. 修剪指甲，七步洗手法洗手（口述）	2			
	用物（5分）		用物准备齐全；质量符合要求，按操作先后顺序放置	5			
知识与技能评价（80分）	实施（60分）	核对解释（6分）	**1.** 核对医嘱	2			
			2. 核对新生儿的床号、姓名、手腕带	2			
			3. 向家属解释操作目的和方法，取得家属的理解和配合	2			
		摆体位（4分）	摆好体位，并暴露足跟皮肤	4			
		按摩消毒（10分）	**1.** 按摩或热敷足跟，使其充血	4			
			2. 用乙醇消毒采血部位两遍	4			
			3. 待干	2			
		针刺足跟（10分）	**1.** 使用一次性采血针刺足跟内侧或外侧，深度小于3mm。	5			
			2. 用干棉球拭去第1滴血，从第2滴血开始取样	5			
		取血样（15分）	**1.** 将滤纸片接触血滴，切勿触及足跟皮肤	5			
			2. 使血液自然渗透至滤纸背面	5			
			3. 避免重复滴血，至少采集3个血斑	5			
		按压（6分）	**1.** 手持消毒干棉球轻压采血部位3～5min	2			
			2. 整理用物	2			
			3. 消毒双手	2			
		血片悬空（5分）	**1.** 将血片悬空平置，自然晾干呈深褐色	3			
			2. 避免阳光及紫外线照射、烘烤、挥发性化学物质等污染	2			
		密封保存（4分）	**1.** 及时将检查合格的滤纸干血片置于密封袋内，密闭保存在2～8℃冰箱中，有条件者可0℃以下保存	2			
			2. 所有血片应当按照血源性传染病标本对待，对特殊传染病标本，如艾滋病等应当做标识并单独包装	2			

续表

考核内容		考核点及评分要求	分值	扣分	得分	备注
素养评价（20分）	操作规范度（8分）	1.操作规范，动作熟练、轻柔，取样成功	4			
		2.在规定时间内完成，每超过1min扣1分，扣完4分为止	4			
	仪表规范度（8分）	1.着装规范、符合要求	4			
		2.举止大方、无多余动作	4			
	沟通有效度（4分）	1.语言亲切，态度和蔼，关爱新生儿	2			
		2.健康指导内容和方式正确	2			
总分			100			

测试题

1. 新生儿疾病筛查采血的时间是（　　）

A. 出生24h后　　　　**B.** 出生48h后　　　　C. 出生72h后　　　　**D.** 出生12h后　　　　E. 出生16h后

2. 新生儿疾病筛查采血的最合适部位是（　　）

A. 指尖　　　　**B.** 足尖　　　　C. 足跟　　　　**D.** 足跟内侧及外侧　　　　E. 耳垂

3. 自然晾干后的新生儿疾病筛查血片必须存放在多少摄氏度冰箱保存（　　）

A. 12～15℃　　　　**B.** 2～15℃　　　　C. 9～12℃　　　　**D.** 2～8℃　　　　E. 0～4℃

4. 新生儿疾病筛查采取的血斑直径一般大于多少，且血液应自然渗透，滤纸正反面血斑一致（　　）

A. 4mm　　　　**B.** 6mm　　　　C. 8mm　　　　**D.** 5mm　　　　E. 7mm

5. 葡萄糖-6-磷酸脱氢酶缺乏症是最常见的一种遗传性酶缺乏病，俗称（　　）

A. 蚕豆病　　　　**B.** 血友病　　　　C. 地中海贫血　　　　**D.** 侏儒症　　　　E. 以上都不是

（周辉辉）

视频

第七节　新生儿听力筛查技术

> **导入情境与思考**
>
> 　　新生儿，男，4天，母亲孕1产1，孕37周，顺产，出生体重3050g，羊水清，脐带胎盘正常，无胎膜早破，1min Apgar评分为8分，2min Apgar评分为10分。
>
> **请思考：**
>
> 如何为该新生儿行听力筛查。

　　新生儿听力筛查技术是常用的一种新生儿操作技术，用于早期发现有听力障碍的儿童，以给予及时干预，减少对语言发育和其他神经精神发育的影响。

一、适应证

适应所有出生48h后的新生儿。

二、禁忌证

1. 出生48h内的新生儿。

2. 新生儿有感冒、鼻塞、流涕、咳嗽或喉鸣及呼吸音很重等情形，先行治疗，待症状好转后再进行筛查。

三、操作步骤

1.评估

（1）新生儿评估：评估新生儿的日龄、生命体征、身体及耳后皮肤及外耳道的情况。

（2）用物评估：耳声发射仪，棉签，温水。

（3）环境评估：环境舒适安静。

（4）操作者评估：着装整齐，洗手，戴口罩。

2.操作　核对医嘱，新生儿床号、姓名、住院号。

3.向家属解释操作目的和方法　取得家属的理解和配合，告知家属应在新生儿熟睡时或吃奶后进行此操作，避免哭吵。

4.准备体位　新生儿取仰卧位，用温水清洁外耳道，将探头放入外耳道，保持安静。

5.耳声发射仪上显示"PASS"，表示听力筛查通过，做完后撤去探头，整理用物，清洁消毒。

6.洗手，记录。

四、简易操作流程

简易操作流程见图4-7-1。

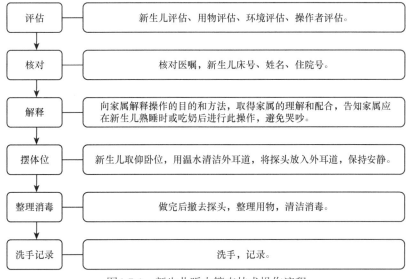

评估	新生儿评估、用物评估、环境评估、操作者评估。
核对	核对医嘱，新生儿床号、姓名、住院号。
解释	向家属解释操作的目的和方法，取得家属的理解和配合，告知家属应在新生儿熟睡时或吃奶后进行此操作，避免哭吵。
摆体位	新生儿取仰卧位，用温水清洁外耳道，将探头放入外耳道，保持安静。
整理消毒	做完后撤去探头，整理用物，清洁消毒。
洗手记录	洗手，记录。

图4-7-1　新生儿听力筛查技术操作流程

五、注意事项

1.听力筛查在新生儿出生后48h进行。

2.保持安静，避免哭吵。

3.注意保暖。

六、结局评价

1.家属对操作过程满意，对操作理解配合。

2.家属知晓新生儿听力筛查目的。

3.新生儿听力筛查成功。

七、相关知识

1.有高危因素的新生儿，即使通过筛查仍应结合听性行为观察法，3年内每6个月随访一次。

2.正常出生新生儿实行两个阶段筛查。出生48h至出院前完成初筛，未通过者或漏筛者于42

天内均应进行双耳复筛，复筛仍未通过者应当在出生后3月龄内转诊至卫生行政部门指定的听力障碍诊治机构接受进一步诊断。

3. 复筛阳性的患儿由听力检测机构进行耳鼻咽喉科检查及声导抗、耳声发射、听性脑干诱发电位检测、行为测听及其他相关检查，并进行医学和影像学评估，一般在6月龄做出诊断。

4. 具有听力损失高危因素的新生儿，即使通过听力筛查仍应当在3年内每年至少随访一次，在随访过程中怀疑有听力损失时，应当及时到听力障碍诊治机构就诊。

八、知识拓展

新生儿听力损失高危因素如下。

1. 新生儿重症监护病房（NICU）住院超过5天。

2. 儿童期永久性听力障碍家族史。

3. 巨细胞病毒、风疹病毒、疱疹病毒、梅毒或弓形体病等引起的宫内感染。

4. 颅面形态畸形，包括耳郭和耳道畸形等。

5. 出生体重低于1500g。

6. 高胆红素血症达到换血要求。

7. 病毒性或细菌性脑膜炎。

8. 新生儿窒息（1min Apgar评分0～4分或5min Apgar评分0～6分）。

9. 早产儿呼吸窘迫综合征。

10. 体外膜肺氧合（ECMO）。

11. 机械通气超过48h。

12. 母亲孕期曾使用过耳毒性药物或袢利尿剂或滥用药物和乙醇。

13. 临床上存在或怀疑有与听力障碍有关的综合征或遗传病。

九、操作考核评分标准

操作考核评分标准见表4-7-1。

表4-7-1　新生儿听力筛查技术考核评分标准

考核内容			考核点及评分要求	分值	扣分	得分	备注
知识与技能评价（80分）	评估及准备（20分）	新生儿（8分）	1.日龄，生命体征	4			
			2.身体及耳后皮肤及外耳道的情况	4			
		环境（3分）	环境舒适安静	3			
		操作者（4分）	1.着装整洁，戴口罩	2			
			2.修剪指甲，七步洗手法洗手（口述）	2			
		用物（5分）	用物准备齐全；质量符合要求，按操作先后顺序放置	5			
	实施（60分）	核对（8分）	1.核对医嘱	4			
			2.新生儿床号、姓名、住院号	4			
		解释（10分）	1.向家属解释操作目的和方法，取得家属的理解和配合	6			
			2.告知家属应在新生儿熟睡时或吃奶后进行此操作，避免哭吵	4			
		摆体位（20分）	1.新生儿取仰卧位	5			
			2.用温水清洁外耳道	5			
			3.将探头放入外耳道，保持安静	10			
		整理消毒（15分）	1.做完后撤去探头	5			
			2.整理用物，清洁消毒	10			
		洗手记录（7分）	1.洗手	4			
			2.记录	3			

续表

考核内容		考核点及评分要求	分值	扣分	得分	备注
素养评价（20分）	操作规范度（8分）	1. 操作规范，动作熟练、轻柔，测量结果准确	4			
		2. 在规定时间内完成，每超过1min扣1分，扣完4分为止	4			
	仪表规范度（8分）	1. 着装规范，符合要求	4			
		2. 举止大方、无多余动作	4			
	沟通有效度（4分）	1. 语言亲切，态度和蔼，关爱新生儿	2			
		2. 健康指导内容和方式正确	2			
总分			100			

测试题

1. 新生儿听力筛查初筛的时间是（　　）

A. 出生48h后至出院前　　　**B.** 出生72h后7天内　　　　　　**C.** 出生后24h～48h

D. 生后28天内　　　　　　　**E.** 出生24h内

2. 新生儿出生后多长时间可以通过听力筛查发现听力障碍（　　）

A. 6h　　　　　　**B.** 24h　　　　　　**C.** 72h　　　　　　**D.** 48h　　　　　　**E.** 12h

3. 新生儿听力障碍发生率是千分之（　　）

A. 6～8　　　　　**B.** 1～3　　　　　**C.** 4～7　　　　　**D.** 5～8　　　　　**E.** 5～10

4. 在尚不具备条件开展新生儿听力筛查的医疗机构，应告知新生儿监护人在多长时间将新生儿转诊到有条件的筛查机构完成听力筛查（　　）

A. 1月龄　　　　　**B.** 6月龄　　　　　**C.** 42天　　　　　**D.** 3月龄内　　　　　**E.** 1岁

5. 婴幼儿时期的听力损失的危害不包括（　　）

A. 聋哑　　　　　　　　**B.** 语言发育迟缓　　　　　　　　**C.** 生长发育迟缓

D. 心理障碍　　　　　　**E.** 孤独症

（周辉辉）

第八节　新生儿经皮胆红素测定技术

视频

> **导入情境与思考**
>
> 　　患儿，女，生后35h，皮肤黄染1天，患儿母亲系孕2产1，孕38周，顺产，出生体重2980g，无胎膜早破及宫内窒息史。Apgar评分9分，生后2h开奶，人工喂养，吃奶可，大小便已解，已接种乙型肝炎疫苗和卡介苗。家属发现患儿全身皮肤严重黄染，巩膜中重度黄染，逐渐加重。经皮测胆红素值为21mg/dl，抽血查总胆红素359.1μmol/L，直接胆红素21.6μmol/L。ABO血型为A型。
>
> 　　**请思考：**
>
> 　　该患儿为生理性黄疸还是病理性黄疸？

　　新生儿经皮胆红素测定技术是检测新生儿黄疸的常用方法，用于监测初生婴儿皮肤组织内胆红素的浓度，发现异常提早干预与治疗。

一、适应证

怀疑有黄疸的新生儿。

二、禁忌证

无绝对禁忌证。

三、操作步骤

（一）评估

1. 新生儿评估 评估新生儿生命体征、胎龄及日龄、精神反应、皮肤及巩膜颜色、黄疸程度、范围及进展情况。

2. 用物评估 治疗盘，经皮黄疸测定仪，蒸馏水棉球。

3. 环境评估 清洁安静、光线适宜。

4. 操作者评估 着装整齐，洗手，戴口罩。

（二）操作

1. 核对医嘱，新生儿床号、姓名、住院号。

2. 向家属说明操作目的和方法，取得家属的配合。

3. 选择较为平坦、黄染较深的皮肤表面，一般为前额、胸腹部。

4. 用蒸馏水棉球擦拭探头接触表面，启动仪器，等待仪器指示灯亮起。

5. 手持仪器，使测试探头与测定部位垂直接触，前额部位测定时，应遮蔽新生儿的双眼，避免闪光刺激。

6. 停留数秒后读取测量结果，根据不同日龄的经皮胆红素值进行处理。

7. 监测完毕，关闭电源，清洁仪器和探头。

8. 整理用物，洗手，记录。

四、简易操作流程

简易操作流程见图4-8-1。

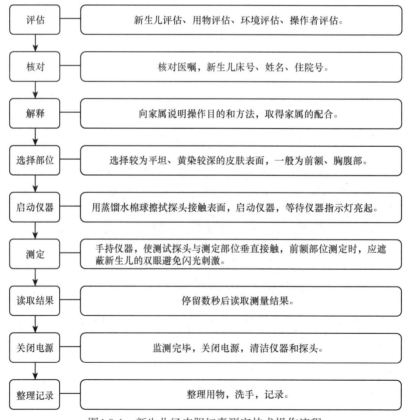

评估	新生儿评估、用物评估、环境评估、操作者评估。
核对	核对医嘱，新生儿床号、姓名、住院号。
解释	向家属说明操作目的和方法，取得家属的配合。
选择部位	选择较为平坦、黄染较深的皮肤表面，一般为前额、胸腹部。
启动仪器	用蒸馏水棉球擦拭探头接触表面，启动仪器，等待仪器指示灯亮起。
测定	手持仪器，使测试探头与测定部位垂直接触，前额部位测定时，应遮蔽新生儿的双眼避免闪光刺激。
读取结果	停留数秒后读取测量结果。
关闭电源	监测完毕，关闭电源，清洁仪器和探头。
整理记录	整理用物，洗手，记录。

图4-8-1 新生儿经皮胆红素测定技术操作流程

五、注意事项

1. 检测时，测试探头必须垂直于被监测部位，使探头的整个面紧贴皮肤。

2. 当监测结果与实际不相符时，应报告医生，遵医嘱抽查血清胆红素。

3. 仪器和探头要保持清洁，探头若表面有污渍，可用棉签蘸少许蒸馏水擦拭，切勿用乙醇擦拭，以免使校验板脱色，失去校验作用。

4. 仪器应放置于阴凉干燥处，避免阳光直射，勿在强磁场环境中使用和保存仪器。

5. 仪器不使用时请及时关闭开关，如果长时间不使用，请1个月充电1次。

6. 本仪器为精密仪器，关键工作部位为光学系统，请小心拿放。

六、结局评价

1. 家属对操作满意，理解配合。

2. 家属知晓新生儿经皮胆红素测定的目的。

3. 护士按要求操作成功。

七、相关知识

1. 新生儿黄疸 又称新生儿高胆红素血症，是由于新生儿时期胆红素在体内积聚而引起皮肤、黏膜、巩膜等黄染的现象，为新生儿期常见症状之一。临床分为生理性黄疸与病理性黄疸两大类。生理性黄疸的特点：①新生儿一般情况良好。②足月儿生后2~3天出现黄疸，4~5天达高峰，5~7天消退，最迟不超过2周；早产儿黄疸多于生后3~5天出现，5~7天达高峰，7~9天消退，最长可延迟到3~4周。③每日血清胆红素升高<85μmol/L（5mg/dl）或每小时<0.85μmol/L（0.5mg/dl）。病理性黄疸的特点：①黄疸在出生后24h内出现。②黄疸程度重，血清胆红素>205.2~256.5μmol/L（12~15mg/dl），或每日上升超过85μmol/L（5mg/dl）。③黄疸持续时间长（足月儿>2周，早产儿>4周）。④黄疸退而复现。⑤血清结合胆红素>34μmol/L（2mg/dl）。

2. 病理性黄疸 常见原因分为感染性和非感染性两大类。感染性因素包括：①新生儿肝炎：多数由病毒感染引起，以巨细胞病毒最常见，其他如乙型肝炎病毒、风疹病毒、疱疹病毒、甲型肝炎病毒等都可引起；②新生儿败血症及其他感染：细菌毒素可抑制葡萄糖醛酸转移酶的活力，并使红细胞破坏增加而致黄疸。感染早期以未结合胆红素为主，晚期以结合胆红素为主。黄疸随感染发展而加重，随感染控制而消失。非感染性因素包括：新生儿溶血病、胆道闭锁、母乳性黄疸、遗传性疾病、药物性黄疸等。

3. 新生儿溶血病 是指因母婴血型不合，母亲的血型抗体通过胎盘进入胎儿循环，发生同种免疫反应，导致胎儿、新生儿红细胞破坏而引起的溶血。常见的临床表现有：黄疸、贫血、肝脾大、胎儿水肿、胆红素脑病（核黄疸）等。

八、知识拓展

1. 光照疗法 是新生儿高胆红素血症的辅助治疗方法，主要作用是使未结合胆红素经光氧化分解为无毒的易于从胆汁和尿液中排出的水溶性衍生物，以降低血中未结合胆红素的浓度，防止胆红素脑病的发生。光照时，可出现发热、腹泻和皮疹，但多不严重，可继续光疗。血清结合胆红素增高的患儿，光照疗法可使皮肤呈青铜色，即青铜症，停止光照疗法后，青铜症可自行消退。光照时，用黑色眼罩保护双眼，可有效避免光照对视网膜的损伤；用尿布遮盖阴囊，可避免对睾丸的影响。

2. 换血疗法 是治疗新生儿溶血病的重要治疗手段。目的是换出已致敏的红细胞和血清中的免疫抗体，减轻溶血；降低血清中的未结合胆红素水平，防止胆红素脑病的发生；纠正溶血导致的贫血，防止缺氧及心功能不全。对于ABO血型不合溶血者，可用O型红细胞和AB型血浆混合血或用抗A、抗B、效价较低的O型血。换血量为150~180ml/kg（约为患儿全血量的2倍），尽量选用新鲜血。库存血不超过3天。

九、操作考核评分标准

操作考核评分标准见表4-8-1。

表4-8-1 新生儿经皮胆红素测定技术考核评分标准

考核内容			考核点及评分要求	分值	扣分	得分	备注
知识与技能评价（80分）	评估及准备（20分）	新生儿（8分）	1. 评估新生儿胎龄、日龄、生命体征、精神反应	4			
			2. 评估新生儿皮肤及巩膜颜色、黄疸程度、范围及进展情况	4			
		环境（3分）	清洁安静、光线适宜	3			
		操作者（4分）	1. 着装整洁，戴口罩	2			
			2. 修剪指甲，七步洗手法洗手（口述）	2			
		用物（5分）	用物准备齐全	5			
	实施（60分）	核对（6分）	1. 核对医嘱	3			
			2. 新生儿床号、姓名、住院号	3			
		解释（4分）	向家属说明操作目的和方法，取得家属的配合	4			
		选择部位（8分）	选择较为平坦、黄染较深的皮肤表面，一般为前额、胸腹部	8			
		启动仪器（8分）	1. 用蒸馏水棉球擦拭探头接触表面	4			
			2. 启动仪器，等待仪器指示灯亮起	4			
		测定（12分）	1. 手持仪器，使测试探头与测定部位垂直接触	8			
			2. 应遮蔽新生儿的双眼避免闪光刺激	4			
		读取结果（8分）	停留数秒后读取测量结果	8			
		关闭电源（8分）	1. 监测完毕，关闭电源	4			
			2. 清洁仪器和探头	4			
		整理记录（6分）	1. 整理用物	3			
			2. 洗手，记录	3			
素养评价（20分）	操作规范度（8分）		1. 操作规范，动作熟练，测量结果准确	4			
			2. 在规定时间内完成，每超过1min扣1分，扣完4分为止	4			
	仪表规范度（8分）		1. 着装规范、符合要求	4			
			2. 举止大方、无多余动作	4			
	沟通有效度（4分）		1. 语言亲切，态度和蔼，关爱新生儿	2			
			2. 健康指导内容和方式正确	2			
总分				100			

测试题

1. 新生儿生理性黄疸最主要的原因是（　　）

A. 大量红细胞破坏，胆红素产生过多 　　B. 肝Y、Z蛋白缺如，摄取胆红素不足

C. 肝酶水平低，结合胆红素能力不足 　　D. 易致胆汁淤积，排泄胆红素能力不足

E. 体温调节功能差

2. 胆红素脑病早期的征象是（　　）

A. 嗜睡，反应低下 　　B. 抽搐，肌张力增高 　　C. 肌张力正常，体温正常

D. 痉挛减轻，呼吸好转 　　E. 脑瘫，智力低下

3. 母乳性黄疸出现黄疸时间是（　　）

A. 多于生后1天 　　B. 多于生后2～3天 　　C. 多于生后4～7天

D. 多于生后10天 　　E. 多于生后15天

4. 生后24h内出现的黄疸应首先考虑（　　）

A. 新生儿肝炎　　　**B.** 胆道闭锁　　　**C.** 新生儿溶血病　　　**D.** 败血症　　　**E.** 母乳性黄疸

5. 可使黄疸加重的因素，下列哪项不正确（　　）

A. 饥饿　　　　　　**B.** 缺氧　　　　　**C.** 便秘　　　　　　**D.** 低热　　　　**E.** 失水

（周辉辉）

本章参考答案

第一节

　　1.B　2.D　3.A　4.A　5.B

第二节

　　1.A　2.C　3.B　4.B　5.D

第三节

　　1.A　2.D

第四节

　　1.C　2.A

第五节

　　1.B　2.A　3.A

第六节

　　1.C　2.D　3.D　4.C　5.A

第七节

　　1.A　2.D　3.B　4.D　5.C

第八节

　　1.A　2.A　3.B　4.C　5.D

第五章　妇产科疾病患者护理技术

学习目标

知识目标： 掌握妇产科常用护理技术的操作目的、适应证、操作方法及注意事项。

能力目标： 能运用所学的知识对妇产科疾病患者正确实施护理操作及健康宣教。

素质目标： 操作过程中态度温和、动作轻柔，尊重、保护患者隐私。

妇产科常用护理技术属于专科技术，主要包括会阴擦洗/冲洗、阴道灌洗/冲洗、会阴湿热敷、阴道或宫颈上药、坐浴等。在临床实际工作中，护士应根据患者具体情况进行正确的护理操作，以达到预防感染、控制和治疗炎症，促进伤口愈合的目的。

第一节　会阴擦洗／冲洗

视频

> **导入情境与思考**
>
> 　　某女士，28岁，孕2产1，孕39周，入院当日阴道分娩一3800g活男婴，产程顺利，检查胎盘胎膜完整，会阴Ⅰ度裂伤行皮内缝合术。现为产后第1天，查体：腹软，子宫底位于脐下2指，恶露色红、量少，会阴缝合处略红伴轻度肿胀。产妇自诉会阴缝合处疼痛。
>
> **请思考：**
>
> **1.** 该产妇目前的情况正常吗？
>
> **2.** 护士应为她进行何种护理操作？

会阴擦洗/冲洗常用于局部清洁，是妇产科临床护理工作中最常用的护理技术，可保持患者会阴及肛门部清洁，促进患者舒适和会阴伤口愈合，防止生殖系统、泌尿系统逆行感染。

一、适应证

1. 妇科或产科手术后，留置导尿管。

2. 会阴部手术术后。

3. 产后会阴裂伤或会阴切开行缝合术后。

4. 长期卧床，生活不能自理。

5. 急性外阴炎。

二、禁忌证

无绝对禁忌证。

三、操作步骤

（一）评估

1. 患者评估　了解患者信息；评估患者会阴情况；注意患者心理状况及合作程度；解释操作目的、操作过程及注意事项，以取得患者的配合。

2. 用物评估　准备橡胶中单或一次性会阴垫1块、治疗巾1块、一次性手套1副、会阴擦洗盘（盘内放置消毒弯盘2个、无菌镊子或无菌卵圆钳2把、无菌棉球2~3个、无菌纱布2块）、冲洗或擦洗液（0.1%苯扎溴铵溶液、0.02%碘伏溶液、1∶5000高锰酸钾溶液）、冲洗壶1个、卧式便盆1个、温度计1个（冲洗温度40℃左右）等。

3. 环境评估　环境是否舒适、安全，能否保护患者隐私；光线是否充足。

4. 操作者评估　着装整齐，洗手（必要时温暖双手），戴口罩。

（二）操作

1. 携带用物到患者床旁，核对患者的床号、姓名。

2. 用屏风或床帘遮挡，保护患者隐私。

3. 嘱患者排空膀胱。协助其脱去右侧裤腿盖于左侧腿部，右侧腿穿上脚套或用毛巾覆盖，屈膝仰卧，双腿略外展，暴露外阴，并在患者臀下垫橡胶中单或一次性会阴垫。

4. 操作者戴手套，一手持无菌卵圆钳或无菌镊子夹取浸有擦洗液的棉球，另一手持无菌卵圆钳或无菌镊子夹持该棉球进行擦洗，一般擦洗3遍。第1遍擦洗时自耻骨联合一直向下擦至臀部，顺序为自上而下、由外向内。先擦净一侧后换棉球同样擦净对侧，再用另一棉球自阴阜向下擦净中间，初步擦净会阴部的污垢、血迹和分泌物。第2遍顺序为由内向外，或以伤口为中心向外擦洗，每擦洗一个部位更换一个棉球，最后擦洗肛门，并将棉球丢弃，以避免伤口、阴道口、尿道口被污染。第3遍顺序同第2遍。也可根据患者情况增加擦洗次数，直至擦净，最后用无菌干纱布擦干。

5. 擦洗完后，撤橡胶单或会阴垫，脱手套，协助患者整理衣裤及床单位，并询问患者感受。

6. 整理用物、洗手、做好记录。

7. 若行会阴部冲洗，先将卧式便盆放于橡胶单或一次性会阴垫上，先用无菌棉球堵住阴道口，勿使冲洗液流入阴道。一手持无菌卵圆钳夹住无菌棉球进行擦洗，冲洗的顺序同会阴擦洗，另一手提冲洗壶配合进行冲洗。冲洗结束后，撤掉卧式便盆，更换干净的橡胶单或一次性会阴垫。

四、简易操作流程

会阴擦洗简易操作流程见图5-1-1。

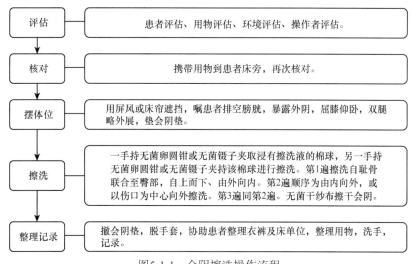

图5-1-1　会阴擦洗操作流程

五、注意事项

1. 会阴有伤口时，应以伤口为中心擦洗。操作时注意观察伤口有无红肿及分泌物，发现异常及时记录并向医生汇报。擦洗完毕后，伤口用无菌干纱布覆盖，并用胶布固定。

2. 会阴擦洗/冲洗中更换无菌棉球时，避免直接取用，注意用物传递。

3. 会阴擦洗/冲洗时须动作轻柔，避免引起护理对象局部不适或疼痛。

4. 对留置导尿管者，注意导尿管是否通畅，避免脱落或打结。

5. 冲洗液温度在40℃左右，以患者舒适为宜。

六、结局评价

1. 患者对操作过程满意，无不适感受。

2. 患者症状减轻。

七、操作考核评分标准

会阴擦洗操作考核评分标准见表5-1-1。

表5-1-1　会阴擦洗考核评分标准

考核内容			考核点及评分要求	分值	扣分	得分	备注
知识与技能评价（80分）	评估及准备（20分）	患者（8分）	1. 核对患者个人信息，了解其心理状态、合作程度	2			
			2. 向患者解释检查目的和配合方法	2			
			3. 评估会阴情况，嘱排空膀胱	4			
		环境（3分）	舒适、安全，符合操作要求	3			
		操作者（4分）	1. 着装整洁	2			
			2. 修剪指甲，七步洗手法洗手（口述）	2			
		用物（5分）	用物准备齐全（少一个扣1分，扣完5分为止）；质量符合要求，按操作先后顺序放置	5			
	实施（60分）	核对并摆体位（4分）	1. 拉上床帘或屏风遮挡，再次核对信息	2			
			2. 患者体位符合操作要求	2			
		第1遍擦洗（15分）	自耻骨联合至臀部，自上而下、由外向内擦洗，顺序正确，动作轻柔	15			
		第2遍擦洗（15分）	由内向外，或以伤口为中心向外擦洗，顺序正确，动作轻柔	15			
		第3遍擦洗（18分）	由内向外，或以伤口为中心向外擦洗，无菌干纱布擦干会阴，顺序正确，动作轻柔	18			
		操作后处理（8分）	1. 撤会阴垫、脱手套	2			
			2. 协助患者整理衣裤和床单位，询问感受，健康指导	3			
			3. 整理用物，消毒双手	2			
			4. 记录	1			
素养评价（20分）	操作规范度（8分）		1. 操作规范、无菌观念强，动作熟练、轻柔	5			
			2. 在规定时间内完成，每超过1min扣1分，扣完3分为止	3			
	仪表规范度（8分）		1. 着装规范、符合要求	4			
			2. 举止大方、无多余动作	4			
	沟通有效度（4分）		1. 语言亲切，态度和蔼，关爱患者	2			
			2. 健康指导内容和方式正确	2			
总分				100			

测试题

1. 会阴擦洗中第1遍擦洗的顺序是（　　）

A. 自上而下，由外向内　　　**B.** 自下而上，由内向外　　　**C.** 自下而上，由外向内

D. 自上而下，由内向外　　　**E.** 以伤口为中心向外擦洗

2. 有关会阴擦洗的适应证，应除外（　　）

A. 会阴部手术术后的患者　　　**B.** 腹部手术后留置尿管的患者

C. 阴道手术后的患者　　　　　**D.** 长期卧床的妇女　　　　　**E.** 月经期妇女

（赵琼兰）

第二节　阴道灌洗/冲洗

视频

　　阴道灌洗是清洁阴道和后穹隆的方法，是妇科手术前的常规阴道准备内容之一，可减少术后感染的发生概率。阴道灌洗也可促进阴道的血液循环，减少阴道内分泌物，减轻局部组织充血。

一、适应证

1. 准备行妇科手术的患者。

2. 阴道炎、宫颈炎患者。

二、禁忌证

月经期、产后或人工流产后子宫颈口未闭或有阴道流血的患者。

三、操作步骤

（一）评估

1. 患者评估　了解患者信息；注意患者心理状况及合作程度；解释操作目的、操作过程及注意事项，以取得患者的配合。

2. 用物评估　准备消毒灌洗筒1个、带调节夹的橡胶管1根、灌洗头1个、输液架1个、阴道窥器1个、卵圆钳1把、弯盘1个、消毒大棉球2个、橡胶单及一次性会阴垫或无菌巾各1块、一次性手套1副、便盆1个。按需要配置灌洗溶液。常用灌洗液有：1∶5000高锰酸钾溶液、生理盐水、0.02%或0.05%聚维酮碘溶液、4%硼酸溶液、2%～4%碳酸氢钠溶液、0.5%醋酸溶液、1%乳酸溶液等。按病情需要配制灌洗液500～1000ml。

3. 环境评估　环境是否舒适、安全，能否保护患者隐私；光线是否充足。

4. 操作者评估　着装整齐，洗手（必要时温暖双手），戴口罩。

（二）操作

1. 携带用物到患者床旁，核对患者的床号、姓名。

2. 用屏风或床帘遮挡，保护患者隐私。

3. 嘱患者排空膀胱。协助其脱去右侧裤腿盖于左侧腿部，右侧腿穿上脚套或用毛巾覆盖，屈膝仰卧，双腿略外展，暴露外阴，并在患者臀下垫橡胶单或一次性会阴垫。

4. 将灌洗筒挂于距床沿60～70cm的支架上，排去管内空气，试水温适当（41～43℃）后备用。

5. 放好便盆，戴一次性手套。

6. 操作者右手持灌洗头，先冲洗外阴部，然后左手分开小阴唇，将灌洗头沿阴道侧壁方向缓缓插入至阴道后穹隆处。边冲洗边在阴道内左右、上下移动灌洗头，使阴道壁及穹隆各部均能被冲洗到（必要时可用阴道窥器将阴道扩张开，边冲洗边转动阴道窥器，以洗净阴道四周皱襞）。

7. 当灌洗液剩下100ml时，夹紧皮管，取出灌洗头，再冲洗1遍外阴部。

8. 扶患者坐于便盆上，流出阴道内存留的液体。

9. 撤离便盆，用纱布自内向外、自上向下擦干外阴部。

10. 脱手套，协助患者整理衣裤及床单位，更换会阴垫，询问患者感受。

11. 整理用物、洗手、做好记录。

四、简易操作流程

简易操作流程见图5-2-1。

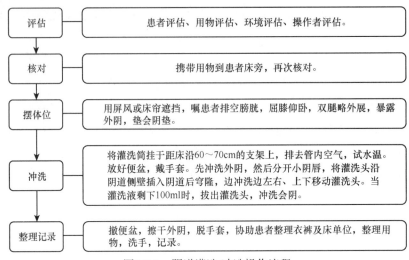

图5-2-1　阴道灌洗/冲洗操作流程

五、注意事项

1. 未婚妇女可用导尿管进行阴道灌洗，不能使用阴道窥器。

2. 灌洗筒距床面不得超过70cm，以免压力过大，药液流速过快，局部停留时间太短而达不到治疗效果，或使液体或污物进入子宫腔而导致感染。

3. 灌洗液温度以41～43℃为宜，以免温度过高烫伤患者，温度过低产生不适。灌洗过程中动作轻柔，灌洗头不能插入过深，避免损伤阴道壁及宫颈组织。

4. 产后10天或妇科手术2周后的患者，若出现阴道分泌物混浊、有臭味、阴道伤口愈合不良时，可行低位阴道冲洗，冲洗筒的高度一般不超过检查床30cm，以免污物进入宫腔或损伤阴道残端伤口。

5. 冲洗过程中，动作宜轻柔，转动阴道窥器时，应放松阴道窥器柄，在进入及退出时，应保持阴道窥器处于闭合状态，以免损伤阴道壁及宫颈组织。

六、结局评价

1. 患者对操作过程满意。

2. 患者阴道术前准备完善或者症状减轻。

七、操作考核评分标准

操作考核评分标准见表5-2-1。

表5-2-1　阴道灌洗/冲洗考核评分标准

考核内容			考核点及评分要求	分值	扣分	得分	备注
知识与技能评价（80分）	评估及准备（20分）	患者（8分）	**1.** 核对患者个人信息，了解其心理状态、合作程度。	3			
			2. 向患者解释检查目的和配合方法	3			
			3. 嘱患者排空膀胱	2			
		环境（3分）	舒适、安全，符合操作要求	3			

续表

考核内容			考核点及评分要求	分值	扣分	得分	备注
知识与技能评价（80分）	评估及准备（20分）	操作者（4分）	1. 着装整洁	2			
			2. 修剪指甲，七步洗手法洗手（口述）	2			
		用物（5分）	用物准备齐全（少一个扣1分，扣完5分为止）；质量符合要求，按操作先后顺序放置	5			
	实施（60分）	核对并摆体位（5分）	1. 拉上床帘或屏风遮挡，再次核对信息	2			
			2. 患者体位符合操作要求	3			
		挂灌洗筒（10分）	灌洗筒高度合适、水温适宜	10			
		冲洗（30分）	冲洗顺序正确，动作轻柔、规范	30			
		排液（5分）	扶患者坐于便盆上，使阴道内存留液体流出	5			
		操作后处理（10分）	1. 撤便盆，擦干外阴	3			
			2. 协助患者整理衣裤和床单位，询问感受，健康指导	3			
			3. 整理用物	2			
			4. 消毒双手	1			
			5. 记录	1			
素养评价（20分）	操作规范度（8分）		1. 操作规范，动作熟练、轻柔	5			
			2. 在规定时间内完成，每超过1min扣1分，扣完3分为止	3			
	仪表规范度（8分）		1. 着装规范、符合要求	4			
			2. 举止大方、无多余动作	4			
	沟通有效度（4分）		1. 语言亲切，态度和蔼，关爱患者	2			
			2. 健康指导内容和方式正确	2			
总分				100			

测试题

1. 阴道灌洗时，灌洗筒距离床面的距离一般为（　　　）

A. 20～30cm　　　　**B.** 30～40cm　　　**C.** 40～50cm　　　**D.** 50～60cm　　　**E.** 60～70cm

2. 关于阴道灌洗以下说法错误的是（　　　）

A. 未婚妇女可用导尿管进行阴道灌洗，不能使用阴道窥器

B. 灌洗液温度以41～43℃为宜

C. 产妇产后10天阴道灌洗时，冲洗筒的高度应保持在60～70cm

D. 阴道窥器在进入及退出阴道时，应保持闭合状态

E. 月经期不能进行阴道灌洗

（赵琼兰）

第三节　会阴湿热敷

视频

导入情境与思考

　　某女士，31岁，阴道分娩后第2天，外阴见一4cm×5cm水肿，未见阴道壁血肿、硬结及感染征象。

　　请思考：

采用哪一项妇产科护理技术可减轻患者水肿？

会阴湿热敷是应用热原理和药物化学反应直接接触患者局部皮肤，促进局部血液循环，增强白细胞的吞噬作用，有利于炎症局限或消散，加速组织修复和再生的一种护理技术。

一、适应证

1. 会阴部水肿及血肿的消散期。

2. 会阴部伤口硬结及早期感染者。

二、禁忌证

无绝对禁忌证。

三、操作步骤

（一）评估

1. 患者评估　了解患者信息；评估会阴情况；注意患者心理状况及合作程度；解释操作目的、操作过程及注意事项。

2. 用物评估　准备会阴擦洗盘1个（内有消毒弯盘2个、消毒镜子或止血钳2把，医用凡士林、无菌纱布数块），热水袋或红外线灯1个，水温计1个，橡胶中单或一次性会阴垫1块、棉垫1块，一次性手套1副，50%硫酸镁、95%乙醇溶液（温度一般为41～46℃）等。

3. 环境评估　环境是否舒适、安全，能否保护患者隐私；光线是否充足。

4. 操作者评估　着装整齐，洗手（必要时温暖双手），戴口罩。

（二）操作

1. 携带用物到床旁，核对患者的床号、姓名。

2. 嘱患者排空膀胱后，屈膝仰卧，双腿略外展，暴露外阴，臀下垫橡胶中单或一次性会阴垫，先进行会阴擦洗，清洁外阴局部污垢。

3. 病变部位先用棉签涂上一层医用凡士林，盖上无菌纱布，再轻轻敷上浸有50%硫酸镁或95%乙醇溶液的纱布垫，外面再盖上棉垫保温。

4. 每3～5min更换热敷垫1次，热敷时间15～30min；也可直接采用红外线灯照射。

5. 会阴湿热敷结束，更换清洁一次性会阴垫，协助患者整理衣裤和床单位，询问患者感受。

6. 整理用物、洗手、做好记录。

四、简易操作流程

简易操作流程见图5-3-1。

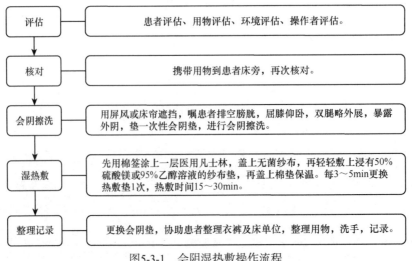

图5-3-1　会阴湿热敷操作流程

五、注意事项

1. 会阴湿热敷应该在会阴擦洗、清洁外阴局部伤口后进行。

2. 湿热敷的面积应是病变范围的2倍。

3. 湿热敷温度应以患者可接受为宜。休克、昏迷及局部感觉不灵敏的患者应特别注意防止烫伤。

六、结局评价

1. 患者对操作过程满意，无不适感受。

2. 患者症状减轻。

七、操作考核评分标准

操作考核评分标准见表5-3-1。

表5-3-1 会阴湿热敷考核评分标准

考核内容			考核点及评分要求	分值	扣分	得分	备注
知识与技能评价（80分）	评估及准备（20分）	患者（8分）	1. 核对患者个人信息，了解其心理状态、合作程度	3			
			2. 向患者解释检查目的和配合方法	3			
			3. 嘱患者排空膀胱	2			
		环境（3分）	舒适、安全，符合操作要求	3			
		操作者（4分）	1. 着装整洁	2			
			2. 修剪指甲，七步洗手法洗手（口述）	2			
		用物（5分）	用物准备齐全（少一个扣1分，扣完5分为止）；质量符合要求，按操作先后顺序放置	5			
	实施（60分）	核对并摆体位（5分）	1. 拉上床帘或屏风遮挡，再次核对信息	2			
			2. 患者体位符合操作要求	3			
		会阴擦洗（20分）	擦洗顺序正确，动作轻柔、规范	20			
		会阴湿热敷（25分）	动作轻柔、操作规范、更换热敷垫的时间及热敷总时间合适（口述）	25			
		操作后处理（10分）	1. 更换会阴垫	2			
			2. 协助患者整理衣裤和床单位，询问感受，健康指导	3			
			3. 整理用物	2			
			4. 消毒双手	2			
			5. 记录	1			
素养评价（20分）	操作规范度（8分）		1. 操作规范，动作熟练、轻柔	5			
			2. 在规定时间内完成，每超过1min扣1分，扣完3分为止	3			
	仪表规范度（8分）		1. 着装规范、符合要求	4			
			2. 举止大方、无多余动作	4			
	沟通有效度（4分）		1. 语言亲切，态度和蔼，关爱患者	2			
			2. 健康指导内容和方式正确	2			
总分				100			

测试题

1. 有关会阴湿热敷的描述，错误的是（　　）

A. 常用于会阴水肿、伤口硬结及早期感染的患者

B. 热敷面积应为病损面积的1倍

C. 湿热敷的温度一般为41～46℃

D. 注意防止烫伤

E. 会阴水肿可用95%乙醇湿热敷

2. 会阴湿热敷一次时间为（　　）

A. 5～10 min　　B. 10～15min　　C. 15～30min　　D. 30～50min　　E. 50～60min

（赵琼兰）

视频

第四节　阴道或宫颈上药

导入情境与思考

　　某女士，25岁，已婚。1周前出现阴道分泌物增多，伴有鱼腥臭味，轻度外阴瘙痒，性交后加重。妇科检查见大量分泌物呈灰白色、均匀一致、稀薄，黏附于阴道壁，且容易从阴道壁拭去。医嘱以甲硝唑栓剂200mg阴道局部使用，每晚1次。

　　请思考：

　　如何指导患者正确进行阴道上药？

　　阴道或宫颈上药是将治疗性药物涂抹或喷洒到阴道壁或宫颈黏膜上或将药物放置在阴道后穹隆，达到局部治疗的目的。这项操作既可在医院由护士完成，也可教会患者在家自行完成。

一、适应证

　　各种阴道炎、宫颈炎或术后阴道残端炎。

二、禁忌证

　　无绝对禁忌证。

三、操作步骤

（一）评估

　　1. 患者评估　了解患者信息；注意患者心理状况及合作程度；解释操作目的、操作过程及注意事项。

　　2. 用物评估　准备橡胶单及中单各1块或一次性垫巾1块、一次性手套1副、阴道灌洗用物1套、阴道窥器1个、长镊子、消毒干棉球、消毒长棉棒、带尾线的大棉球或纱布若干。根据患者的病情选择药品：①阴道后穹隆上药：常用甲硝唑、制霉菌素等药片、丸剂或栓剂；②非腐蚀性药物上药：常用1%甲紫、新霉素或氯霉素等；③腐蚀性药物上药：常用20%～50%硝酸银溶液、20%或100%铬酸溶液；④宫颈棉球上药：止血药、抗生素等；⑤喷雾器上药：常用土霉素、磺胺嘧啶、呋喃西林、己烯雌酚等。

　　3. 环境评估　环境是否舒适、安全，能否保护患者隐私；光线是否充足。

　　4. 操作者评估　着装整齐，洗手（必要时温暖双手），戴口罩。

（二）操作

　　1. 核对患者床号、姓名。

　　2. 嘱患者排空膀胱，协助其上妇科检查床，取膀胱截石位，臀下垫橡胶单、中单或一次性垫巾。

　　3. 戴手套，使用阴道窥器暴露阴道、宫颈，一手持长镊子夹持干棉球擦拭宫颈及阴道后穹隆及阴道壁，以便药物能直接接触炎性组织而提高疗效。

　　4. 根据病情和药物的不同性状可采用以下方法

　　（1）阴道后穹隆上药：护士一手持长镊子夹持药物，将其放至阴道后穹隆处。若患者自行用药，则应指导其于临睡前洗净双手或戴指套，用一手示、中指夹持药品放入阴道，并用示指或中指将药片或栓剂沿阴道后壁推进至手指完全伸入阴道后穹隆为止。睡前用药是为了避免药物脱落及保证局部作用的时间。

（2）非腐蚀性药物：常用1%甲紫治疗阴道假丝酵母菌病患者，每日1次，7～10天为一个疗程；常用新霉素、氯霉素治疗急性或亚急性子宫颈炎或阴道炎患者。用棉球或长棉棒蘸药液直接涂擦于阴道壁或子宫颈。

（3）腐蚀性药物：用于治疗宫颈糜烂样改变。阴道窥器充分暴露宫颈，用长棉棒蘸少许20%硝酸银药液或铬酸溶液涂于宫颈的糜烂面，并插入宫颈管内约0.5cm，再用生理盐水棉球擦去宫颈表面残余药液，最后用干棉球吸干。硝酸银溶液每周用药1次，2～4次为一疗程，铬酸溶液每20～30天上药1次，直至糜烂面完全光滑为止。

（4）宫颈棉球上药：适用于宫颈亚急性或急性炎症伴有出血者。阴道窥器充分暴露宫颈，用长镊子夹持带有尾线的大棉球浸蘸药液后塞压至宫颈处，同时将阴道窥器轻轻退出阴道，然后取出镊子，防止退出阴道窥器时将棉球带出或移动位置，将棉球线尾露于阴道口外，并用胶布固定于阴阜侧上方。嘱患者于放药12～24h后牵引棉球尾线自行取出。

（5）喷雾器上药：适用于非特异性阴道炎及萎缩性阴道炎患者。各种阴道用药的粉剂如土霉素、呋喃西林、己烯雌酚等均可用喷雾器喷射，使药物粉末均匀散布于炎性组织表面。

5. 撤去垫巾，协助患者整理衣裤和床单位，询问患者感受并进行健康指导。告知患者用药期间禁止性生活，用药期间可使用卫生巾，保持衣物清洁。

6. 整理用物、洗手、做好记录。

四、简易操作流程

简易操作流程见图5-4-1。

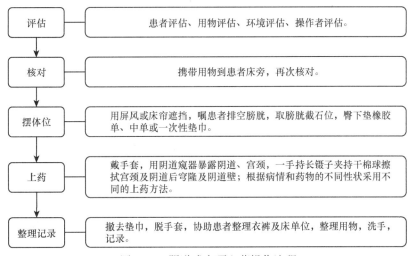

图5-4-1　阴道或宫颈上药操作流程

五、注意事项

1. 未婚妇女禁用阴道窥器，可用消毒长棉棒蘸药涂抹。

2. 经期或子宫出血者不宜上药。

3. 若上药时留有棉球或纱布，叮嘱患者务必按时取出，避免感染。

4. 阴道上药时应转动阴道窥器，使阴道四壁的炎性组织都能涂上药物。

5. 使用腐蚀性药物前将纱布或小棉球垫于阴道后壁，防止药液灼伤阴道正常组织。

6. 使用长棉棒上药时，确认棉棒上的棉花已捻紧，涂药时向同一方向转动，防止棉花脱落，损伤阴道。

六、结局评价

1. 患者对操作过程满意，无不适感受。

2. 患者症状逐渐减轻。

七、操作考核评分标准

操作考核评分标准见表5-4-1。

表5-4-1 阴道或宫颈上药考核评分标准

考核内容			考核点及评分要求	分值	扣分	得分	备注
知识与技能评价（80分）	评估及准备（20分）	患者（8分）	**1.** 核对患者个人信息，了解其心理状态、合作程度	3			
			2. 向患者解释检查目的和配合方法	3			
			3. 嘱患者排空膀胱	2			
		环境（3分）	舒适、安全，符合操作要求	3			
		操作者（4分）	**1.** 着装整洁	2			
			2. 修剪指甲，七步洗手法洗手（口述）	2			
		用物（5分）	用物准备齐全（少一个扣1分，扣完5分为止）；质量符合要求，按操作先后顺序放置	5			
	实施（60分）	核对并摆体位（5分）	**1.** 拉上床帘或屏风遮挡，再次核对信息	2			
			2. 患者体位符合操作要求	3			
		上药（45分）	**1.** 戴手套，放阴道窥器，暴露阴道和宫颈	15			
			2. 选择病情和药物的性状选择合适的上药方法，动作轻柔、规范	30			
		操作后处理（10分）	**1.** 撤垫巾、脱手套	2			
			2. 协助患者整理衣裤和床单位，询问感受，健康指导	4			
			3. 整理用物	2			
			4. 消毒双手	1			
			5. 记录	1			
素养评价（20分）	操作规范度（8分）		**1.** 操作规范，动作熟练、轻柔	5			
			2. 在规定时间内完成，每超过1min扣1分，扣完3分为止	3			
	仪表规范度（8分）		**1.** 着装规范、符合要求	4			
			2. 举止大方、无多余动作	4			
	沟通有效度（4分）		**1.** 语言亲切，态度和蔼，关爱患者	2			
			2. 健康指导内容和方式正确	2			
总分				100			

测试题

1. 阴道上药时下列哪种药物需使用喷雾上药（　　）

A. 土霉素粉　　　　**B.** 甲硝唑　　　　　**C.** 制霉菌素　　**D.** 1%甲紫　　　**E.** 止血药

2. 关于阴道上药，以下做法错误的是（　　）

A. 未婚妇女用消毒长棉棒蘸药涂抹　　　　**B.** 子宫出血者通过阴道上止血药

C. 上药时留有棉球或纱布，按时取出

D. 阴道上药时转动阴道窥器，使阴道四壁的炎性组织都能涂上药物

E. 使用腐蚀性药物前将纱布或小棉球垫于阴道后壁

（赵琼兰）

视频

第五节　坐　　浴

导入情境与思考

　　某女士，32岁，外阴瘙痒，疼痛，排尿、排便后加重。妇科检查：外阴充血，糜烂有抓痕。诊断为外阴炎。医嘱予1∶5000高锰酸钾溶液坐浴。

请思考：

如何指导患者正确进行坐浴？

　　坐浴是借助水温与药液的作用，促进局部组织的血液循环，增强抵抗力，减轻外阴局部炎症及疼痛，使创面清洁，利于组织恢复。根据水温不同，坐浴分为3种：热浴（水温39～41℃）、温浴（水温35～37℃）和冷浴（水温14～15℃）。

一、适应证

1. 热浴适用于渗出性病变及急性炎性浸润，可先熏后坐。

2. 温浴适用于慢性盆腔炎、手术前准备。

3. 冷浴适用于膀胱阴道松弛等。

二、禁忌证

月经期或阴道流血者、孕妇及产后7天内的产妇禁止坐浴。

三、操作步骤

（一）评估

1. 患者评估　了解患者信息；注意患者心理状况及合作程度；解释操作目的、操作过程及注意事项。

2. 用物评估　坐浴盆1个，坐浴架1个，无菌纱布或消毒小毛巾1块，坐浴溶液。坐浴溶液的选择：①滴虫阴道炎：常用0.5%醋酸溶液、1%乳酸溶液或1∶5000高锰酸钾溶液；②外阴阴道假丝酵母菌病：常用2%～4%碳酸氢钠溶液；③萎缩性阴道炎：0.5%～1%乳酸溶液；④外阴炎及其他非特异性阴道炎、外阴阴道手术前准备：常用1∶5000高锰酸钾溶液、1∶200苯扎溴铵溶液、0.02%碘伏溶液、中成药药液。

3. 环境评估　环境是否舒适、安全，能否保护患者隐私；光线是否充足。

4. 操作者评估　着装整齐，洗手，戴口罩。

（二）操作

1. 核对患者的床号、姓名。

2. 嘱患者排空膀胱后，进行大腿、会阴及臀部清洗。

3. 按比例配制好溶液。

4. 将坐浴盆置于坐浴架上，嘱患者将全臀和外阴浸泡于溶液中，持续20min左右（冷浴一般持续2～5min），坐浴结束后用无菌纱布擦干外阴部。

5. 协助患者整理衣裤，并询问感受。

6. 整理用物，洗手，记录。

四、简易操作流程

简易操作流程见图5-5-1。

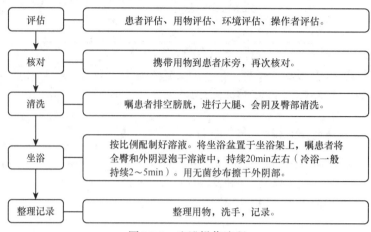

图5-5-1 坐浴操作流程

五、注意事项

1. 坐浴溶液应严格按比例配制，浓度过高容易造成黏膜损伤，浓度太低影响治疗效果。

2. 水温适中，不能过高以免烫伤；坐浴过程中还应注意保暖，防止受凉。

3. 坐浴时需将臀部及全部外阴浸入药液中。

4. 月经期或阴道流血者、孕妇及产后7天内的产妇禁止坐浴。

六、结局评价

1. 患者对操作过程满意，无不适感受。

2. 患者症状逐渐减轻。

七、操作考核评分标准

操作考核评分标准见表5-5-1。

表5-5-1 坐浴考核评分标准

考核内容			考核点及评分要求	分值	扣分	得分	备注
知识与技能评价（80分）	评估及准备（20分）	患者（8分）	1.核对患者个人信息，了解其心理状态、合作程度	3			
			2.向患者解释检查目的和配合方法	3			
			3.嘱患者排空膀胱	2			
		环境（3分）	舒适、安全，符合操作要求	3			
		操作者（4分）	1.着装整洁	2			
			2.修剪指甲，七步洗手法洗手（口述）	2			
		用物（5分）	用物准备齐全（少一个扣1分，扣完5分为止）；质量符合要求，按操作先后顺序放置	5			
	实施（60分）	核对并清洗（10分）	1.拉上床帘或屏风遮挡，再次核对信息	2			
			2.嘱患者排空膀胱后，进行大腿、会阴及臀部清洗	8			
		坐浴（40分）	1.溶液比例配制正确，温度合适	15			
			2.坐浴方法正确，时间适宜	25			
		操作后处理（10分）	1.用无菌纱布擦干外阴部	2			
			2.协助患者整理衣裤，询问患者感受，健康指导	4			
			3.整理用物	2			
			4.洗手	1			
			5.记录	1			

续表

考核内容		考核点及评分要求	分值	扣分	得分	备注
素养评价（20分）	操作规范度（8分）	1.操作规范，动作熟练、轻柔	5			
		2.在规定时间内完成，每超过1min扣1分，扣完3分为止	3			
	仪表规范度（8分）	1.着装规范、符合要求	4			
		2.举止大方、无多余动作	4			
	沟通有效度（4分）	1.语言亲切，态度和蔼，关爱患者	2			
		2.健康指导内容和方式正确	2			
总分			100			

测试题

1. 某女士，43岁，宫颈癌，行广泛性子宫切除和盆腔淋巴结清扫术，术后护士指导患者进行会阴坐浴。下列操作不正确的是（ ）

A. 水温40℃　　　　　　　　　　**B.** 选用药物为4%碳酸氢钠溶液

C. 指导患者坐浴前排空膀胱　　　**D.** 注意保暖　　　　　　　**E.** 浸泡20～30min

2. 某女士，38岁。诉外阴及阴道口瘙痒难耐，阴道分泌物增多，呈稀薄的泡沫状，时有尿频、尿急、尿痛等症状。妇科检查时见阴道黏膜充血。患者若进行坐浴治疗应选的溶液是（ ）

A. 1：2000苯扎溴铵溶液　　　　**B.** 2%～4%碳酸氢钠溶液　　**C.** 1：5000高锰酸钾溶液

D. 0.025%碘伏溶液　　　　　　**E.** 洁尔阴

（赵琼兰）

本章参考答案

第一节

　　1.A　2.E

第二节

　　1.E　2.C

第三节

　　1.B　2.C

第四节

　　1.A　2.B

第五节

　　1.B　2.C

第六章　计划生育及辅助生殖技术

学习目标

知识目标： 1. 了解人工授精、体外受精-胚胎移植、胚胎植入前遗传学检测的适应证和禁忌证。

2. 了解人工授精、体外受精-胚胎移植、胚胎植入前遗传学检测的基本步骤及护理程序。

3. 了解人工流产术的操作步骤和不同方法的选择。

4. 了解放置宫内节育器的常见并发症和副作用。

5. 掌握人工流产术相关的术前准备、宫内节育器放置术与取出术的适应证与禁忌证、手术时间。

6. 熟悉人工流产术的适应证、禁忌证及术后的护理和健康指导。

能力目标： 1. 能够为接受人工授精、体外受精-胚胎移植、胚胎植入前遗传学检测、人工流产术的患者提供护理健康指导。

2. 能够配合进行人工流产术的准备和操作。

素质目标： 1. 具有良好的沟通交流技巧，能够与患者建立良好的护患关系。

2. 关爱患者，具备同情心和责任心，能够细心照顾患者，满足患者的需求。

第一节　人工授精护理技术

> **导入情境与思考**
>
> 某女士今年29岁，其先生31岁，夫妻俩备孕2年未果，女方输卵管造影提示：右侧输卵管通畅。
>
> **请思考：**
>
> 1. 该夫妇应该做哪些检查？
>
> 2. 若精液检查发现男方无精子，可以考虑哪些辅助生殖助孕技术？

人工授精（AI）是指采用非性交的方式将精子递送到女性生殖道中以达到使女子受孕目的的一种辅助生殖技术（ART）。按照精子的来源，人工授精可分为来自丈夫精子的夫精人工授精（AIH）和来自第三方精子的供精人工授精（AID）。实施过程要依照《人类辅助生殖技术管理办法》《人类精子库管理办法》《人类辅助生殖技术和人类精子库伦理原则》等系列规定。人工授精护理技术是指在人工授精过程中提供给患者的专业护理服务，旨在帮助那些由于生理或其他原因无法自然受孕的夫妇实现生育的愿望。

一、适应证

（一）夫精人工授精

1. 男性因少精、弱精、液化异常、性功能障碍、生殖器畸形等不育。

2. 宫颈黏液异常、解剖学异常（先天异常、术后缩窄或粘连）、抗精子抗体阳性等导致的不孕。

3. 生殖道畸形及心理因素导致性交不能等不孕不育。

4. 男性肿瘤患者冷冻精液保存生育力者。

5. 免疫性不育。

6. 原因不明的不育。

（二）供精人工授精

1. 不可逆的无精子症、严重的少精子症、弱精子症和畸形精子症。

2. 输精管复通失败。

3. 射精障碍。

4. 男方和（或）家族有不宜生育的严重遗传学疾病。

5. 母儿血型不合不能得到存活新生儿。

注：适应证1、2、3中，除不可逆无精子症外，其他需行供精人工授精技术的患者，医务人员必须向患者知情告知通过卵母细胞质内单精子注射技术也可能使其有自己血亲关系的后代。如果患者本人仍坚持放弃通过卵母细胞质内单精子注射技术助孕的权益，必须与其签署知情同意书后，方可采用供精人工授精技术助孕。

二、禁忌证

（一）夫精人工授精

1. 男女一方有严重的遗传、躯体疾病或精神心理疾病。

2. 男女一方接触致畸量的射线、毒物、药品并处于作用期。

3. 男女一方有吸毒等严重不良嗜好。

4. 男女一方患有生殖泌尿系统感染及性传播疾病未治愈。

（二）供精人工授精

1. 女方患有生殖泌尿系统急性感染或性传播疾病。

2. 女方患有严重的遗传、躯体疾病或精神疾病。

3. 女方接触致畸量的射线、毒物、药物并处于作用期。

4. 女方有吸毒等不良嗜好。

三、操作步骤

（一）护理评估

1. 评估男女双方健康史，包括月经史、婚育史、性生活史、既往疾病史、检查手术治疗等情况，了解生活习惯、工作环境等。

2. 夫妻双方进行全面的身体体格检查。

3. 进行助孕前常规及专科检查，明确不孕原因及适应证，排除禁忌证。

4. 评估患者心理状态，了解家庭及社会支持情况。

（二）术前护理

1. 心理护理 与患者进行适宜的沟通，了解夫妇双方的心理状态，缓解他们的紧张情绪并树立信心。通过解释和关心，消除患者对人工授精的疑虑和不安，并建立良好的护患关系。

2. 健康教育 向患者介绍人工授精的医学知识，包括助孕技术的流程、费用、成功率和可能的并发症。以通俗易懂的语言进行讲解，帮助患者了解人工授精治疗的重要性和效果，并指导患者完成术前检查。

3. 建档 收集患者夫妇的基本资料，包括身份证、结婚证等证明文件，并建立人工授精档案。记录患者的家庭住址和联系方式，便于后期的随访和沟通。

4. 排卵监测护理 指导患者按医嘱使用促排卵药物，并告知其用药目的、剂量、使用方法和药物不良反应。协助医生为患者进行B超检查，监测卵泡的发育情况。在达到适当的卵泡大小后，根据医嘱进行人绒毛膜促性腺激素（HCG）注射，准备人工授精。

5. 预约登记 根据医嘱确定患者手术日期、手术方式并登记，告知患者手术当日流程并携带所需证件。

6. 夫精人工授精

（1）配偶指导：指导男方在女方卵泡发育至12～14mm时排精1次。手术当日医护人员核对不孕不育夫妇双方身份及证件，确认无误后，给男方提供无菌、无毒的取精杯，安排取精。交代患者取精需注意：在取精前须清洗双手及外生殖器，强调严禁使用肥皂和香皂、洗洁精等清洁化学物质，以免混入精液而杀伤精子；严禁触及取精杯口边缘和杯内，以免污染精液；取精完毕后及时加盖送入实验室，如不慎倒翻、溢出、异物掉入或其他突发事件，需及时与医护人员联系。取精困难者建议提前进行精液冷冻。

（2）精液处理：取出精液后立即交由实验室人员处理。

7. 供精人工授精 选择匹配的精子：除了指导男方完成人工授精术前的常规检查外，还需要进行ABO血型和Rh血型检测。要求供精者的血型与男方一致。使用的精液必须来自经国家批准的规范的人类精子库。

（三）术中护理

1. 物品准备 准备人工授精包、人工授精专用导管、1ml注射器、无菌生理盐水、无菌手套。

2. 环境准备 确保授精室的清洁和干燥，授精室的专用面积不少于15m^2。

3. 术中配合 护理人员与实验室和医生一起核对患者的身份和相关信息，确认无误后签名。患者在排空膀胱后采取截石位，严格遵守无菌操作，以防感染。

4. 心理护理 在手术过程中，注意观察患者的心理反应，并与患者进行沟通。给予适当的安慰，以配合手术。同时，注重保护患者的隐私，使其能够全身心地放松，避免宫颈内口痉挛影响插管。

（四）术后护理

1. 一般护理 术后放松心情，卧床休息30min左右。

2. 病情观察 观察腹痛及阴道流血情况，部分患者术后会因精液中的前列腺素刺激出现明显腹痛，护理人员应做好解释，安抚患者，如有异常情况及时汇报医生。

3. 健康教育 告知患者术后避免性生活及剧烈运动，多进食清淡、易消化食物和新鲜的水果蔬菜，注意营养，均衡饮食，避免辛辣刺激食物。保持个人良好卫生，保证充足睡眠，避免过度劳累。指导患者遵医嘱使用激素类药物或黄体支持治疗，不得随意中断或擅自改变药物剂量。

4. 随访指导 术后遵医嘱使用黄体酮等黄体支持药物，12～14天测血β-HCG，术后30～35天行超声检查，关注宫腔内有无孕囊，胚芽大小及胎心搏动情况，了解胚胎的发育状态。嘱患者定期行产前检查，及时追踪妊娠分娩结局，包括分娩方式、孕周、妊娠期并发症及新生儿性别、体重、身长、有无畸形等母婴健康状况，并做好记录。如测血β-HCG发现未怀孕，遵医嘱停用黄体支持药物，准备进行下一周期的人工授精或采用其他助孕方式。

四、简易操作流程

简易操作流程见图6-1-1。

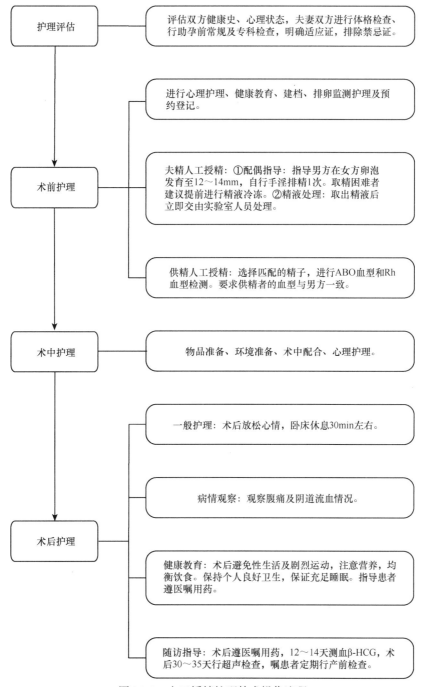

图6-1-1　人工授精护理技术操作流程

五、注意事项

1. 做好心理护理与健康教育，介绍人工授精医学知识，指导患者完成术前检查。

2. 交代患者取精注意事项，如清洗、防污染、及时送实验室等。

3. 术中观察患者心理反应、保护隐私。

4. 术后追踪妊娠分娩结局并做好记录。

六、知识拓展

　　夫妇双方对通过供精人工授精技术出生的孩子（包括有出生缺陷的孩子）需承担伦理、道德和法律上的权利和义务。为了保护各方当事人的权益，供精治疗必须遵循双盲原则，即供方与受方夫妇、供方与医务人员互相不知对方的身份、供方与后代互相不知对方的身份。每位供精者的冷冻精液最多只能用于5名妇女受孕。根据规范要求，供精人工授精的随访率必须达到100%。在供精人工授精术前，需签署随访知情同意书，确认患者的联系电话和地址，并承诺接受终身随访。随访结果必须详细记录并永久保存，及时向精子库反馈精液使用情况和供精人工授精妊娠情况。如果联系方式发生变化，须及时通知助孕机构。

测试题

1. 下列哪项为夫精人工授精的适应证（　　）

A. 男性性功能障碍　　　　　　　　　　**B.** 女方生殖道炎症

C. 女方严重躯体疾病　　　　　　　　　**D.** 女方精神心理障碍

E. 女方具有酗酒、吸毒等不良嗜好

2. 下列哪项为供精人工授精的禁忌证（　　）

A. 男方睾丸性无精子症　　　　　　　　**B.** 男方梗阻性无精子症

C. 男方严重的少精子症、弱精子症和畸精子症　　**D.** 男方输精管复通失败

E. 女方患有生殖泌尿系统急性感染或性传播疾病

3. 下列哪项为符合供精人工授精选择匹配精子的条件（　　）

A. 供精者的血型需与男方一致　　　　　**B.** 捐赠精液HIV阳性

C. 供精者学历为本科毕业　　　　　　　**D.** 供精者身高为180cm

E. 供精者五官周正

4. 下列哪项不是人工授精护理评估内容（　　）

A. 评估男女双方健康史

B. 夫妻双方进行全面的身体体格检查

C. 进行助孕前常规及专科检查，明确不孕原因及适应证，排除禁忌证

D. 评估心理状态，了解家庭及社会支持情况

E. 评估夫妻双方的经济条件

5. 下列哪项不是人工授精术后健康教育内容（　　）

A. 告知患者术后避免性生活及剧烈运动

B. 多进食清淡、易消化食物和新鲜的水果蔬菜，注意营养均衡饮食，避免辛辣刺激食物

C. 保持个人良好卫生，保证充足睡眠，避免过度劳累

D. 指导患者遵医嘱使用激素类药物或黄体支持治疗，不得随意中断或擅自改变药物剂量

E. 告知患者术后需平躺48h以上

（黎　丽）

第二节　体外受精－胚胎移植护理技术

导入情境与思考

　　某女士，27岁，结婚2年，性生活正常，未避孕未孕，行输卵管检查提示双侧输卵管阻塞，医生建议行体外受精-胚胎移植助孕。

> **请思考：**
> **1.** 该患者需要经历哪些助孕环节？
> **2.** 每个助孕环节中护患沟通的要点有哪些？

体外受精-胚胎移植（in vitro fertilization-embryo transfer，IVF-ET）技术又称试管婴儿技术，是指分别将卵子与精子取出后，用人工方法让卵子和精子在体外受精并进行早期胚胎发育，然后移植到母体子宫内发育成胎儿。用于解决不孕不育问题。

一、适应证

1. 女方各种因素导致的配子运送障碍，如输卵管堵塞、输卵管缺如、严重的盆腔粘连或输卵管手术史等输卵管功能丧失导致的不孕。

2. 排卵障碍，经一般促排卵治疗未受孕者。

3. 中重度子宫内膜异位症，或深部浸润型子宫内膜异位症；复发型子宫内膜异位症或卵巢储备功能下降。

4. 男性少、弱精子症引起的不育，经其他助孕技术或AIH等未获成功者。

5. 免疫性不孕症。

6. 不明原因不孕症，经其他助孕技术如AIH等未获成功者。

7. 女方高龄或卵巢储备功能减退。

二、禁忌证

1. 男女任何一方患生殖、泌尿系统急性感染或性传播疾病。

2. 男女任何一方有吸毒等不良嗜好。

3. 男女任何一方接触致畸量的射线、毒物、药品并处于作用期。

4. 女方子宫不具备妊娠功能或严重躯体疾病不能承受妊娠。

5. 患有《中华人民共和国母婴保健法》规定的不宜生育的、目前无法进行胚胎植入前遗传学诊断的遗传性疾病。

三、操作步骤

（一）助孕前评估

1. 评估男女双方健康史包括月经史、婚育史、性生活史、既往疾病史、检查手术治疗等情况，了解生活习惯、工作环境等。

2. 夫妻双方进行全面的身体体格检查。

3. 进行助孕前常规及专科检查，明确不孕原因及适应证，排除禁忌证。

4. 评估心理状态，了解家庭及社会支持情况。

（二）排卵监测护理

1. 通知规定的排卵监测时间 根据医生的指示，通知患者进行排卵监测。排卵监测通常包括进行超声检查和血液激素检测，以确定卵子的发育情况和最佳采集时机。

2. 协助进行超声检查 协助医生进行超声检查，监测卵泡的大小和数量。排卵监测过程中需要多次进行超声检查，护士需要确保设备的准备和消毒，以及为患者提供舒适和安全的检查环境。

3. 血液激素检测 在排卵监测过程中，需要进行血液激素检测，包括促排卵激素、雌激素、孕酮等。护士需要准备采血设备，确保正确采集血样，并将样本送往实验室进行分析。

4. 质量控制和记录 需要确保排卵监测的准确性和可靠性，遵守相关的操作规范和技术要求。同时，护士需要记录患者的相关信息、检查结果和医生的建议，保持记录的完整性和准确性。

5. 教育和指导 向患者提供有关排卵监测的相关知识，包括监测的目的、过程、不适反应和注意事项。指导患者如何正确使用促排卵药物，以及如何观察和记录基础体温等排卵指标。

6. 心理护理 与患者进行心理沟通，了解他们的情绪状态，提供情感支持和安慰。

7. 与医生和其他团队成员的协作 与医生和其他团队成员密切合作，确保排卵监测的顺利进行，根据医生的指示和反馈及时调整护理措施，为患者提供最佳的护理服务。

（三）促排卵及扳机药物的护理

1. 教育和指导 向患者提供关于促排卵或扳机药物的详细信息，包括药物的名称、用途、剂量、使用方法和不良反应等。强调患者按照医生的指示正确使用药物，遵守药物使用时间和剂量。

2. 注射技巧 掌握适当的注射部位、使用适当的注射器和针头、如何准备和混合药物，以及注射的正确程序。

3. 观察不良反应 在患者使用促排卵药物期间，需要密切观察患者的生命体征和不良反应。常见的不良反应包括注射部位疼痛、肿胀、出血，以及恶心、乳房胀痛等。及时记录不良反应并向医生报告，以便及时采取适当的处理措施。

4. 完善药物管理 确保促排卵药物的安全存储和使用，妥善保存药物，遵守有效期限，避免药物受损或被误用。

（四）取卵术的护理

1. 术前准备

（1）健康教育：向患者详细介绍手术的步骤，麻醉方式及手术前后的注意事项，消除患者恐惧心理，根据麻醉方式进行胃肠道准备，术前禁食禁饮。

（2）环境准备：实验室及手术室宜暗，保持恒定的室内温度、湿度。

（3）物品准备：取卵穿刺架、取卵穿刺针、试管、负压吸引器、试管保温装置、心电监护仪，一次性物品包装均完整并处于有效期内。提前打开试管保温装置进行预热，B超机处于工作状态，调整好负压吸引器。

（4）患者身份识别：每一治疗环节都需要核实患者身份。护理人员需仔细认真核对证件、患者姓名、配偶姓名等，有条件可核对指纹、人脸、巩膜或手腕带。

2. 术中配合

（1）监测患者生命体征：术中行心电监护，密切观察患者生命体征的变化并做好记录。

（2）嘱患者排空膀胱，协助患者取膀胱截石位，调整手术床高度，以患者舒适、手术医生方便为宜。

（3）取卵前用温生理盐水冲洗外阴并用温生理盐水棉球仔细擦洗阴道，尤其注意阴道后穹隆穿刺点的消毒。

（4）卵泡液吸出后尽快更换试管，迅速将试管交予实验室人员，尽量缩短传递时间，注意保温和避光。

3. 术后护理

（1）配合手术医生检查有无盆腔出血、穿刺点出血等情况，如穿刺点出血较多，应填塞无菌纱布压迫止血，必要时使用止血药物。持续观察有无腹痛、阴道流血、尿液颜色等。

（2）健康教育：指导患者自我评估疼痛、异常出血情况，术后适当卧床休息，禁止剧烈运动，进食高热量、高蛋白、高维生素、易消化饮食，保持大便通畅。告知胚胎移植时间及相关注意事项，取卵失败或全胚冷冻患者做好相应指导。

（五）胚胎移植术的护理

1. 术前准备

（1）移植前谈话：与患者沟通移植的目标胚胎、个数及移植前后的注意事项。注意与患者核对确认本周期形成的胚胎数量、胚胎状态及评级。鲜胚周期一般在取卵后3天行卵裂期胚胎移植，囊胚则一般为取卵术后第5～7天移植。冻胚周期则根据不同方案，按实际情况进行。

（2）环境准备：手术室按妇科手术清洁要求进行环境准备，保证宽敞、清洁、明亮，适宜胚胎移植手术操作进行。

（3）移植前物品准备：无菌器械包、无菌敷料包、器械与耗材，一次性物品包装均完整并处于有效期内。

（4）患者准备：移植前适量憋尿保持膀胱充盈，再次核对相关证件、知情同意书后，更换手术服，进入手术室。常见的移植体位为膀胱截石位。

2. 移植期护理　配合医生在B超引导下进行胚胎移植，注意再次与医生、胚胎实验室工作人员核对患者姓名、病历编号、胚胎编号、胚胎级别、胚胎数量等关键信息。

3. 移植后护理

（1）协助医生再次检查导管，确认无剩余胚胎遗漏。若发现有未注入的胚胎，则须在另一个新培养基中洗净后，更换新导管，重复移植步骤。

（2）记录移植时间、移植管型号、进宫腔情况、有无出血及黏液等。

（3）患者入观察室内休息，一般建议卧床休息15～30min。

（4）健康教育：移植完成后的日常活动没有特殊限制，不建议剧烈运动、避免突然改变体位（如突然下蹲、突然转身等）、避免同房。按医嘱交代患者黄体支持药物的使用。

（5）随访指导：卵裂期胚胎移植后第11天或囊胚移植后第9天，可开始尿试纸法进行早孕检测，早孕试纸呈阳性并逐渐颜色加深，则表示已妊娠。卵裂期胚胎移植后第14天或囊胚移植后第12天可检测β-HCG及血清雌二醇（E_2）、孕酮（P）、催乳素（PRL）等确定临床妊娠情况。移植后28天、45天，可考虑行彩超确定孕囊定位、胚芽及胎心情况，以便排除宫外妊娠及了解宫内妊娠胎儿个数。

（6）关注患者的反馈及情绪情况，及时评估其身心状态，对患者密切关注的问题予以耐心、针对性解答。提供必要的信息支持及不同情况的转诊安排。

（六）不良胚胎结局的患者心理护理

对于卵子未受精、受精异常、胚胎发育异常或胚胎冻融后瓦解所导致的无合适胚胎移植的患者，应在予以客观、真实情况告知之余，应综合考虑其年龄、身体情况、经济情况及社会学情况，予以合适的心理护理和必要的沟通交流。为有需要的患者提供下一周期准备建议。当患者受不理想结局困扰严重时，应予以必要的心理门诊转诊。

（七）胚胎冻融

暂不移植的胚胎一般予以冷冻储存，胚胎冷冻可分为程序化冷冻和玻璃化冷冻。不同的冷冻方法所需步骤、降温速度及冷冻培养基的选择均有不同。胚胎冷冻前，由两名以上工作人员核对患者姓名、病历编号及胚胎管号等信息，及时做好标识和记录，以便后续启用。

四、简易操作流程

简易操作流程见图6-2-1。

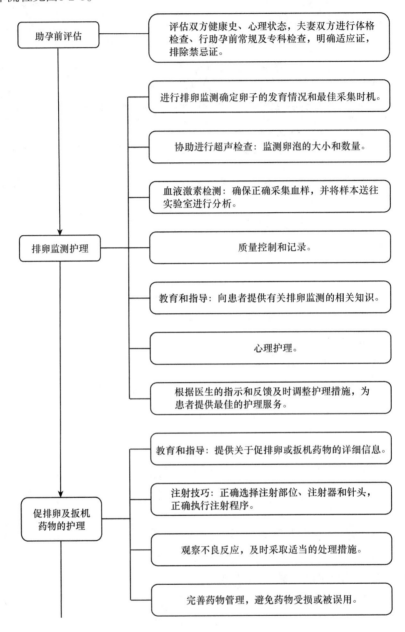

助孕前评估 —— 评估双方健康史、心理状态，夫妻双方进行体格检查、行助孕前常规及专科检查，明确适应证，排除禁忌证。

进行排卵监测确定卵子的发育情况和最佳采集时机。

协助进行超声检查：监测卵泡的大小和数量。

血液激素检测：确保正确采集血样，并将样本送往实验室进行分析。

排卵监测护理 —— 质量控制和记录。

教育和指导：向患者提供有关排卵监测的相关知识。

心理护理。

根据医生的指示和反馈及时调整护理措施，为患者提供最佳的护理服务。

教育和指导：提供关于促排卵或扳机药物的详细信息。

促排卵及扳机药物的护理 —— 注射技巧：正确选择注射部位、注射器和针头，正确执行注射程序。

观察不良反应，及时采取适当的处理措施。

完善药物管理，避免药物受损或被误用。

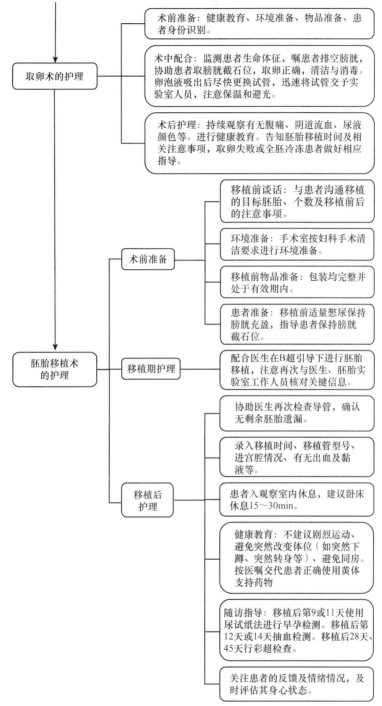

图6-2-1 体外受精-胚胎移植护理技术操作流程

五、注意事项

1. 指导患者自我评估疼痛与阴道流血的要点，告知取卵术后注意事项。

2. 根据胚胎情况及时通知患者，做好心理护理，提醒移植时间及移植前注意事项。

测试题

1. 以下不属于体外受精-胚胎移植技术的适应证的是（　　）

A. 子宫内膜异位症　　　　**B.** 不明原因不孕症　　　　**C.** 男性少、弱精子症状

D. 自愿要求进行　　　　　　**E.** 排卵障碍

2. 以下不属于体外受精-胚胎移植技术禁忌证的是（　　）

A. 男方有毒品依赖　　　　　**B.** 女方处于梅毒性感染期

C. 女方具有严重的精神心理障碍　　　　　**D.** 男方三天内接触过致畸量的毒物

E. 男方患有少精子症、弱精子症

3. 在排卵监测过程中，不需要护士进行的操作是（　　）

A. 通知患者排卵监测时间　　**B.** 进行超声检查

C. 采集血液激素检测　　　　**D.** 记录患者的相关信息、检查结果

E. 指导患者如何正确使用促排卵药物

4. 以下症状中，属于促排卵药物对妇女产生的不良反应有（　　）

A. 乳房胀痛　　　　　　　　**B.** 血小板减少　　　　**C.** 脱发　　　　**D.** 绝经　　　　**E.** 失眠

5. 护理不良胚胎结局的患者时，护士应（　　）

A. 告知胚胎结局，与患者进行2h以上的拓展交流

B. 向心理门诊转诊受不理想结局困扰严重的患者

C. 对家庭经济情况不佳的患者，告知其不必再进行尝试

D. 无论患者情况怎样，仅结合患者年龄进行判断

E. 责怪、数落依从性差的患者在前面的环节中不配合

（黎　丽）

第三节　胚胎植入前遗传学检测护理技术

> **导入情境与思考**
>
> 　　某女士，29岁，因原发不孕5年就诊，女方盆腔粘连，左侧输卵管梗阻，夫妇双方均为α-地中海贫血SEA突变杂合子，医生建议行植入前单基因遗传病检测（PGT-M）助孕。
>
> 　　**请思考：**
>
> 　　**1.** 该患者应该做哪些检查？
>
> 　　**2.** 患者行PGT-M的流程是怎样的？

　　胚胎植入前遗传学检测（preimplantation genetic testing，PGT）是一种先进的辅助生殖助孕技术，这项技术主要用于在胚胎植入到母亲子宫前，检查胚胎是否有遗传性疾病、染色体异常等问题，降低遗传问题传给孩子的风险。适用于以下几种情况：当准父母中有人携带基因导致的疾病、女性年龄≥38岁、有过多次流产史、既往多次胚胎移植未成功，或男方有严重的精子形态异常。2017年《不孕及生殖护理国际术语表》根据PGT内容的不同将PGT分为植入前染色体结构重排检测（preimplantation genetic testing - structural rearrangement，PGT-SR）、植入前单基因遗传病检测（preimplantation genetic testing for monogenic disease，PGT-M）和植入前非整倍体检测（preimplantation genetic testing for aneuploidy，PGT-A）。

一、适应证

（一）PGT-M 适应证

　　1. 夫妇具有生育遗传病子代的高风险，并且家族中致病基因突变诊断明确或致病基因连锁标记明确，这类单基因遗传病包括常染色体隐性遗传病、常染色体显性遗传病、X连锁显性遗传病、X连锁隐性遗传病、Y连锁遗传病等。

　　2. 具有遗传易感性并严重影响健康的疾病：夫妇双方或一方携带严重疾病的遗传易感基因，

如遗传性乳腺癌易感基因*BRCA1*、*BRCA2*。

3. 人类白细胞抗原（human leukocyte antigen，HLA）配型。严重血液系统疾病的患儿需进行骨髓移植但供体来源困难时，父母可通过PGT-M 生育与患儿 HLA配型相同的健康同胞，通过获取健康新生儿的脐带血或骨髓中造血干细胞，供患儿进行移植。

（二）PGT-SR 适应证

1. 染色体易位，如平衡易位、罗伯逊易位。

2. 部分染色体倒位。

3. 其他染色体结构异常或染色体数目异常：如45, XO、47, XXY。

（三）PGT-A适应证

1. 女方高龄，女方年龄38岁及以上。

2. 不明原因反复自然流产，反复自然流产2次以上。

3. 不明原因反复移植失败，移植3次及以上或移植高质量卵裂期胚胎数4～6个或高质量囊胚数3个及以上均失败。

4. 严重畸形精子症。

二、禁忌证

1. 目前基因诊断或基因定位不明的遗传性疾病。

2. 非疾病性状的选择，如性别、容貌、身高、肤色等。

3. 其他不适宜实施 PGT 的情况，如 47，XYY和47，XXX性染色体数目异常；1qh+、9qh+、inv(9)(p12q13)、Yqh+等染色体多态性等。

三、胚胎植入前遗传学检测临床流程

1. 遗传咨询和知情同意 患者夫妇在选择实施PGT前，需要接受至少一次的遗传咨询，使其充分了解自身的生育和遗传风险，知晓现阶段可能的医学干预措施及其利弊，自愿选择治疗方式，并保存相关咨询记录资料。

2. 病史采集及家系分析 收集患者及相关家系成员的原始临床资料及遗传检测结果，绘制系谱图；询问夫妇双方的疾病史、生育史、专科检查及健康评估结果；对于HLA配型者，需评估患儿目前的病情及诊治情况，判断其病情是否允许等待。

3. 风险评估 结合家系调查和遗传检测结果，以及相关疾病的一般遗传发病规律，充分评估夫妇的再生育风险。

4. 知情选择 根据评估的生育风险告知可能的干预措施，如产前诊断、PGT、配子捐赠等，以及现阶段不同干预技术方案的优缺点，让夫妇自愿选择生育干预措施。夫妇在选择PGT周期治疗前，充分告知整个过程中的各类风险，涉及常规体外受精的治疗过程、PGT技术造成的胚胎活检、冷冻复苏损伤、个别胚胎可能诊断不明、检测后无可移植胚胎、染色体嵌合型胚胎发育潜能的不确定性、无法常规鉴别染色体结构异常的携带者、由于胚胎自身的生物学特性以及检测技术的局限性可能导致误诊的风险，以及若获得持续妊娠，需行产前诊断确诊等。

5. 体外受精 女方超促排卵后经阴道B超下取卵术，行体外受精。

6. 胚胎检测 胚胎培养发育至囊胚阶段取部分细胞行胚胎活检，进行相应的遗传学检测。

7. 胚胎移植 选择遗传学信息"正常"的胚胎进行移植，建议行单胚胎移植。

8. 随访 PGT胚胎移植后获得持续妊娠者，需进行侵入性产前诊断，并随访妊娠的结局以及新生儿的情况。

四、操作步骤

1. 协助签署各类知情同意书 一个完善的PGT知情同意过程的实施，能够使医患双方通过互动而相互理解，使医生的道德义务与患者的道德权利和谐统一，共同承担各种诊疗选择和决定的风险。在签署知情同意书时护士予以详尽宣教，并告知患者可能的结局。

2. 心理护理　遗传病给个人及家庭带来沉重的负担，对妊娠或正常妊娠的迫切期望及高额医疗费用，致使患者表现出不同程度的焦虑或抑郁，甚至产生绝望与悲伤的情绪。

（1）护理人员及时评估了解患者的心理状况，鼓励其充分表达和释放负性情绪。鼓励患者听课、观看诊疗过程视频，并及时了解、满足患者的需求，帮助患者建立应对心理压力的各种技巧。

（2）根据患者的性格特点和意愿，选择不同的活动改善心理状态，并且鼓励她们与治疗成功的病友交流。

3. 健康教育　制作健康教育手册，在进入促排卵周期前、周期中、取卵日、胚胎移植日、胚胎移植后至妊娠试验日进行集中授课、分阶段多媒体播放等。健康教育应包括：可行性、检测局限性、风险性、取消可能、费用情况等。

4. 促排卵、取卵、移植术的护理　参照体外受精-胚胎移植护理技术章节内容。

5. 随访指导　胚胎移植术后指导患者黄体支持药物的使用，并做好生活指导，避免剧烈运动，禁止性生活。胚胎移植术后12天测血HCG，如成功妊娠在胚胎移植术后28天、45天行B超检查，了解胚胎发育的情况；指导围生期保健，及时了解分娩及新生儿情况，强调孕中期羊水穿刺染色体检查的重要性。如未妊娠则停用一切药物，1个月后复查。如无冷冻胚胎则进入新的周期，有冷冻胚胎行冻融胚胎移植。

五、简易操作流程

简易操作流程见图6-3-1。

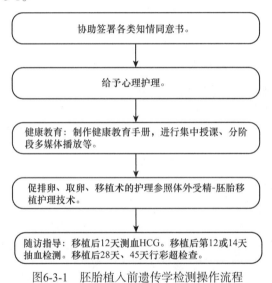

图6-3-1　胚胎植入前遗传学检测操作流程

六、注意事项

1. 患者可能因为对 PGT 技术不了解，或者担心检测结果而产生焦虑、紧张情绪。鼓励患者表达自己的情绪和担忧，为患者提供心理支持，增强患者的信心。

2. 用通俗易懂的语言介绍 PGT的基本原理、操作过程、成功率和风险等内容，帮助患者建立正确的认知。

七、知识拓展

多基因疾病胚胎植入前遗传学检测（preimplantation genetic testing for polygenic diseases，PGT-P）是一种新兴的医疗技术，在临床逐步开展应用。它在传统的PGT的基础上，利用人工智能对多基因风险进行评估。与单基因疾病不同，多基因疾病的发生通常与遗传背景有着密切的联系，这类疾病包括糖尿病、心血管病、恶性肿瘤、阿尔茨海默病和精神分裂症等，它们具有高发病率和深远的公共卫生影响。传统的第三代试管婴儿技术（即PGT）主要用于识别和阻断由特定遗传因素引起的染色体疾病和单基因遗传病。而PGT-P则是一种更为先进的方法，它不直接阻断多基因疾病，而是通过综合分析家族成员的基因型和表型，计算胚胎患病的风险，并选择风险最低的胚胎进行移植。这种做法有望在源头上控制重大慢性病，降低未来子代患多基因疾病的风险。

测试题

1. 胚胎植入前遗传学检测不包括（　　）

A. 胚胎植入前染色体结构重排检测　　　　**B.** 胚胎植入前单基因疾病检测

C. 胚胎植入前非整倍体筛查　　　　**D.** 无创胚胎植入潜能筛查

E. 卵胞质内单精子显微注射

2. 以下哪项不符合行胚胎植入前遗传学检测（　　）

A. 年龄大于38岁的妇女　　　　**B.** 染色体平衡易位携带者

C. 乙肝小三阳患者　　　　**D.** 成人多囊肾患者

E. 男方严重畸精子症

3. 在PGT中，哪个步骤涉及对胚胎细胞的遗传学分析（　　）

A. 卵子采集　　　**B.** 精子采集　　　**C.** 胚胎培养　　　**D.** 胚胎活检　　　**E.** 胚胎移植

4. PGT的主要目的是什么（　　）

A. 提高妊娠率　　　　**B.** 避免遗传性疾病的传递

C. 早期预测胎儿的性别　　　　**D.** 加快妊娠过程

E. 缓解患者心理压力

5. PGT通常在哪一阶段进行（　　）

A. 卵子受精前　　　　**B.** 卵子受精后，胚胎分裂前

C. 胚胎移植前　　　　**D.** 妊娠后　　　　**E.** 随访时

（黎　丽）

第四节　人工流产术

导入情境与思考

　　女士，28岁，自述停经8周，血HCG提示已妊娠，来院请求进行人工流产。经询问，该女士当前无生育意愿，体格检查显示无特殊异常。患者已知晓手术风险、术后恢复及避孕指导的重要性。拟安排行人工流产术。

　　请思考：

　　1. 在进行人工流产前，护士应该对患者进行哪些评估？

　　2. 在术前的准备过程中，护士有哪些职责和工作内容？

　　3. 术后护理中，护士应该注重哪些方面的观察和护理措施？

　　人工流产术，医学上称为人工终止妊娠术（artificial termination of pregnancy，ATP），是一种临床医疗程序，旨在通过医学干预终止妇女的子宫内妊娠。这一过程涉及使用手术或药物方法来排除子宫内的胚胎或胎儿组织，从而中断妊娠进程。该手术通常根据妊娠的时期和具体情况采取不同的医疗技术。在妊娠早期，可采用药物流产，即通过给予药物诱导子宫收缩和宫颈扩张，使胚胎组织自然排出。在妊娠稍晚的阶段，则需要进行手术流产，如负压吸引术或钳刮术，这些手术通过物理方式将妊娠组织从子宫内部移除。本章主要介绍负压吸引术、钳刮术的护理。

一、适应证

1. 避孕失败自愿终止妊娠且无禁忌证者。

2. 因各种疾病不能继续妊娠者。

3. 负压吸引术适用于妊娠10周以内者。

4. 钳刮术适用于妊娠10～14周者。

二、禁忌证

1. 生殖器官急性炎症者。

2. 各种急性传染病，或慢性传染病急性发作期。

3. 术前相隔4h两次体温均在37.5℃以上者。

4. 全身情况不佳不能耐受手术者，如严重贫血、心力衰竭、妊娠剧吐致酸中毒未纠正者。

三、操作步骤

（一）评估

（1）采集健康史，既往史、月经史及避孕措施和效果。

（2）了解一般情况，有无发热，妇科检查等情况。

（3）评估有无人工流产禁忌证。

（4）评估受术者对进行人工流产术的认知水平及配合程度。

（二）准备

1. 护士准备　着装整洁、修剪指甲、洗手、戴口罩。

2. 物品准备　治疗车、洗手液、碘伏原液、无菌器械包、无菌手套、生活垃圾桶、医疗垃圾桶。

3. 环境准备　干净整洁，光线适中，关闭门窗，拉上床帘，调节室内温度至24～28℃，设施齐全。

4. 患者准备　核对信息，沟通解释操作目的、操作流程及可能出现的并发症，签署知情同意书，嘱其排空膀胱，协助患者取膀胱截石位。

（三）操作

人工流产负压吸引术

1. 术前

（1）对患者进行术前健康指导，做好心理护理，消除患者紧张情绪，解除患者思想负担。

（2）术前6～8h禁食禁饮，以防术中呕吐。

（3）指导患者术前排空膀胱，准备好卫生用品。

（4）做好患者的一般体格检查，包括血压、脉搏、体温等，并做好记录。

（5）给予患者会阴、阴道擦洗。

（6）准备术前所需的器械和物资，确保设备的正常运作。

（7）再次核对患者姓名、年龄、病案号、手术名称及B超检查结果等。

2. 术中

（1）术中配合医生查找并核对妊娠物，协助医生完成手术操作，遵医嘱配合治疗。

（2）观察术中是否出现呛咳、发绀、晕厥等异常情况，警惕羊水栓塞、子宫穿孔、子宫大出血、脑心综合征等严重并发症的发生，积极配合医生抢救。

（3）安抚患者，指导患者运用呼吸减轻不适，取得患者的良好配合。

3. 术后

（1）术后观察子宫收缩、阴道出血量、血压及脉搏等情况，遵医嘱给予相应处理措施。

（2）指导患者保持卧床休息，一般卧床休息0.5～1h。观察患者有无恶心、呕吐、头晕等不适症状，并作出相应处理。

（3）患者离开前监测并记录血压、脉搏及离开时间。

人工流产钳刮术

同负压吸引术的护理。钳刮术更强调对患者宫颈扩张的心理准备，因为这可能会引起更多的不适。由于钳刮术可能引起更多的宫颈损伤和出血，需要更密切监测，观察患者的生命体征和面部表情，以评估疼痛和不适。注意手术过程中的出血量，并及时向医生报告。

四、健康教育

1. 负压吸引术术后休息2～3周，钳刮术术后休息4周。

2. 禁止性生活和盆浴1个月，保持外阴清洁，预防感染。

3. 告知受术者术后如阴道出血量多、时间长，或者出现腹痛、发热等症状应随时就诊。

4. 指导患者依据妊娠周数遵医嘱术后休息，可从事轻体力工作，适当运动。

5. 向患者和家属宣传避孕相关知识，帮助流产后女性及时落实科学避孕方法，避免重复流产。

五、简易操作流程

简易操作流程见图6-4-1。

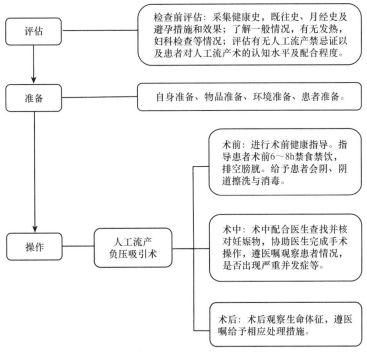

图6-4-1　人工流产术操作流程

六、注意事项

患者手术后需密切观察子宫收缩、阴道出血量、血压及脉搏等情况，遵医嘱给予相应处理措施。指导患者保持卧床休息，一般卧床休息0.5～1h。观察患者有无恶心、呕吐、头晕等不适症状，并作出相应处理。

钳刮术更强调对患者宫颈扩张的心理准备，因为这可能会引起更多的不适。由于钳刮术可能引起更多的宫颈损伤和出血，需要更密切监测，观察患者的生命体征和面部表情，以评估疼痛和不适。注意手术过程中的出血量，并及时向医生报告。

测试题

1. 以下人工流产的适应证中错误的是（　　）

A. 避孕失败自愿终止妊娠且无禁忌证者　　　　B. 因各种疾病不能继续妊娠者

C. 有药物流产禁忌证或药物流产失败　　　　　D. 妊娠早期有X线接触史

E. 妊娠早期要求终止而无禁忌证者

2. 以下人工流产的禁忌证中错误的是（　　）

A. 生殖器官急性炎症者　　　　　　　　　　　B. 各种疾病的急性期

C. 术前一次体温≥37.5℃者　　　　　　　　　D. 全身情况不佳不能耐受手术者

E. 各种急性传染病

3. 人工流产术后应禁性生活多久（　　）

A. 15天　　　　　　B. 1个月　　　　　　C. 3个月　　　　　D. 6个月　　　　　E. 9个月

4. 负压吸引术后应休息多长时间（　　）

A. 1周　　　　　　B. 2～3周　　　　　C. 4周　　　　　D. 6周　　　　　E. 8周

5. 人工流产后应向患者解释哪些注意事项（　　）

A. 患者术后如阴道出血量多、时间长，或者出现腹痛、发热等症状应随时就诊

B. 向患者和家属宣传避孕相关知识，帮助流产后女性及时落实科学避孕方法，避免重复流产

C. 避免性行为　　　　　　　　　　　D. 以上都是　　　　　　　　　E. 以上都不是

（黎　丽）

第五节　宫内节育器放置术与取出术

导入情境与思考

某女士，36岁，孕2产2，产后半年，要求放置宫内节育器。

请思考：

1. 该患者放置宫内节育器前需要做什么检查？

2. 该患者适宜放置宫内节育器的时间是什么时候？

宫内节育器（intrauterine device，IUD）是一种安全、有效简便、经济、可逆的避孕工具，为生育期妇女的主要避孕措施。主要分为两类，铜质IUD：含有铜元素，通过释放铜离子干扰精子的活动，提高子宫和输卵管液体的精子杀伤能力。激素IUD：释放孕激素类似物质，使宫颈黏液增稠，阻止精子进入；同时影响子宫内膜，减少受精卵植入的可能性。

一、宫内节育器放置术

（一）适应证

生育期妇女无禁忌证、要求放置宫内节育器者。

（二）禁忌证

1. 妊娠或妊娠可疑。

2. 生殖道急性炎症。

3. 人工流产出血多，怀疑有妊娠组织物残留或感染可能；中期妊娠引产、分娩或剖宫产胎盘娩出后，子宫收缩不良有出血或潜在感染可能。

4. 生殖器肿瘤。

5. 生殖器畸形，如纵隔子宫、双子宫等。

6. 宫颈内口过松、重度陈旧性宫颈裂伤或子宫脱垂。

7. 严重的全身性疾病。

8. 宫腔<5.5cm或>9.0cm（除外足月分娩后、大月份引产后或放置含铜无支架宫内节育器）。

9. 近3个月内有月经失调、阴道不规则流血。

10. 有铜过敏史。

（三）操作步骤

1. 检查前评估

（1）了解患者婚育史、既往是否患有严重的内外科疾病、有无宫腔操作、剖宫产或其他涉及子宫的手术史、月经情况、是否哺乳期、过敏史等。

（2）评估患者心理状况，与其沟通，告知检查的目的、方法、注意事项及检查过程中可能出现的不适，取得配合。

（3）评估患者的检查时间：月经干净3~7日无性交；人工流产后立即放置；产后42日恶露已净，会阴伤口愈合，子宫恢复正常；含孕激素宫内节育器在月经第4~7日放置；自然流产于转经后放置，药物流产2次正常月经后放置；剖宫产术后半年；哺乳期放置应先排除早孕；性交后5日内放置为紧急避孕方法之一。

2. 放置方法 双合诊检查子宫大小、位置及附件情况。外阴阴道部常规消毒铺巾，阴道窥器暴露宫颈后消毒宫颈与宫颈管，以宫颈钳夹持宫颈前唇，用子宫探针顺子宫位置探测宫腔深度，用放置器将节育器推送入宫腔，宫内节育器上缘必须抵达宫底部，带有尾丝的宫内节育器在距宫口2cm处剪断尾丝，观察无出血即可取出宫颈钳和阴道窥器（图6-5-1）。

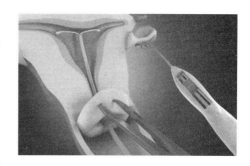

图6-5-1 放置宫内节育器

3. 护理配合

（1）保持手术区域的无菌状态，协助医生进行无菌操作。

（2）确保患者隐私，并在操作过程中给予心理支持，减轻患者的紧张和不安。

（3）提供适当的疼痛缓解措施，如必要时遵医嘱给予镇痛药。

（4）监测患者的生命体征，特别是在放置宫内节育器期间，如有任何异常反应立即处理。

（5）在操作过程中保持沟通，询问患者的舒适度，并根据需要调整操作。

（四）术后注意事项及随访

1. 术后休息3日，1周内忌重体力劳动，2周内忌性交及盆浴，保持外阴清洁。

2. 术后第一年1、3、6、12个月进行随访，以后每年随访1次直至停用，特殊情况随时就诊；随访宫内节育器在宫腔内情况，发现问题，及时处理，以保证宫内节育器避孕的有效性。

（五）简易流程图

简易流程图见图6-5-2。

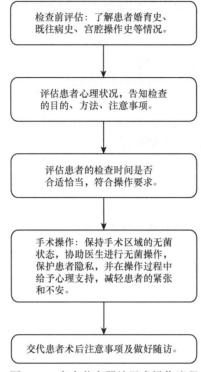

图6-5-2 宫内节育器放置术操作流程

二、宫内节育器取出术

（一）适应证

1. 生理情况

（1）计划再生育或已无性生活不再需避孕者。

（2）放置期限已满需更换者。

（3）绝经过渡期停经1年内。

（4）拟改用其他避孕措施或绝育者。

2. 病理情况

（1）有并发症及副作用，经治疗无效。

（2）带器妊娠，包括宫内和宫外妊娠。

（二）禁忌证

1. 并发生殖道炎症时，先给予抗感染治疗，治愈后再取出宫内节育器。

2. 全身情况不良或在疾病的急性期，应待病情好转后再取出。

（三）操作步骤

1. 取出时间　月经干净后3～7日为宜；带器早期妊娠行人工流产同时取器；带器异位妊娠术前行诊断性刮宫时，或在术后出院前取出宫内节育器；子宫不规则出血者，随时可取，取宫内节育器同时需行诊断性刮宫，刮出组织送病理检查，排除子宫内膜病变。

2. 取器方法　常规消毒后，有尾丝者，用血管钳夹住尾丝轻轻牵引取出。无尾丝者，需在手术室进行，按宫腔操作程序操作，用取环钩或取环钳将宫内节育器取出。取器困难者可在超声下进行操作，必要时在宫腔镜下取出。

（四）简易操作流程

简易操作流程见图6-5-3。

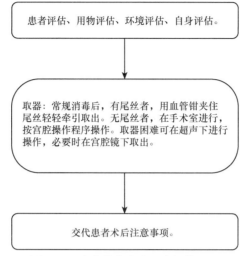

图6-5-3 宫内节育器取出术操作流程

（五）注意事项

1. 取器前应做超声检查或X线检查，确定节育器是否在宫腔内，同时了解节育器的类型。

2. 使用取环钩取节育器时，应十分小心，不能盲目钩取，更应避免向宫壁钩取，以免损伤子宫壁。

3. 取出节育器后核对节育器是否完整，必要时行超声或X线检查，同时应落实其他避孕措施。

三、宫内节育器的副作用

不规则阴道流血是放置宫内节育器常见的副作用，主要表现为经量增多、经期延长或少量点滴出血，一般不需处理，3～6个月后逐渐恢复。少数妇女放置节育器后可出现白带增多或伴有下腹胀痛，应根据具体情况明确诊断后对症处理。

四、放置宫内节育器的并发症

（一）感染

放置节育器时未严格执行无菌操作、节育器尾丝过长及生殖道本身存在感染灶等，均可导致上行感染，引起宫腔炎症。有明确宫腔感染者，应在选用广谱抗生素治疗的同时，取出节育器。

（二）节育器异位

节育器异位原因有：①子宫穿孔，操作不当将节育器放到宫腔外；②节育器过大、过硬或子宫壁薄而软，子宫收缩造成节育器逐渐移位至宫腔外。确诊节育器异位后，应在腹腔镜下或经腹将节育器取出。

（三）节育器嵌顿或断裂

由于节育器放置时损伤子宫壁或带器时间过长，部分器体嵌入子宫壁或发生断裂，应及时取出。若取出困难，应在超声下或在宫腔镜下取出。完全嵌入肌层者，须经腹手术取出。为防止节育器嵌顿或断裂，放置术前应注意选择合适类型、大小和优质的节育器；放置时操作应轻柔；绝经后应及时取出节育器。

（四）节育器下移或脱落

节育器下移或脱落原因有：①操作不规范，节育器放置未达宫底部。②节育器与宫腔大小、形态不符。③月经过多。④宫颈内口过松及子宫过度敏感，常见于放置宫内节育器后一年之内。

（五）带器妊娠

带器妊娠多见于节育器下移、脱落或异位。一经确诊，行人工流产术，同时取出宫内节育器。

测试题

1. 什么情况下可以行宫内节育器放置及取出术（　　）

A. 未婚女性　　　　　　　　　　**B.** 已婚女性已有子女　　　　　　**C.** 重度宫颈糜烂

D. 急性阴道炎　　　　　　　　　**E.** 女性月经期

2. 放置宫内节育器的时间通常是（　　）

A. 月经期　　　　　　　　　　　**B.** 任何时间段　　　　　　　　　**C.** 月经前

D. 月经干净3～7天　　　　　　　**E.** 月经干净1～2天

3. 产后的妇女，什么时候放宫内节育器最合适（　　）

A. 产后1个月　　　　　　　　　　**B.** 产后42天恶露干净后　　　　　**C.** 产后3个月

D. 产后半年　　　　　　　　　　　**E.** 产后1年

4. 剖宫产术后什么时间放置宫内节育器适宜（　　）

A. 术后2个月　　**B.** 术后3个月　　**C.** 术后4个月　　**D.** 术后6个月　　**E.** 术后1年

5. 放置宫内节育器后的注意事项哪一项是错误的（　　）

A. 1周内禁止重体力劳动　　　　　**B.** 注意外阴清洁卫生，以防感染

C. 术后1个月内禁止性生活　　　　**D.** 注意月经规律，必要时妇产科诊疗

E. 2周内禁止盆浴

（黎　丽）

本章参考答案

第一节

　　1.A　2.E　3.A　4.C　5.E

第二节

　　1.D　2.E　3.B　4.A　5.B

第三节

　　1.D　2.C　3.D　4.B　5.C

第四节

　　1.D　2.C　3.B　4.B　5.D

第五节

　　1.B　2.D　3.B　4.D　5.C

下　篇

第七章　妇科常规检查技术

学习目标

知识目标：1.掌握妇科检查常用的方法及步骤。

2.了解双合诊检查、三合诊检查、直肠-腹部诊的临床意义。

3.熟悉妇科检查的注意事项。

能力目标：1.运用所学知识为护理对象进行健康指导。

2.能够配合医生进行常用妇科检查。

素质目标：具有良好的职业素养，尊重关心护理对象，保护护理对象隐私。

盆腔检查为妇科特有的检查，又称妇科检查，包括外阴、阴道、宫颈、子宫体及双侧附件。常用的检查方法有阴道窥器检查、双合诊检查、三合诊检查、直肠-腹部诊。

导入情境与思考

某女士，40岁，因"外阴瘙痒，分泌物增多一周"就诊于妇产科。

请思考：

1.针对该女士适宜的妇科检查方法是什么？

2.妇科检查有哪些基本要求？

妇科检查是对女性生殖系统进行检查和评估的一种常见医学检查方法，同时也是一种简便、经济、实用的辅助诊断方法。

一、适应证

1.存在或可疑女性生殖系统病变者。

2.已婚妇女体检项目。

3.必要时的产检项目。

二、禁忌证

1.月经期。

2.未婚或无性生活女性（限于直肠-腹部诊）。

三、操作步骤

（一）评估

（1）评估护理对象心理状况，与其沟通，告知检查的目的、方法、注意事项及检查过程中可能出现的不适，取得配合。

（2）评估检查时间，检查前24h禁止性生活、阴道灌洗及上药等，避开月经期。

（二）准备

1.护士准备　着装整洁、洗手、戴口罩。

2. 物品准备

（1）留取标本的用具必须无菌干燥。

（2）用物准备：阴道窥器1个、细胞刷1个、载玻片若干张、不同型号塑料管、无菌干燥棉签、无菌手套、一次性垫巾、液态无菌石蜡油。

3. 环境准备 清洁、舒适、安全、注意保暖、保护患者隐私。

4. 护理对象准备 解释操作目的，协助取膀胱截石位。

（三）操作

1. 核对护理对象信息。

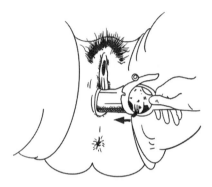

图7-1-1 阴道窥器检查

2. 常用妇科检查方法

（1）阴道窥器检查

1）放置阴道窥器时，检查者一手拇指和示指将两侧小阴唇分开，暴露阴道口，另一手持阴道窥器避开敏感的尿道周围区，斜行沿阴道侧后壁缓慢插入阴道内（图7-1-1），边推进边旋转，阴道窥器两叶转正并逐渐张开，直至完全暴露宫颈、阴道壁及穹隆部，然后旋转阴道窥器，充分暴露检查阴道各壁。

2）取出阴道窥器时，应将两叶合拢后沿着阴道侧后壁缓慢退出。以免小阴唇和阴道壁黏膜被夹入两叶侧壁间而引起患者不适。

（2）双合诊检查（bimanual examination）：是盆腔检查中最重要的项目。检查者一手的两指（一般用示指和中指）或一指放入阴道内，另一手放在腹部配合检查，称为双合诊检查。目的在于检查阴道、宫颈、宫体、输卵管、卵巢、宫旁结缔组织以及盆腔内壁情况。

1）阴道：检查者戴无菌手套，一手示指、中指涂润滑液后，轻轻通过阴道口，沿后壁放入阴道，检查阴道的松紧度、通畅度、深度，有无畸形，有无瘢痕、结节或肿块，有无触痛。

2）宫颈：扪清宫颈大小、形状、硬度、宫颈外口形状，拨动宫颈有无举痛、摇摆痛，宫颈周围穹隆情况，注意有无子宫颈脱垂、接触性出血。

3）子宫：将阴道内两指放在宫颈后方，另一手掌心朝下手指平放在护理对象腹部平脐处，当阴道内手指向上向前方抬举宫颈时，腹部手指往下往后按压腹壁，并逐渐向耻骨联合部位移动，通过内外手指同时分别抬举和按压，相互协调，即能扪清子宫位置、大小、形状、软硬度、活动度及有无压痛（图7-1-2）。

4）附件：扪清子宫后，将阴道内两指由宫颈后方移至一侧穹隆部，尽可能往上向盆腔深部扪触；与此同时，另一手从同侧下腹壁髂嵴水平开始，由上往下按压腹壁，与阴道内手指相互对合，以触摸该侧附件区有无肿块、增厚或压痛。若扪及肿块，应查清其位置、大小、形状、软硬度、活动度、与子宫的关系，以及有无压痛等。输卵管正常时不能扪及，卵巢偶可扪及，约4cm×3cm×1cm大小，可活动，触后稍有酸胀感（图7-1-3）。

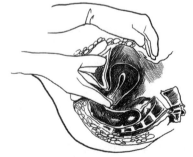

图7-1-2 子宫双合诊检查

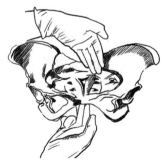

图7-1-3 附件双合诊检查

（3）三合诊检查（trimanual examination）：经直肠、阴道、腹部联合检查，称为三合诊检查。方法是双合诊检查结束后，一手示指放入阴道，中指插入直肠，其余检查步骤与双合诊检查相同（图7-1-4），三合诊检查是对双合诊检查不足的重要补充。通过三合诊检查能扪清后倾或后屈子宫的大小，发现子宫后壁、宫颈旁、直肠子宫陷凹、子宫骶韧带及双侧盆腔后壁的病变，估计盆腔内病变范围及其与子宫或直肠的关系，特别是肿瘤与盆壁间的关系，扪诊阴道直肠隔、骶骨前方或直肠内有无病变。三合诊检查在生殖器官肿瘤、结核、炎症的检查中尤为重要。

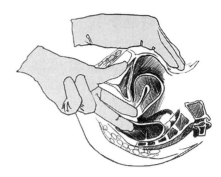

图7-1-4　三合诊检查

（4）直肠-腹部诊：检查者一手示指伸入直肠，另一手在腹部配合检查，称为直肠-腹部诊。一般适用于无性生活史、阴道闭锁、经期不宜做双合诊检查者或有其他原因不宜行双合诊检查的护理对象。

四、简易操作流程

简易操作流程见图7-1-5。

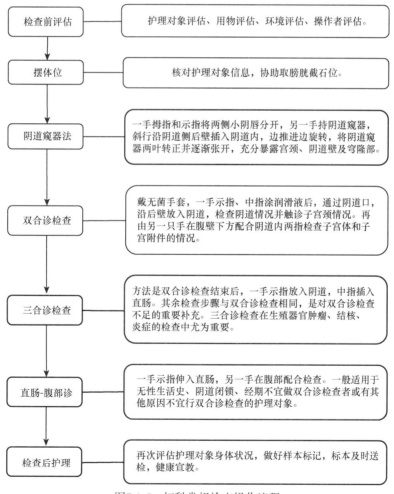

检查前评估	护理对象评估、用物评估、环境评估、操作者评估。
摆体位	核对护理对象信息，协助取膀胱截石位。
阴道窥器法	一手拇指和示指将两侧小阴唇分开，另一手持阴道窥器，斜行沿阴道侧后壁插入阴道内，边推进边旋转，将阴道窥器两叶转正并逐渐张开，充分暴露宫颈、阴道壁及穹隆部。
双合诊检查	戴无菌手套，一手示指、中指涂润滑液后，通过阴道口，沿后壁放入阴道，检查阴道情况并触诊子宫颈情况。再由另一只手在腹壁下方配合阴道内两指检查子宫体和子宫附件的情况。
三合诊检查	方法是双合诊检查结束后，一手示指放入阴道，中指插入直肠。其余检查步骤与双合诊检查相同，是对双合诊检查不足的重要补充。三合诊检查在生殖器官肿瘤、结核、炎症的检查中尤为重要。
直肠-腹部诊	一手示指伸入直肠，另一手在腹部配合检查。一般适用于无性生活史、阴道闭锁、经期不宜做双合诊检查者或有其他原因不宜行双合诊检查的护理对象。
检查后护理	再次评估护理对象身体状况，做好样本标记，标本及时送检，健康宣教。

图7-1-5　妇科常规检查操作流程

五、注意事项

1. 操作动作要轻柔，保护护理对象的隐私。

2. 对无性生活史者禁做阴道窥器检查及双合诊检查、三合诊检查，应行直肠-腹部诊。确有检查必要时，应先征得患者及其家属同意后，方可做阴道窥器检查或双合诊检查。

3. 当两手指放入阴道后，患者感疼痛不适时，可单用示指替代双指进行检查。

4. 三合诊检查时，将中指伸入肛门，同时嘱患者像解大便一样用力向下屏气，使肛门括约肌自动放松，可减轻患者疼痛和不适感；分泌物较多，应先用无菌干棉球轻轻擦拭后再取标本。

5. 若护理对象腹肌紧张，可边检查边交谈，使其张口呼吸而使腹肌放松。

6. 当检查者无法查明盆腔内解剖关系时，不宜强行扪诊。

六、检查后护理要点

1. 评估检查后，询问有无其他不适，发现异常及时通知医生。

2. 做好检测样本标记，标本应立即放入固定液或细胞保存液中并及时送检。

3. 认真倾听医生检查结果的描述，做好详细记录。

测试题

1. 妇科检查时，下列哪项错误（　　）

A. 检查者态度要严肃认真，操作轻柔 　　　　**B.** 检查前所有患者均需排尿

C. 一般取膀胱截石位 　　　　**D.** 月经期一般不进行妇科检查

E. 注意消毒隔离，防止医源性交叉感染

2. 三合诊检查的目的，下列哪项除外（　　）

A. 检查后倾后屈子宫的大小 　　　　**B.** 检查子宫后壁情况

C. 检查直肠子宫陷凹、阴道直肠隔及直肠情况

D. 检查膀胱情况 　　　　**E.** 宫颈癌患者临床分期

3. 关于双合诊检查，下列错误的是（　　）

A. 双合诊检查是盆腔检查最常用的方法

B. 方法是一手戴手套，用示、中两指伸入阴道，另一手掌面向下按下腹部，双手配合进行

C. 检查前须排空膀胱

D. 正常情况下，可触及输卵管、卵巢

E. 双合诊检查前应向患者做好解释工作

4. 双合诊检查的部位以下哪项除外（　　）

A. 阴道 　　　　**B.** 宫颈 　　　　**C.** 宫体 　　　　**D.** 骶骨前方 　　　　**E.** 宫旁结缔组织

5. 三合诊检查是指（　　）

A. 肛门和腹壁联合检查 　　　　**B.** 直肠和阴道联合检查

C. 阴道、直肠和腹部联合检查 　　　　**D.** 外阴和阴道联合检查

E. 肛门指检

（阳丽花）

本章参考答案

1.B　2.D　3.D　4.D　5.C

第八章　生殖道细胞学检查

学习目标

知识目标：1. 掌握生殖道细胞学检查患者准备、物品准备及护理配合。

2. 熟悉生殖道细胞学检查的适应证与禁忌证。

3. 了解生殖道细胞学检查结果的临床意义。

能力目标：1. 运用所学知识为检查或手术后的患者进行护理和健康指导。

2. 能够配合医生进行生殖道细胞学检查。

素质目标：操作过程中态度温和、动作轻柔，尊重、保护患者隐私。

随着妇产科学发展，生殖道细胞学检查技术也在不断更新，护士需要及时更新知识与技术，充分做好术前准备、术中配合及术后护理，才能配合医生为患者提供优质、安全的诊疗技术服务。

导入情境与思考

某女士，40岁，孕5产1，吸烟10年，性生活后阴道点滴流血5个月，妇科检查：外阴阴道正常，宫颈上唇糜烂样改变，触之出血。

请思考：

1. 该女士应该做哪些检查？

2. 应如何护理该女士？

女性生殖道上皮细胞受卵巢激素的影响出现周期性变化，因此，临床上通过检查生殖道脱落上皮细胞（包括阴道上段、子宫颈阴道部、子宫及输卵管的上皮细胞）既可反映体内性激素水平，又可协助诊断生殖道不同部位的恶性病变及观察其治疗效果，是一种简便、经济、实用的辅助诊断方法。

一、适应证

1. 不明原因闭经。

2. 无排卵性异常子宫出血和黄体功能不足性异常子宫出血。

3. 流产。

4. 生殖道感染性疾病。

5. 妇科肿瘤的筛查。

二、禁忌证

1. 生殖器急性炎症。

2. 月经期。

三、操作步骤

（一）评估

1.评估患者心理状况　与其沟通，告知检查的目的、方法、注意事项及检查过程中可能出现的不适，取得配合。

2.评估患者的检查时间　检查前24h禁止性生活、阴道检查、阴道灌洗及上药等。

（二）准备

1. 护士准备 着装整洁、洗手、戴口罩。

2. 物品准备

（1）留取标本的用具必须无菌干燥。

（2）用物准备：阴道窥器1个、宫颈刮匙（木质小刮板）2个或细胞刷1个、载玻片若干张、不同型号塑料管、0.9%氯化钠溶液、无菌干燥棉签及棉球、装有固定液（95%乙醇）标本瓶1个或新柏氏液（细胞保存液）1瓶、无菌手套、一次性垫巾。

3. 环境准备 清洁、舒适、安全、注意保暖、保护患者隐私。

4. 患者准备 解释操作目的，协助取膀胱截石位。

（三）操作

1. 核对患者信息。

2. 涂片种类及采集方法

（1）阴道涂片：主要目的是了解卵巢或胎盘功能，检测下生殖道感染的病原体。已婚者一般用木质小刮板在阴道侧壁上1/3处轻轻刮取；无性生活妇女应签署知情同意书后，用浸湿的棉签伸入阴道，紧贴阴道侧壁卷取，薄而均匀地涂于玻片上，将其置于95%乙醇中固定。

（2）子宫颈刮片：是筛查早期宫颈癌的方法之一。子宫颈刮片取材应在宫颈外口鳞-柱状上皮交界处，用木质刮板以宫颈外口为圆心，轻刮一周，均匀涂于玻片上，避免损伤组织引起出血而影响检查结果。该取材方法应用已经逐渐被取代。

（3）子宫颈刷片：是目前宫颈癌筛查的重要方法。将"细胞刷"置于子宫颈管内，达子宫颈外口上方10mm左右，在子宫颈管内旋转数周后取出，旋转"细胞刷"将附着于小刷子上的标本均匀地涂于玻片上或置于细胞保存液中。目前较常应用的检测为液基薄层细胞学检查（thin-prep cytology test，TCT），将识别子宫颈高度病变的敏感度和特异度提高至85%和90%（图8-1-1）。

（4）子宫颈脱落细胞人乳头状瘤病毒（human papilloma virus，HPV）检测：是宫颈癌及其癌前病变的筛查方法。子宫颈局部如果分泌物较多，可以用无菌干棉签将分泌物擦拭干净，将子宫颈刷缓缓深入，将刷头导入子宫颈管内向紧贴子宫颈口四周沿轴缓慢旋转3~5周，将子宫颈刷头推入细胞保存液保存，将细胞充分漂洗到保存液中，可以适当振荡瓶体。

（5）子宫腔吸片：筛查子宫腔内恶性病变，较阴道涂片及诊刮阳性率高。选择直径1~5mm不同型号塑料管，一端连接无菌注射器，另一端送入子宫腔内达宫底部，边轻轻抽吸边上下左右转动方向，将吸出物涂片、固定、染色。停止抽吸再取出吸管，以免将子宫颈管内容物吸入。或用子宫腔灌洗法收集洗涤液，离心后取沉渣涂片。

3. 再次核对患者信息、及时将标本送检、评估患者身体状况、进行健康宣教。

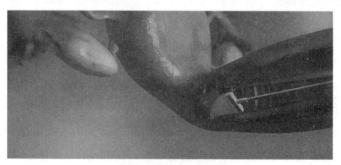

图8-1-1 子宫颈刷片

四、简易操作流程

简易操作流程见图8-1-2。

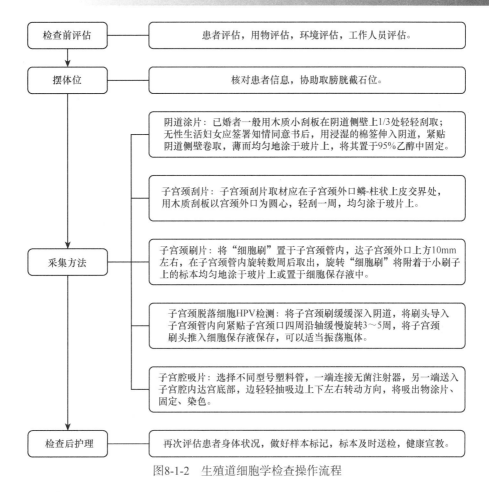

图8-1-2 生殖道细胞学检查操作流程

五、注意事项

1. 注意保护患者隐私，气温低时注意保暖。

2. 取脱落细胞标本时动作应轻、稳、准，避免损伤组织引起出血。若阴道分泌物较多，应先用无菌干棉球轻轻擦拭后再取标本。

3. 涂片必须均匀地向一个方向涂抹，禁忌来回涂抹，以免破坏细胞。

六、检查后护理要点

1. 评估检查后阴道流血情况，询问有无其他不适，发现异常及时通知医生。

2. 做好检测样本标记，标本应立即放入固定液或细胞保存液中并及时送检。

3. 向受检者说明生殖道脱落细胞检查结果的临床意义，嘱其及时将病理报告结果反馈给医生，以免延误诊治。

七、相关知识

（一）正常女性生殖道脱落细胞的种类及其在内分泌检查方面的应用

1. 鳞状上皮细胞 阴道与子宫颈阴道部被覆的鳞状上皮相仿，均为非角化性的分层鳞状上皮。上皮细胞分为底层、中层和表层，其生长与成熟受体内雌激素水平影响。细胞由底层向表层逐渐成熟，各层细胞的比例随月经周期中雌激素的变化而变化。临床上常用嗜伊红细胞指数（eosinophilic index，EI）、成熟指数（maturation index，MI）、致密核细胞指数（karyopyknotic index，KI）及角化指数（cornification index，CI）来代表体内雌激素水平。EI是计算鳞状细胞中表层红染细胞的百分率，指数越高，提示上皮细胞越成熟。MI是计算鳞状上皮3层细胞百分比，按底层/中层/表层顺序写出，在阴道细胞学卵巢功能检查中最常用。底层细胞百分率高称为左移，提示不成熟细胞增多，雌激素水平下降；表层细胞百分率高称为右移，提示成熟细胞增多，雌激素水平升高。正常情况下，育龄妇女子宫颈涂片中最常见的细胞是表层细胞（图8-1-3）。卵巢功能低落时出现底层细胞，若底层细胞<20%，提示轻度低落；底层细胞占20%～40%，提示中度低落；底层细胞>40%，提示高度低落。KI是指鳞状上皮细胞中表层致密核细胞的百分率，KI越高，提示上皮细胞越成熟。CI是指鳞状上皮细胞中的表层嗜伊红性致密核细胞的百分率，指数越高，提示雌激素水平越高，上皮细胞越成熟。

2. 柱状上皮细胞 分为子宫颈黏膜细胞和子宫内膜细胞两种，在子宫颈刮片中可见到。宫颈黏液细胞呈高柱状或立方状，核在底部，呈圆形或卵圆形，染色质分布均匀，细胞质内有空泡，易分解而留下裸核。子宫内膜细胞为低柱状，核圆形，核大小、形状一致，多成堆出现，细胞质少，边界不清。

3. 非上皮成分 如吞噬细胞、白细胞、淋巴细胞、红细胞等。

（二）生殖道脱落细胞在妇科疾病诊断方面的应用

1. 生殖道脱落细胞涂片有助于对闭经、异常子宫出血、流产等的诊断。根据细胞有无周期性变化、MI结果和EI数值推断闭经病变部位、异常子宫出血类型，以及评价流产疗效。

2. 根据细胞的形态特征推断生殖道感染的病原体种类，如HPV感染可见典型的挖空细胞。

（三）生殖道脱落细胞在妇科肿瘤诊断方面的应用

1. 癌细胞的特征 主要表现在细胞核、细胞形态及细胞间关系的改变。癌细胞的细胞核增大、深染及核分裂异常等；细胞形态大小不等，形态各异，排列紊乱等。生殖道脱落细胞学诊断的报告方式有两种：一种是分级诊断，以往我国多用分级诊断，即巴氏分类法。另一种是描述性诊断，采用TBS分类法。巴氏分类法已逐步被TBS分类法所取代。为使细胞学诊断与组织病理学术语一致，使细胞学报告与临床处理密切结合，1988年美国制定了宫颈/阴道TBS命名系统，1991年被国际癌症协会正式采用。TBS分类法包括标本满意度的评估和对细胞形态特征的描述性诊断。对细胞形态特征的描述性诊断内容包括：①良性细胞学改变：包括感染及反应性细胞学改变。②鳞状上皮细胞异常（图8-1-4，图8-1-5）：包括无明确诊断意义的不典型鳞状上皮细胞、不能排除高级别鳞状上皮内病变不典型鳞状细胞、鳞状上皮细胞内病变（分低度、高度）和鳞状细胞癌。③腺上皮细胞异常：包括不典型腺上皮细胞、腺原位癌和腺癌。④其他恶性肿瘤细胞。

2. HPV分型 依据HPV型别与癌发生的危险性高低将HPV分为高危型和低危型两类。高危型如HPV16、18、31、33、35、39、45、51、52、56、58、59、66、68型等与癌及癌前病变相关，其中以HPV16、18型与宫颈癌关系最为密切；低危型如HPV6、11、42、43、44型等主要与轻度鳞状上皮内病变和泌尿生殖系统疣、复发性呼吸道息肉相关。

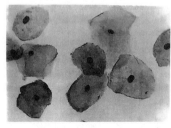
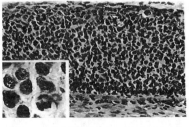
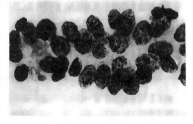

图8-1-3 正常生殖道脱落细胞　　图8-1-4 子宫颈鳞状上皮癌组织学　　图8-1-5 鳞状上皮细胞癌细胞学

八、知识拓展

HPV疫苗接种是预防HPV相关疾病的有效途径。80%以上的女性一生中至少有过一次HPV感染，90%以上的HPV感染可在2年内自然清除，仅不足1%的患者发展至宫颈癌前病变和宫颈癌。HPV疫苗接种是预防HPV感染和相关疾病的有效方法，是防控HPV感染相关疾病的一级预防措施。低龄人群接种HPV疫苗的效果优于高龄人群，性暴露前接种免疫效果最佳。HPV疫苗不仅适用于一般普通人群，同样推荐用于高危、特殊人群。对具有遗传易感、高危生活方式和人类免疫缺陷病毒感染的适龄女性应优先推荐接种HPV疫苗。不论是否有HPV感染、细胞学是否异常的适龄女性均可接种HPV疫苗。近期有妊娠计划和妊娠期、哺乳期女性不宜接种HPV疫苗。接种HPV疫苗后仍应进行宫颈癌筛查。

测试题

1. 早期发现宫颈癌最主要的方法是（　　）

A. 子宫颈活检　　　　　　　**B.** 碘试验　　　　　　　**C.** 子宫颈刷片细胞学检查

D. 阴道镜检查　　　　　　　**E.** 宫颈锥切术，病理检查

2. 我国女性生殖器恶性肿瘤最常见的是（　　）

A. 宫颈癌　　　　　　　　　**B.** 子宫内膜癌　　　　　　**C.** 子宫肉瘤

D. 卵巢癌　　　　　　　　　**E.** 绒毛膜上皮癌

3. 下列哪项是宫颈癌的好发部位（　　）

A. 鳞状上皮　　　　　　　　**B.** 柱状上皮　　　　　　　**C.** 鳞-柱状上皮交界处移行带区

D. 子宫颈管腺上皮　　　　　**E.** 鳞状上皮增生区

4. 下列关于生殖道细胞学检查的相关叙述错误的一项是（　　）

A. 阴道涂片用于了解未孕妇女的卵巢功能或妊娠妇女的胎盘功能

B. 子宫颈刮片是筛查早期宫颈癌的重要方法

C. 子宫颈管涂片用于了解子宫颈管内状况

D. 生殖道脱落细胞检查方法简便、经济、实用，但发现恶性细胞后不能定位，需行组织学检查才能确诊

E. 生殖器急性炎症的患者也可做生殖道细胞学检查

5. 关于阴道及子宫颈细胞学检查，错误的是（　　）

A. 子宫颈刮片是筛查早期宫颈癌的重要方法

B. 阴道涂片一般在阴道后穹隆处取分泌物

C. 子宫腔吸片适用于怀疑子宫腔内有恶性病变

D. 操作结束后需要先停止抽吸再取出吸管

E. 子宫腔吸片在筛查子宫腔内恶性病变时，较阴道涂片阳性率高

（尹心红　周雨彤）

本章参考答案

1.C　2.A　3.C　4.E　5.B

第九章　宫颈活组织检查

学习目标

知识目标：**1.** 掌握宫颈活组织检查的患者准备、物品准备及护理配合。

2. 熟悉宫颈活组织检查的适应证与禁忌证。

3. 了解宫颈活组织检查结果的临床意义。

能力目标：**1.** 运用所学知识为宫颈活组织检查的患者进行护理和健康指导。

2. 能够配合医生进行宫颈活组织检查。

素质目标：操作过程中态度温和、动作轻柔，尊重和保护患者隐私。

宫颈活组织检查简称宫颈活检，常用检查方法有局部活组织检查和诊断性宫颈锥切术。取材方法是自病变部位或可疑部位取小部分组织进行病理检查，结果常可作为诊断依据。宫颈活组织检查是诊断宫颈癌前病变和宫颈癌的必需步骤。

第一节　局部活组织检查

导入情境与思考

某女士，46岁，阴道米泔样分泌物1个月。妇科检查：外阴正常，阴道内少量鲜红色血液，有腥臭味，宫颈上唇见花菜样赘生物，大小约1.0cm×1.0cm，表面糟脆，颜色晦暗，触之易出血。

请思考：

1. 该患者急需做哪项检查协助诊断？

2. 检查后患者护理要点有哪些？

一、适应证

1. 阴道镜诊断为高级别鳞状上皮内病变或可疑癌者。

2. 阴道镜诊断为低级别鳞状上皮内病变，但细胞学为不能排除高级别鳞状上皮内病变、不典型鳞状细胞或不典型腺上皮细胞及以上，或阴道镜检查不充分，或检查经验不足等。

3. 阴道镜检查反复出现可疑阳性或阳性者。

4. 可疑为宫颈恶性病变或宫颈特异性感染，需进一步明确诊断者。

二、禁忌证

1. 生殖道有急性或亚急性炎症者。

2. 月经期或有不规则子宫出血者。

三、操作步骤

（一）评估

（1）评估患者心理状况，与其沟通，告知检查的目的、方法、注意事项及检查过程中可能出现的不适，取得其配合。

（2）评估患者生命体征并询问病史，患有阴道炎者应治疗后再取活检。

（3）评估患者检查时间，妊娠期、月经期及不规则子宫出血不宜做活检。

（4）签署知情同意书。

（二）准备

1. 护士准备　着装整洁、洗手、戴口罩。

2. 物品准备

（1）留取标本的用具必须无菌干燥。

（2）用物准备：阴道窥器1个、宫颈钳1把、宫颈活检钳1把、刮匙1把、长镊子2把、纱布卷1个、无菌巾1块、棉球及棉签若干、无菌手套1副、复方碘溶液、装有固定液的标本瓶4~6个及消毒液。

3. 环境准备　清洁、舒适、安全、注意保暖、保护患者隐私。

4. 患者准备　解释操作目的，协助患者取膀胱截石位。

（三）操作

1. 核对患者信息。

2. 患者排空膀胱后取膀胱截石位，常规消毒外阴，铺无菌巾。

3. 当医生放置阴道窥器，充分暴露宫颈后，协助医生用干棉球擦净宫颈黏液及分泌物，消毒阴道及宫颈。

4. 协助医生在宫颈外口鳞-柱状上皮交界处或特殊病变处，持宫颈活检钳取适当大小的组织。临床明确为宫颈癌，只为确定病理类型或浸润程度者可以行单点取材；可疑宫颈癌者，应按时钟位置3、6、9、12点4处钳取组织；为提高取材准确性，可在阴道镜指导下取材，或在宫颈阴道部涂以碘溶液，选择不着色区域取材（图9-1-1）。

5. 在手术过程中应及时为医生传递所需物品，观察患者反应。

6. 手术结束时协助医生以棉球或纱布卷局部压迫止血。

7. 将取出的组织分别放在标本瓶内，做好标记并及时送检。

8. 再次核对患者信息、及时将标本送检、评估患者身体状况、进行健康宣教。

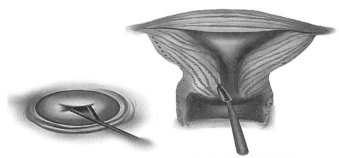

宫颈活检钳夹持宫颈组织

图9-1-1　宫颈局部活组织检查

四、简易操作流程

简易操作流程见图9-1-2。

五、注意事项

1. 急性、亚急性生殖器炎症或盆腔炎症性疾病应治愈后再取活检。

2. 月经前期不宜做活检，以免与活检处出血相混淆，且月经来潮时创口不易愈合，可能增加内膜在切口种植的机会。妊娠期必要时可做活检。

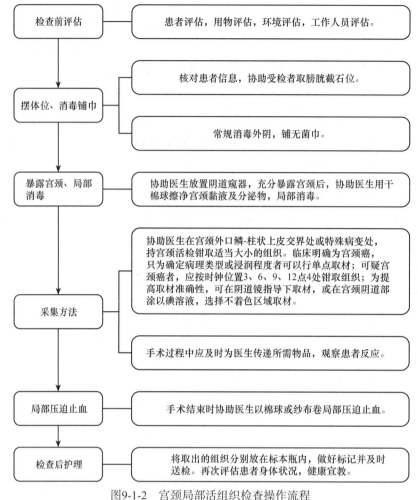

图9-1-2 宫颈局部活组织检查操作流程

六、检查后护理要点

1. 评估患者阴道流血情况，嘱其保持会阴部清洁，24h后自行取出棉球或纱布卷，若出现大量阴道流血，应及时就诊。

2. 指导患者术后1个月内禁止性生活、盆浴及阴道灌洗。

3. 提醒患者按要求取病理报告单并及时复诊。

七、相关知识

（一）宫颈鳞状上皮内病变

宫颈鳞状上皮内病变（cervical squamous intraepithelial lesion，SIL）是与宫颈浸润癌密切相关的一组宫颈病变，常发生于25～35岁妇女。大部分低级别鳞状上皮内病变（low-grade squamous intraepithelial lesion，LSIL）可自然消退，但高级别鳞状上皮内病变（high-grade squamous intraepithelial lesion，HSIL）具有癌变潜能。SIL反映了宫颈癌发生发展中的连续过程，通过筛查发现SIL，及时治疗高级别病变，是预防宫颈浸润癌行之有效的措施。

（二）宫颈癌

宫颈癌（cervical cancer）是最常见的妇科恶性肿瘤。高发年龄为50～55岁。由于宫颈癌筛查的普及，得以早期发现和治疗宫颈癌和癌前病变，其发病率和死亡率明显下降。

（三）宫颈组织发生和发展

SIL 形成后继续发展，突破上皮下基底膜，浸润间质，形成宫颈浸润癌（图9-1-3）。

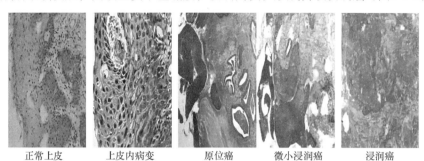

| 正常上皮 | 上皮内病变 | 原位癌 | 微小浸润癌 | 浸润癌 |

图9-1-3　宫颈正常上皮-上皮内病变-浸润癌

测试题

1. 关于宫颈活组织检查，下列哪项是正确的（　　）

A. 凡肉眼可疑者应行活检　　　　　　　　B. 取材部位在宫颈内口

C. 活检后阴道纱布2h取出　　　　　　　　D. 取下标本立即用95%乙醇固定

E. 术后给予抗生素

2. 宫颈活组织检查如有出血首选的方法是（　　）

A. 注射止血药物　　　　　　B.缝合创面止血　　　　C.电熨止血

D. 纱布压迫止血　　　　　　E. 激光止血

3. 关于宫颈活组织检查，下列描述正确的是（　　）

A. 在宫颈外口鳞-柱状上皮交界处取材　　B. 在可疑病灶（碘着色区）上取材

C. 怀疑有恶变者，在宫腔内刮取组织　　　D. 钳取组织后，用75%乙醇进行固定

E. 宫颈局部有出血时，无须止血

4. 适合做宫颈活组织检查的时机是（　　）

A. 月经前期　　　　　　　　　　　　　　B. 妊娠期

C. 患有阴道炎症时　　　　　　　　　　　D. 月经干净后3～7天　　E.月经期

5. 不属于宫颈活组织检查适应证的是（　　）

A. 阴道镜诊断为高级别鳞状上皮内病变或可疑癌者

B. 阴道镜检查反复出现可疑阳性或阳性者

C. 可疑为宫颈恶性病变或宫颈特异性感染，需进一步明确诊断者

D. 阴道镜诊断为低级别鳞状上皮内病变，但细胞学不能排除高级别鳞状上皮内病变者

E. 宫颈癌筛查

（董红建）

第二节　诊断性宫颈锥切术

导入情境与思考

　　某女士，48岁，绝经1年，阴道少许接触出血，检查：宫颈中度糜烂，宫体稍小，子宫颈刮片检查2次均阳性，阴道镜下宫颈活检阴性，做诊断性宫颈锥切术排除宫颈癌。

请思考：
1. 诊断性宫颈锥切术有哪些注意事项？
2. 应如何护理该患者？

诊断性宫颈锥切术是对宫颈活检诊断不足或有怀疑时，实施的补充手段，不是宫颈癌及癌前病变诊断的必需步骤。

一、适应证

1. 宫颈细胞学检查多次为高级别鳞状上皮内病变，而宫颈活检为低级别鳞状上皮内病变及以下。

2. 宫颈活检为高级别鳞状上皮内病变而临床可疑为浸润癌，为明确病变累及程度及确定手术范围者。宫颈活检诊断为原位腺癌。

二、禁忌证

1. 生殖道急性或亚急性炎症者。

2. 妊娠期或月经期。

3. 患血液病有出血倾向者。

三、操作步骤

（一）评估

（1）评估患者心理状况，与其沟通，告知手术的目的、方法、注意事项及手术过程中可能出现的不适，取得配合。

（2）评估患者手术时间，用于治疗者应在月经干净后3～7天内进行。

（3）签署知情同意书。

（二）准备

1. 护士准备 着装整洁、洗手、戴口罩。

2. 物品准备

（1）留取标本的用具必须无菌干燥。

（2）用物准备：无菌导尿包1个、阴道窥器1个、宫颈钳1把、宫颈扩张器1套、子宫探针1个、长镊子2把、尖手术刀1把（或高频电切仪1台、环形电切刀1把、球形电凝刀1把）、刮匙1把、持针器1把、圆针1枚、可吸收线、棉球及棉签若干、纱布若干、孔巾1块、无菌手套1副、复方碘溶液、标本瓶1个及消毒液。

3. 环境准备 清洁、舒适、安全、注意保暖、保护患者隐私。

4. 患者准备 解释操作目的，嘱患者排空膀胱。

（三）操作

1. 核对患者信息。

2. 操作方法

（1）在麻醉下取膀胱截石位，消毒外阴阴道后，铺无菌孔巾。

（2）协助医生放置阴道窥器，暴露宫颈，消毒阴道和宫颈及宫颈外口。

（3）手术过程中及时递送医生所需用物。

（4）协助医生以宫颈钳夹持宫颈前唇向外牵引，宫颈涂复方碘溶液。若行冷刀锥切术，在碘不着色区外0.5cm处，以尖刀在宫颈表面做深约0.2cm环形切口，包括宫颈上皮及少许皮下组织，按30°～50°向内做宫颈锥切，根据病变深度和组织学类型，切除宫颈管深度可达1～2.5cm。也可采用宫颈环形电切术（LEEP）， 根据病灶范围及宫颈体积不同，选用合适的电极，设计适当的治疗参数，避免热损伤影响切缘的病理分析（图9-2-1）。

（5）医生在切除组织12点处做一标记，以4%甲醛溶液固定装入标本瓶中做好标记。

（6）手术完成后用无菌纱布卷压迫创面止血。若有动脉出血，协助医生缝扎止血，或局部用止血药物等。

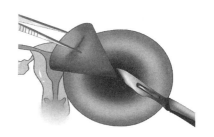

图9-2-1 宫颈锥切术

（7）将要行子宫切除的冷刀锥切者，手术最好在锥切术后48h内进行，可行宫颈前后唇相对缝合封闭创面止血；若不能在短期内行子宫切除或无须做进一步手术者，应行宫颈成形缝合术或荷包缝合术，术毕探查宫颈管。

3. 再次核对患者信息，及时将标本送检，评估患者身体状况，进行健康宣教。

四、简易操作流程

简易操作流程见图9-2-2。

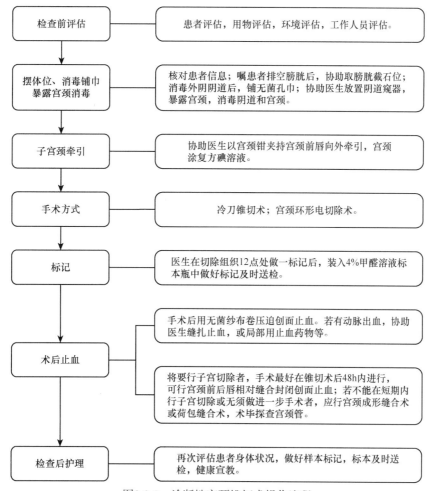

检查前评估	患者评估，用物评估，环境评估，工作人员评估。
摆体位、消毒铺巾暴露宫颈消毒	核对患者信息；嘱患者排空膀胱后，协助取膀胱截石位；消毒外阴阴道后，铺无菌孔巾；协助医生放置阴道窥器，暴露宫颈，消毒阴道和宫颈。
子宫颈牵引	协助医生以宫颈钳夹持宫颈前唇向外牵引，宫颈涂复方碘溶液。
手术方式	冷刀锥切术；宫颈环形电切除术。
标记	医生在切除组织12点处做一标记后，装入4%甲醛溶液标本瓶中做好标记及时送检。
术后止血	手术后用无菌纱布卷压迫创面止血。若有动脉出血，协助医生缝扎止血，或局部用止血药物等。
	将要行子宫切除者，手术最好在锥切术后48h内进行，可行宫颈前后唇相对缝合封闭创面止血；若不能在短期内行子宫切除或无须做进一步手术者，应行宫颈成形缝合术或荷包缝合术，术毕探查宫颈管。
检查后护理	再次评估患者身体状况，做好样本标记，标本及时送检，健康宣教。

图9-2-2 诊断性宫颈锥切术操作流程

五、注意事项

1. 用于诊断者，不宜用电刀、激光刀，以免破坏边缘组织而影响判断。

2. 用于治疗者，应在月经干净后3～7天内施行。

3. 术后用抗生素预防感染。

4. 术后6周探查宫颈管有无狭窄。2个月内禁性生活及盆浴。

六、检查后护理要点

1. 评估患者阴道出血情况、有无头晕及血压下降等出血症状。嘱患者注意观察阴道流血情况，若出血多应及时就诊。

2. 术后保持会阴部清洁，抗生素预防感染。

3. 告知患者术后休息3天，2个月内禁止性生活及盆浴。

4. 提醒患者6周后复查，探查宫颈管有无狭窄。

测试题

1. 进行宫颈锥切术时，患者应采取（　　）

A. 膀胱截石位　　　B. 侧卧位　　　　C. 仰卧位　　　　D. 俯卧位　　　　E. 膝胸卧位

2. 宫颈锥切术中应（　　）

A. 在全身麻醉下进行　　　　　　B. 切除标本12点做标记送病理切片检查

C. 切口在碘伏不着色区内0.5cm　　D. 深入宫颈管内0.5cm

E. 术后2周探查宫颈管内有无狭窄

3. 以下关于宫颈锥切术哪项不正确（　　）

A. 行子宫切除者，手术最好在锥切术后48h内进行

B. 用于诊断者，不宜用电刀、激光刀，以免破坏边缘组织而影响判断

C. 术后2周探查宫颈管有无狭窄

D. 术后用抗生素预防感染

E. 2个月内禁止性生活及盆浴

4. 用宫颈锥切术进行治疗者，应选择在什么时候进行（　　）

A. 月经前3～7天　　　　　　B. 月经期第三天

C. 月经期后干净后3～7天　　D. 任意时候　　　E. 术后6周

5. 下列哪项不是宫颈锥切术的禁忌证（　　）

A. 生殖道有急性或亚急性炎症者　　B. 轻度输卵管阻塞的治疗

C. 月经期或有不规则阴道流血者　　D. 妊娠期　　　E. 患血液病，有出血倾向者

（董红建）

本章参考答案

第一节

　　1.D　2.D　3.A　4.D　5.E

第二节

　　1.A　2.B　3.C　4.C　5.B

第十章 常用穿刺检查

学习目标

知识目标：1.掌握常用穿刺检查患者准备、物品准备及护理配合。

2.熟悉常用穿刺检查的适应证与禁忌证。

3.了解常用穿刺检查结果的临床意义。

能力目标：1.运用所学知识为检查或手术后的患者进行护理和健康指导。

2.能够配合医生进行常用穿刺检查。

素质目标：1.善于与患者交流，能够认真及时、准确判断患者有无穿刺检查的禁忌证等。

2.对待工作细心，关爱患者，具有同情心。

妇产科常用的穿刺检查有经腹壁腹腔穿刺术、经阴道后穹隆穿刺术和经腹羊膜腔穿刺术。

第一节 经腹壁腹腔穿刺术

> **导入情境与思考**
>
> 某女士，30岁，结婚3年未孕，近半年在一中医诊所服用中草药治疗不孕不育，平时月经规律，现腹胀伴食欲不振1月余，近1周来症状进一步加重，腹部膨隆，B超提示大量腹水。
>
> **请思考：**
>
> 1.为明确腹水性状应采取哪种操作？
>
> 2.该项操作的护理要点有哪些？

经腹壁腹腔穿刺术（图10-1-1）是指在无菌条件下用穿刺针经腹壁进入腹腔抽出腔内液体或组织，观察其颜色、性状并行常规化验检查、脱落细胞学检查、细菌培养及药物敏感试验等，达到诊断、治疗目的。经腹壁腹腔穿刺术还可以用于建立人工气腹、腹水放液及腹腔化疗等。

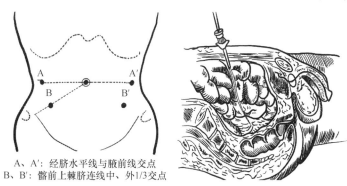

A、A′：经脐水平线与腋前线交点

B、B′：髂前上棘脐连线中、外1/3交点

图10-1-1 经腹壁腹腔穿刺术

一、适应证

1.协助诊断腹水的性质。

2.确定盆腔及下腹部肿块性质。

3.穿刺放出部分腹水。

4.穿刺注入抗癌药物进行腹腔化疗。

5. 穿刺注入二氧化碳气体进行气腹造影。

二、禁忌证

1. 疑腹腔内器官有严重粘连时，特别是晚期的卵巢癌发生盆腹腔广泛转移致肠梗阻者。

2. 疑是巨大的卵巢囊肿者。

3. 昏迷、休克及大量腹水伴有严重电解质紊乱者。

4. 妊娠中、晚期孕妇。

5. 有弥散性血管内凝血者。

6. 有明显出血倾向者，如严重的血小板减少症。

三、操作步骤

（一）评估

（1）评估患者心理状况，鼓励患者，缓解其紧张恐惧情绪。

（2）评估患者对病情的了解程度，与患者沟通，告知腹腔穿刺目的、方法、注意事项及检查过程中配合要点。

（3）评估患者生命体征并询问病史，排除禁忌证。

（4）签署知情同意书。

（二）准备

1. 护士准备 着装整洁、洗手、戴口罩。

2. 物品准备

（1）留取标本的用具必须无菌干燥。

（2）用物准备：无菌腹腔穿刺包1个（内有孔巾1块、腰椎穿刺针或长穿刺针1个、弯盘1个、小镊子2把、止血钳1把），20ml注射器1支，无菌手套1副，无菌纱布、棉球若干，标本瓶，胶布，消毒液，根据需要准备无菌导管或橡胶管、引流袋、腹带等。

（3）药品准备：2%利多卡因注射液，根据需要准备化疗药物。

3. 环境准备 清洁、舒适、安全、注意保暖、保护患者隐私。

4. 患者准备 解释操作目的，根据患者腹水量的多少协助患者取合适体位。

（三）操作

1. 核对患者信息。

2. 经腹超声引导穿刺时，膀胱需充盈，阴道超声引导穿刺时，需排空膀胱。

3. 根据腹水量的多少协助患者摆好体位，准备好所需物品，若腹水较多或行囊内穿刺，应取仰卧位；若积液量较少，取半卧位或侧卧位。

4. 协助医生为患者进行穿刺皮肤的消毒，铺无菌巾，注意无菌操作。

5. 通常穿刺不需要麻醉，若患者精神过度紧张，可用0.5%利多卡因给予局部麻醉，协助医生准备注射器及麻醉药品等用物。

6. 行穿刺术时准备注射器或引流袋，医生按需要量抽取引流液或注入药物。

7. 再次核对患者信息，评估患者身体状况，进行健康宣教。

四、简易操作流程

简易操作流程见图10-1-2。

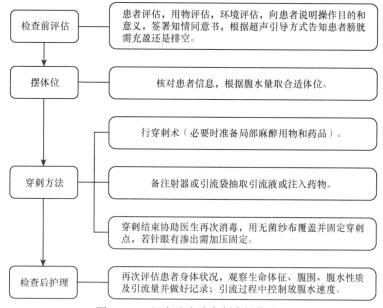

图10-1-2　经腹壁腹腔穿刺术操作流程

五、注意事项

1. 术前注意患者生命体征，测量腹围，检查腹部体征。

2. 注意保护患者隐私，气温低时注意保暖。

3. 严格无菌操作。

4. 穿刺过程中密切观察患者，如出现头晕、恶心、心悸、气促、脉搏增快、面色苍白等情况应立即停止操作。

六、检查后护理要点

1. 评估患者心理状况，做好心理护理。

2. 观察患者的生命体征、腹围、腹水性质及引流量并详细记录。

3. 评估引流是否通畅及引流速度，放腹水速度应缓慢，首次放液不应超过1000ml，一次放液不应超过3000ml，以免腹压骤减出现休克征象。若患者出现异常，应立即停止放液，放液过程中逐渐束紧腹带或腹部加压沙袋。

4. 留取足量送检标本，腹水细胞学检查需100～200ml液体，其他检查10～20ml液体，脓性液体应做细菌培养和药物敏感试验。抽出的液体或细针穿刺活检组织标记后及时送检。

5. 注入化疗药物应指导患者变换体位，使药物充分吸收，并观察化疗过程中是否有过敏等毒副作用。

6. 因气腹造影而行穿刺者，X线摄片完毕需将气体排出。

7. 告知患者术后需卧床休息8～12h，必要时遵医嘱给予抗生素预防感染。

七、相关知识

穿刺液性质和结果判断如下。

1.血液

（1）新鲜血液：放置后迅速凝固，为血管损伤，应改变穿刺针方向，或重新穿刺。

（2）陈旧性暗红色血液：放置10min以上未凝固，表明有腹腔内出血。多见于异位妊娠卵巢黄体破裂或其他脏器破裂如脾破裂等。

（3）小血块或不凝固陈旧性血液：多见于陈旧性异位妊娠。

（4）巧克力色黏稠液体：镜下见不成形碎片，多为卵巢子宫内膜异位囊肿破裂。

2. 脓液 呈黄色、黄绿色、淡巧克力色，质稀薄或浓稠，有臭味，提示盆腔或腹腔内有化脓性病变或脓肿破裂。脓液应行细胞学涂片、细菌培养、药物敏感试验。

3. 炎性渗出物 呈粉红色、淡黄色混浊液体，提示盆腔及腹腔内有炎症。应行细胞学涂片、细菌培养、药物敏感试验。

4. 腹水 有血性、浆液性、黏液性等。应送常规化验，包括相对密度、总细胞数、红细胞数、白细胞数、蛋白定量、浆膜黏蛋白试验（又称李凡他试验，Rivalta test）及细胞学检查。必要时进行抗酸杆菌、结核杆菌培养及动物接种。肉眼血性腹水，多疑为恶性肿瘤，应行脱落细胞检查。

测试题

1. 腹腔穿刺术后初次放液不宜超过（　　）

A. 1000ml 　　　　B. 2000ml 　　　　C. 3000ml 　　　　D. 4000ml 　　　　E. 5000ml

2. 以下哪项不是腹腔穿刺术的禁忌证（　　）

A. 疑为巨大的卵巢囊肿者 　　　　　　　B. 大量腹水伴有严重电解质紊乱者

C. 妊娠晚期 　　　　　　　　　　　　　D. 卵巢癌晚期抽取腹水进行各项实验室检查

E. 弥散性血管内凝血

3. 以下哪项不适宜腹腔穿刺（　　）

A. 腹腔内出血 　　　　B. 急性腹膜炎 　　　　C. 弥散性血管内凝血

D. 胃穿孔 　　　　　　E. 注入化疗药物进行腹腔化疗

4. 关于腹腔穿刺术术前准备，以下哪项有误（　　）

A. 向患者解释将要进行的操作，取得患者的理解和配合

B. 穿刺前所有患者都应排空膀胱

C. 测血压、脉搏，量腹围

D. 签知情同意书

E. 评估患者的生命体征

（阳丽花）

第二节　经阴道后穹隆穿刺术

> **导入情境与思考**
>
> 某女士，35岁，结婚两年夫妻同居未避孕，平时月经规律，现停经45天，夜间突然感右下腹疼痛伴少量阴道流血。查体：BP 95/50mmHg，白细胞总数9.0×10^9/L。妇科检查见阴道内有少量暗红色血，宫颈举痛明显，后穹隆饱满。
>
> **请思考：**
>
> **1.** 针对该患者简单可靠的检查方法是什么？
>
> **2.** 该项操作的护理要点有哪些？

经阴道后穹隆穿刺术（transvaginal culdocentesis）是用穿刺针经阴道后穹隆刺入直肠子宫陷凹处，抽取积血、积液、积脓进行肉眼观察及生物化学、微生物学和病理检查的方法，是妇产科常用的辅助诊断方法（图10-2-1）。

一、适应证

1. 疑有腹腔内出血时（如异位妊娠或卵巢黄体破裂等），可协助诊断。

2. 疑盆腔内有积液、积脓时，穿刺抽液可了解积液性质；若为盆腔脓肿，可穿刺引流及局部注射药物治疗。

3. 盆腔肿块位于直肠子宫陷凹内，进行穿刺抽吸或行活检可明确诊断。

4. 超声引导下行卵巢子宫内膜异位囊肿或输卵管妊娠部位注药治疗。

5. 超声引导下经阴道后穹隆穿刺取卵，用于各种辅助生殖技术。

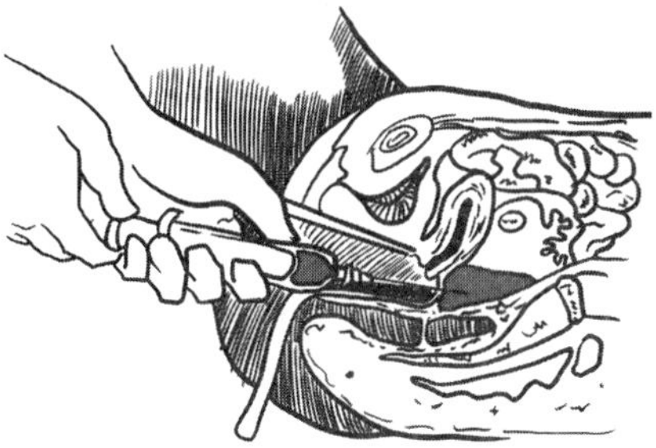

图10-2-1　经阴道后穹隆穿刺术

二、禁忌证

1. 盆腔严重粘连，粘连肿块占据直肠子宫陷凹部位者。

2. 疑有子宫后壁和肠管粘连者。

3. 异位妊娠采取非手术治疗者。

4. 无性生活。

三、操作步骤

（一）评估

（1）评估患者心理状况，鼓励患者，缓解紧张恐惧情绪。

（2）评估患者月经史、生育史及手术史，告知患者穿刺目的、方法、注意事项及检查过程中可能出现的不适，取得患者配合。

（3）评估患者生命体征，对疑有盆腹腔内出血者做好急救准备。

（4）签署知情同意书。

（二）准备

1. 护士准备　着装整洁、洗手、戴口罩。

2. 物品准备

（1）留取标本的用具必须无菌干燥。

（2）用物准备：阴道窥器1个、宫颈钳1把、长镊子2把、腰椎穿刺针或22号长针头1个、5ml和10ml注射器各1支、无菌试管数个、孔巾1块、纱布和棉球若干、手套1副、消毒液等。

3. 环境准备　清洁、舒适、安全、注意保暖、保护患者隐私。

4. 患者准备　解释操作目的，根据患者腹水量协助患者取合适体位。

（三）操作

1. 核对患者信息。

2. 患者排空膀胱后取膀胱截石位，调整检查光源，准备好所需物品，常规消毒外阴、阴道，铺无菌孔巾。

3. 当医生用宫颈钳夹持宫颈后唇并向前提拉，充分暴露阴道后穹隆，再次消毒。穿刺时嘱患者禁止移动身体，避免伤及子宫和直肠，用腰椎穿刺针或22号长针头接5~10ml注射器，于宫颈后唇与阴道后壁黏膜交界处稍下方平行宫颈管进2~3cm，有落空感后开始抽吸。

4. 抽吸满足标本检验量，即可拔出穿刺针，若针眼处有活动性出血，用无菌棉球压迫穿刺点片刻，协助医生及时将标本送检，止血后取出阴道窥器。

四、简易操作流程

简易操作流程见图10-2-2。

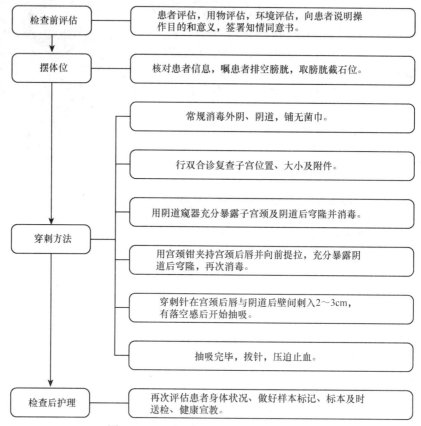

图10-2-2 经阴道后穹隆穿刺术操作流程

五、注意事项

1. 注意保护患者隐私，气温低时注意保暖。

2. 严格无菌操作，注意穿刺部位准确，勿伤及子宫及肠管。

3. 重视患者的主诉。

4. 准确记录抽出液体的量、色、性质。

六、检查后护理要点

1. 评估患者的意识状况状态及生命体征并记录，重视患者的主诉。

2. 评估患者阴道流血情况，嘱其半卧位休息，保持外阴清洁。

3. 抽出液体应注明标记及时送检，做常规检查或细胞学检查，脓性液体应行细菌培养和药物敏感试验；若抽出液为血液，应放置5min观察是否凝固，出现凝固为血管内血液；或将血液滴注于纱布块上观察，出现红晕则为血管内血液；若放置6min未凝固，可诊断为腹腔内出血。

4. 对准备急诊手术的患者立即做好术前准备，建立静脉通路，监测生命体征及尿量。

七、相关知识

阴道后穹隆穿刺结果判断如下。

1. 抽出陈旧性、暗红色血液，放置5min以上未凝固为阳性结果，说明有腹腔内出血，多见于异位妊娠。但卵巢黄体破裂或其他脏器破裂，如脾破裂亦可引起血腹症，需结合症状、体征做出临床诊断。

2. 抽出新鲜血液，放置后凝固迅速，提示系穿刺针进入血管抽出之血液，而非直肠子宫陷凹内积血，应改变穿刺方向、部位或深度，重新进行穿刺。

3. 抽出小血块或不凝固的陈旧性血液，见于陈旧性异位妊娠。

4. 阴道后穹隆穿刺未抽出血液，不能完全排除异位妊娠。内出血量少、血肿位置高或与周围组织粘连，可出现假阴性结果。

测试题

1. 以下哪项不是经阴道后穹隆穿刺术的适应证（ ）

A. 异位妊娠的诊断　　　　　　　B. 盆腔脓肿引流　　　　　　C. 辅助生殖检查技术

D. 腹水　　　　　　　　　　　　E. 输卵管妊娠部位药物治疗

2. 经阴道后穹隆穿刺术中宫颈钳夹持的位置是（ ）

A. 宫颈11点处　　　　　　　　　B. 宫颈前唇　　　　　　　　C. 宫颈后唇

D. 宫颈3点处　　　　　　　　　　E. 宫颈9点处

3. 经阴道后穹隆穿刺术穿刺部位是（ ）

A. 宫颈后唇与阴道后壁黏膜交界处稍下方平行宫颈管进针

B. 阴道后穹隆正中距离阴道宫颈交界处2cm

C. 阴道后穹隆右下方距离阴道宫颈交界处2cm

D. 阴道后穹隆右下方距离阴道宫颈交界处1cm

E. 宫颈前唇与阴道后壁黏膜交界处稍下方平行宫颈管进针

4. 经阴道后穹隆穿刺术穿刺深度为（ ）

A. 1～2cm　　　B. 2～3cm　　　　C. 3～4cm　　　　D. 4～5cm　　　　E. 5～6cm

5. 以下哪项不是经阴道后穹隆穿刺术禁忌证（ ）

A. 盆腔严重粘连，粘连肿块占据直肠子宫陷凹部位者

B. 异位妊娠采取非手术治疗者

C. 疑有子宫后壁和肠管粘连者

D. 宫内早孕伴盆腔大量积液

E. 临床已高度怀疑恶性肿瘤者

（阳丽花）

第三节　经腹羊膜腔穿刺术

> **导入情境与思考**
>
> 　　某女士，38岁，孕24周，孕6产1，多次自然流产史，曾因胎儿畸形引产1次。现产前筛查21-三体综合征、18-三体综合征均为高风险，余未见异常。
>
> 　　**请思考：**
>
> 　　**1.** 目前该患者可以做哪些检查进行产前诊断？
>
> 　　**2.** 应如何护理该患者？

　　经腹羊膜腔穿刺术（transabdominal amniocentesis）是指在中晚期妊娠阶段用穿刺针经腹壁、子宫肌壁进入羊膜腔抽取羊水，（含胎儿的脱落细胞、酶、病原体、代谢产物等或脐带血标本）进行生化、细胞学、分子遗传学等检测，以了解胎儿成熟度，也是胎儿先天性疾病的产前诊断及中期妊娠引产的主要手段（图10-3-1）。

一、适应症

（一）产前诊断

1. 染色体、基因遗传病及先天性代谢疾病的产前诊断。

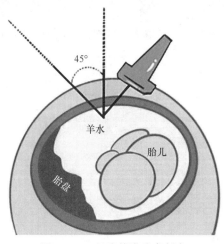

图10-3-1　经腹羊膜腔穿刺术

2. 孕早期使用过可能致畸的药物或接触大量放射线，以及怀疑胎儿有异常的高危孕妇等。

3. 了解宫内胎儿成熟度、胎儿血型及对胎儿神经管缺陷进行诊断等。

（二）治疗

1. 胎儿异常或死胎需用依沙吖啶引产者。

2. 胎儿无畸形，因羊水过多需抽出适量羊水者；若羊水过少，需向羊膜腔内注入适量生理盐水者。

3. 胎儿未成熟但必须短时间内终止妊娠。需向羊膜腔内注射促进胎儿肺成熟药物者。

4. 母儿血型不合，需给胎儿输血者。

5. 胎儿无畸形而生长受限，需向羊膜腔内注入氨基酸等药物促进胎儿发育者。

二、禁忌证

1. 孕妇有流产先兆者。

2. 各种疾病的急性阶段或心、肝、肾功能严重异常者。

3. 术前24h内2次体温＞37.5℃者。

4. 穿刺局部皮肤急性期感染者。

三、操作步骤

（一）评估

1. 评估孕妇心理状态，向孕妇及家属讲解手术目的及方法，取得他们的积极配合。

2. 评估孕妇的手术史、生育史、本次妊娠史、不良用药史等。

3. 评估孕妇孕周，配合医生选择合适的穿刺时间，产前诊断宜在妊娠16～22周内进行；胎儿异常引产宜在妊娠16～26周内进行。

4. 评估孕妇生命体征，有发热者暂缓操作。

5. 签署知情同意书。

（二）准备

无菌腰椎穿刺针1个（20号或22号）、弯盘1个、长镊子2把、孔巾1块、棉球和纱布若干、20ml注射器1支、标本瓶1个、2%利多卡因注射液1支、无菌手套1副、胶布、消毒液等。

（三）操作

1. 协助孕妇排空膀胱后取仰卧位，超声下标记羊水暗区及胎盘位置。穿刺时尽量避开胎盘。

2. 常规消毒皮肤，铺无菌孔巾，局部麻醉后用腰椎穿刺针向羊水量相对较多的暗区垂直刺入，拔出穿刺针芯，有羊水溢出，根据穿刺目的抽取羊水或注入药物。

3. 术中密切观察生命体征变化及注意孕妇有无呼吸困难、发绀等羊水栓塞征象。

4. 将针芯插入穿刺针内，迅速拔针，敷以无菌纱布，加压后胶布固定。

5. 术后行超声检查，观察穿刺点有无出血，监测胎心、胎动情况。

6. 术中严格执行无菌操作规程。

四、简易操作流程

简易操作流程见图10-3-2。

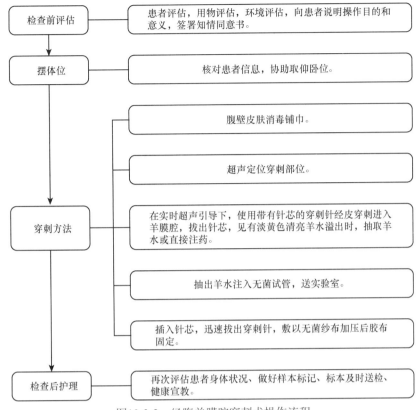

图10-3-2　经腹羊膜腔穿刺术操作流程

五、注意事项

1. 完善术前产检，如检测孕妇生命体征，检查血常规、凝血功能、胎心等。

2. 严格无菌操作，以防感染。

3. 尽可能一次成功，避免多次操作，最多不得超过两次，穿刺失败下次手术安排在1周后为宜。

4. 不要在宫缩时穿刺，警惕羊水栓塞发生，注意孕妇的生命体征变化，如有无咳嗽、呼吸困难、发热异常。

六、检查后护理要点

1. 注意观察穿刺部位有无液体渗出。

2. 中期引产的孕妇，一般自羊膜腔注药到胎儿、胎盘娩出需24~48h，注意观察宫缩情况及产程进展；分娩后，保持外阴清洁，预防感染，遵医嘱给予退乳。

3. 穿刺用于产前诊断时，穿刺后严密观察胎心率和胎动变化，若有异常，立即通知医生处理。

七、相关知识

穿刺部位定位方法如下。

1. 手法定位　助手固定子宫，于宫底下方2~3横指初的中线或两侧选择囊性感明显部位作为穿刺点。

2. 超声定位　穿刺前可先行胎盘及羊水暗区定位标记后操作，穿刺时尽量避开胎盘，在羊水量相对较多的暗区进行；也可在超声引导下直接穿刺。

测试题

1. 进行产前诊断经腹羊膜腔穿刺术的最佳孕周是（　　）

A. 14～16周　　　　B. 16～26周　　　　C. 16～22周　　　　D. 24～28周　　　　E. 大于14周即可

2. 经腹羊膜腔穿刺术最多能穿刺几次（　　）

A. 1次　　　　B. 2次　　　　C. 3次　　　　D. 4次　　　　E. 不限次数

3. 下列哪项不是经腹羊膜腔穿刺术的禁忌证（　　）

A. 孕妇有流产先兆　　　　　　　　　　B. 死胎

C. 一周内曾行穿刺失败　　　　　　　　D. 术前两次测量体温（腋温）高于37.3℃

E. 无医学指征的胎儿性别鉴定

4. 下列哪项不是经腹羊膜腔穿刺术的适应证（　　）

A. 预产期年龄≥35岁　　　　　　　　　B. 夫妇一方有染色体结构异常的孕妇

C. 胎儿成熟度的判断　　　　　　　　　D. 21-三体综合征产前筛查高风险者

E. 胎儿宫内窘迫

5. 关于经腹羊膜腔穿刺术的操作注意事项，描述错误的是（　　）

A. 诊断出生缺陷或确定胎儿性别，羊水穿刺应选在妊娠24～28周进行

B. 进针尽可能一次成功，避免过多操作，最多不得超过2次，以免引起流产、早产

C. 穿刺点应尽量避开胎盘，选择在羊水相对较多的暗区进行

D. 穿刺针经过胎盘，羊水可能经穿刺孔进入母体血液循环而发生羊水栓塞；穿刺与拔针前后，应注意孕妇有无呼吸困难、发绀等异常，警惕发生羊水栓塞的可能

E. 抽出血液，应立即拔出穿刺针并压迫穿刺点，加压包扎。若胎心无明显改变，一周后再行穿刺

（阳丽花）

本章参考答案

第一节

1.A　2.D　3.C　4.B

第二节

1.D　2.C　3.A　4.B　5.D

第三节

1.C　2.B　3.B　4.E　5.A

第十一章　诊断性刮宫术

学习目标

知识目标：**1.** 掌握诊断性刮宫术的患者准备、物品准备及护理配合。

2. 熟悉诊断性刮宫术的适应证与禁忌证。

3. 了解诊断性刮宫术的临床意义。

能力目标：**1.** 运用所学知识为手术后的患者进行护理和健康指导。

2. 能够配合医生进行诊断性刮宫术。

素质目标：操作过程中态度温和、动作轻柔，尊重、保护患者隐私。

诊断性刮宫术是诊断宫腔疾病常用方法之一，该技术需要医护紧密配合，要求护士必须熟练掌握相关技术理论知识，有较强的沟通能力，能够与医生建立良好的医护关系，配合医生为患者提供优质、安全的诊疗技术服务。

导入情境与思考

某女士，60岁，绝经10年，阴道流血2天，妇科检查：外阴老年型，阴道通畅，阴道内见少量暗红色血液，宫颈萎缩，宫颈口可见暗红色血液流出。子宫稍大，无压痛，双附件区未扪及明显异常。

请思考：

1. 该患者应该做哪些检查？

2. 该患者可能的诊断是什么？

诊断性刮宫术（diagnostic curettage）是刮取宫腔内容物行病理学检查的一种诊断方法，简称诊刮。怀疑同时存在宫颈管病变时，需要对宫颈管及宫腔分别进行诊断性刮宫，称分段诊断性刮宫（fractional curettage）。

一、适应证

1. 宫腔内残留组织、反复或大量异常子宫出血时，刮宫既可明确诊断，又可迅速止血。

2. 异常子宫出血或阴道排液，需进一步诊断者。

3. 疑有子宫内膜结核者。

4. 排卵障碍性异常子宫出血、闭经、不孕症患者，需了解子宫内膜变化及有无排卵等情况，可行一般诊断性刮宫。

5. 异常子宫出血可疑子宫内膜癌者，区分子宫颈管癌和子宫内膜癌者行分段诊断性刮宫。

二、禁忌证

（一）绝对禁忌证

1. 急、亚急性生殖道感染。

2. 心、肝、肾衰竭急性期及其他不能耐受手术者。

3. 体温超过37.5℃。

（二）相对禁忌证

1. 近期（3个月内）有子宫穿孔史或子宫手术史者。

2. 浸润性宫颈癌、生殖道结核未经系统抗结核治疗者。

三、操作步骤

（一）评估

（1）评估患者心理状况，与患者沟通，告知诊断性刮宫的目的、方法、注意事项及手术过程中可能出现的不适，取得患者配合。

（2）评估患者检查时间，不同诊断目的检查时间不同。

（3）签署知情同意书。

（二）准备

1. 护士准备　着装整洁、洗手、戴口罩。

2. 物品准备

（1）留取标本的用具必须清洁干燥。

（2）用物准备：无菌刮宫包1个（内有检查阴道窥器、手术阴道窥器各1个，弯盘2个，长镊子2把，宫颈钳1把，宫颈扩张器1套，子宫探针1个，宫颈刮匙1套、孔巾1块），棉球、纱布若干，无菌手套1副，标本瓶2～3个，固定液及消毒液等。

3. 环境准备　清洁、舒适、安全、注意保暖、保护患者隐私。

4. 患者准备　解释操作目的，协助患者取膀胱截石位。

5. 其他　必要时做好输液、配血等准备。

（三）操作

1. 核对患者信息。

2. 采集方法

（1）一般诊断性刮宫：常规消毒外阴、阴道，铺无菌巾，双合诊查清子宫位置、大小及附件等情况。放置阴道窥器，暴露宫颈，再次消毒阴道和宫颈。宫颈钳夹持宫颈前唇，向外牵引，用探针顺子宫位置方向探测宫腔方向及深度，按子宫屈向逐渐扩张宫颈管，用刮匙依次刮取宫腔前壁、侧壁、后壁、宫底和两侧宫角部，将刮出的子宫内膜组织装入标本瓶中，用固定液固定，做好标记并及时送检（图11-1-1）。

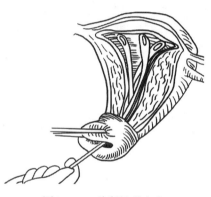

图11-1-1　诊断性刮宫术

（2）分段诊断性刮宫：先不探查宫腔深度，以免将子宫颈组织带入宫腔混淆诊断，用刮匙自宫颈内口至外口顺序刮宫颈管一周，刮取宫颈管黏膜组织，再进入宫腔刮取子宫内膜组织，并将宫颈管黏膜和宫腔内膜组织分别装入标本瓶中用固定液固定，做好标记并及时送检。

3. 再次核对患者信息、评估患者身体状况、进行健康宣教。

四、简易操作流程

简易操作流程见图11-1-2。

五、注意事项

1. 注意保护患者隐私，气温低时注意保暖。

2. 密切观察患者生命体征的变化。

3. 术中让患者做深呼吸等放松动作，分散注意力，以减轻疼痛。

4. 严格遵守无菌操作常规。

5. 不孕症或异常子宫出血患者应选在月经前或月经来潮6h内刮宫，以判断有无排卵或黄体功能不良。

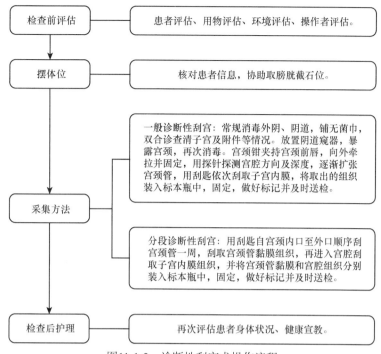

图11-1-2　诊断性刮宫术操作流程

6. 分段诊刮时，若肉眼观察刮出物为可疑癌组织，无须彻底刮宫，只要刮出组织足以进行组织学诊断即可，以避免子宫穿孔、出血及癌扩散。若肉眼观察未见明显癌组织时，应全面刮宫，以防漏诊。

7. 出血、子宫穿孔、感染、人工流产综合征是刮宫的主要并发症。有些疾病可能导致刮宫时大出血，应术前输液、配血并做好开腹准备。哺乳期、绝经后及子宫患有恶性肿瘤者均应查清子宫位置并仔细操作，以防子宫穿孔。

8. 疑为子宫内膜结核者，刮宫时要特别注意刮取两侧子宫角部，因该部位阳性率较高。

9. 术者在操作时唯恐不彻底，反复刮宫，不但伤及子宫内膜基底层，甚至刮出肌纤维组织，造成子宫内膜炎或宫腔粘连，导致闭经，应注意避免。

六、检查后护理要点

1. 评估患者阴道出血情况、有无头晕及血压下降等症状。嘱患者离院后注意观察阴道流血及腹痛情况，若出现出血量大或腹痛严重等情况，应及时就诊。

2. 术后保持会阴部清洁，给予抗生素预防感染。

3. 告知患者2周内禁止性生活及盆浴，按时间取病理检查结果后复诊。

七、相关知识

（一）诊断性刮宫在治疗异常子宫出血中的意义

长期异常子宫出血会导致患者贫血，从而出现一系列贫血症状，重者出现失血性休克。对患者进行全面诊断性刮宫，旨在对子宫情况进行充分了解，如光滑程度、形态、大小等。诊断性刮宫后的组织学检查能了解患者有无子宫内膜病变、子宫内膜息肉等。此外，诊断性刮宫可反映子宫内膜受卵巢激素的影响，有利于准确地判断异常子宫出血类型，提高诊断准确性，为后续治疗提供合理的方案。诊断性刮宫能促进止血，该治疗方式适用于老龄且久治不愈的患者。

（二）子宫内膜癌种类及诊断性刮宫术标本组织学检查特征

1. 子宫内膜样癌（endometrioid carcinoma） 占80%～90%，内膜腺体高度异常增生，上皮复层，并形成筛孔状结构。癌细胞异型明显，核大、不规则、深染，核分裂活跃，分化差的内膜样癌腺体少，腺结构消失，呈实性癌块。根据细胞分化程度或实性成分所占比例分为三级，高分化（G1）、中分化（G2）和低分化（G3），低分化肿瘤的恶性程度高。

2. 子宫浆液性癌（uterine serous carcinoma） 占1%～9%。癌细胞异型性明显，多为不规则复层排列，呈乳头状、腺样及实性巢片生长，1/3可伴砂粒体。恶性程度高，易有深肌层浸润和腹腔播散，以及淋巴结及远处转移，无明显肌层浸润时也可能发生腹腔播散，预后差。

3. 黏液癌（mucinous carcinoma） 约占5%，肿瘤半数以上由胞质内充满黏液的细胞组成，大多腺体结构分化良好，生物学行为与内膜样癌相似，预后较好。

4. 透明细胞癌（clear cell carcinoma） 不足5%，多呈实性片状、腺管样或乳头状排列，细胞质丰富、透亮，核呈异型性，或由靴钉状细胞组成。恶性程度高，易早期转移。

5. 癌肉瘤（carcinosarcoma） 较少见，是一种由恶性上皮和恶性间叶成分混合组成的子宫恶性肿瘤，也称恶性米勒混合瘤（malignant mixed Müllerian tumor，MMMT），现认为其为上皮来源恶性肿瘤。

测试题

1. 下列哪一项属于诊断性刮宫的适应证（　　）

A. 急性或严重的全身疾病　　　　　　B. 疑为妊娠者

C. 手术体温≥37.6℃　　　　　　　　D. 急性或亚急性生殖道炎症

E. 子宫异常出血者，须证实或排除子宫内膜癌、宫颈管癌者

2. 诊断性刮宫的禁忌证是（　　）

A. 子宫异常出血　　B. 阴道排液　　C. 子宫性闭经　　D. 女性不孕症　　E. 急性宫颈炎

3. 诊断性刮宫的目的是（　　）

A. 了解卵巢功能　　　　　　　　　　B. 确定宫颈组织病变性质

C. 了解子宫内膜病变性质　　　　　　D. 了解盆腔内液体性质　　　　E. 了解输卵管是否通畅

4. 关于子宫内膜癌的不同类型及其特点，以下哪项描述是不正确的（　　）

A. 内膜样癌中低分化肿瘤恶性度最高

B. 子宫浆液性癌即使无明显肌层浸润也可能发生腹腔播散，预后较差

C. 黏液癌其生物学行为与内膜样癌相似，预后一般较差

D. 透明细胞癌细胞质丰富透亮，恶性程度高，易早期转移

E. 癌肉瘤是由恶性上皮和恶性间叶成分混合组成的子宫恶性肿瘤

5. 关于诊断性刮宫错误的是（　　）

A. 生殖道出现急性感染时不可进行刮宫

B. 分段诊刮时，若肉眼观察刮出物为可疑癌组织，无须彻底刮宫，只要刮出组织足以进行组织学诊断即可

C. 患者出现高热时，也可以进行诊断性刮宫

D. 疑有子宫内膜癌时行分段诊断性刮宫

E. 刮宫后子宫内膜送病理检查

（尹心红　周雨彤）

本章参考答案

1.E　2.E　3.C　4.C　5.C

第十二章 妇科内镜检查技术

学习目标

知识目标：**1.** 掌握妇科内镜检查的患者准备、物品准备及护理配合。

2. 熟悉妇科内镜检查的适应证与禁忌证。

3. 了解妇科内镜检查结果的临床意义。

能力目标：**1.** 运用所学知识为手术后的患者进行护理和健康指导。

2. 能够配合医生进行妇科内镜检查。

素质目标：**1.** 善于与患者交流，能够认真及时、准确判断患者有无妇科内镜检查的禁忌证等。

2. 对待工作细心，关爱患者，具有同情心。

内镜技术具有创伤小、出血少、术后恢复快等多种优点。护士需要及时更新知识与技术，充分做好术前准备、术中配合及术后护理，配合医生为患者提供优质、安全的诊疗技术服务。妇科常用的内镜有阴道镜、宫腔镜和腹腔镜，此外，还有胎儿镜和输卵管镜。

第一节 阴道镜诊疗技术

导入情境与思考

某女士，40岁，孕5产1，吸烟10年，性生活后阴道点滴流血5个月，妇科检查：外阴阴道正常，宫颈上唇糜烂样改变，触之出血。

请思考：

1. 该女士简单可靠的检查方法是什么？

2. 应如何护理该女士？

阴道镜是一种双目体外放大镜式的光学窥镜，将被观察的局部放大10～40倍，便于观察外阴、阴道和宫颈上皮结构及血管形态，从而发现与癌相关的病变，指导可疑病变部位的活组织检查，以明确诊断。

一、适应证

1. 异常或不确定的宫颈癌筛查结果。

2. 症状或体征提示可疑宫颈癌、下生殖道异常出血、反复性交后出血或不明原因的阴道排液。

3. 外阴、阴道可疑病变。

二、禁忌证

1. 急性生殖道感染未经治疗。

2. 月经期。

三、操作步骤

（一）评估

（1）评估患者心理状况，与其沟通，告知检查的目的、方法、注意事项及检查过程中可能出现的不适，取得配合。

（2）评估患者的检查时机，检查前至少48h内禁止性生活、阴道冲洗及上药等。对于围绝经期或绝经后女性，由于雌激素水平下降导致下生殖道上皮萎缩性改变者，可于检查前2～3周阴道内局部应用雌激素以改善阴道镜检查质量。

（3）签署知情同意书。

（二）准备

1. 护士准备　着装整洁、洗手、戴口罩。

2. 用物准备　生理盐水、3%～5%醋酸、复方碘溶液、阴道镜、阴道窥器、长镊子、宫颈刮匙、活检钳、干棉球、长棉签、纱布、装有福尔马林液的标本容器、马克笔、无菌手套、一次性无菌垫巾等。

3. 环境准备　清洁、舒适、安全、注意保暖、保护患者隐私。

4. 患者准备　解释操作目的，询问病史和既往辅助检查资料，患者是否签署知情同意书，协助患者排空膀胱后取膀胱截石位。

（三）操作

1. 核对患者信息。

2. 阴道镜检查的基本步骤

（1）外阴及肛周：全面检查外阴和肛周，必要时予醋酸染色60s后，观察是否存在醋白反应阳性病灶和表面血管改变。

（2）宫颈及阴道：协助医生置入阴道窥器，用生理盐水轻轻擦拭清除黏液及分泌物后，观察是否存在宫颈和阴道外观异常、黏膜白斑及表面血管异常等，必要时采用（蓝或绿）滤镜观察表面血管（图12-1-1）。将醋酸棉球覆盖湿敷30～60s后，采用滤镜全面检查宫颈和阴道上皮的变化。轻柔移动阴道窥器，使阴道前后及两侧壁上皮完全可见。必要时可重复使用醋酸染色（图12-1-2）、辅助复方碘试验（图12-1-3）。

（3）活检术：协助医生在异常区域进行2～4处活检，必要时行宫颈管搔刮术（ECC），出血多可填塞纱布压迫止血，交代患者纱布数量及留置时间。

（4）协助医生填写阴道镜报告和记录，告知术后用药和后续管理计划等。

3. 再次核对患者信息，及时将标本送检，评估患者身体状况，进行健康宣教。

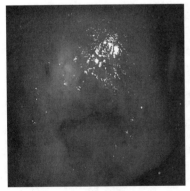　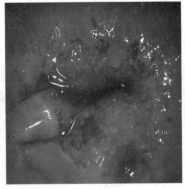　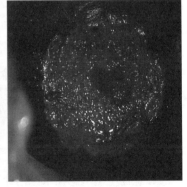

图12-1-1　宫颈自然状态　　　　图12-1-2　宫颈醋酸染色后　　　　图12-1-3　宫颈碘试验

四、简易操作流程

简易操作流程见图12-1-4。

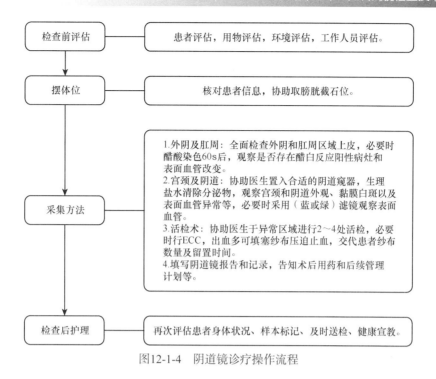

图12-1-4　阴道镜诊疗操作流程

五、注意事项

1. 注意保护患者隐私，气温低时注意保暖。

2. 操作过程时动作应轻、稳、准，避免损伤邻近脏器损伤，注意止血。若阴道分泌物较多，应先用生理盐水棉球轻轻擦拭后再操作。

3. 有急性阴道炎者应先治疗炎症。

六、检查后护理要点

1. 评估检查后阴道流血情况，询问有无其他不适，发现异常及时通知医生。

2. 标本应立即放入装有福尔马林液的标本瓶中，做好标记并及时送检。

3. 向受检者说明阴道镜检查结果的临床意义，嘱其及时将病理报告结果反馈给医生，以免延误诊治。如阴道填塞纱布者，交代患者及时取出。

七、相关知识

（一）醋酸染色和复方碘试验

1. 醋酸染色　在阴道镜检查中具有核心作用。3%～5%醋酸染色30～60s后，原始柱状上皮、未成熟鳞状上皮化生、低级别或高级别上皮内病变和癌等病灶，可呈现白色改变，而原始鳞状上皮和成熟鳞状上皮化生区域无明显改变。可依据醋白反应程度、大小、轮廓边界、出现快慢、持续时间等，结合表面血管改变方式，对肛门及下生殖道改变进行生理性和病理性分类，并对病变严重程度进行分级。病变越重，醋白反应越明显、面积越大、轮廓越硬直、边界越清晰、出现越早、持续时间也越长，其表面的点状血管、镶嵌和腺体开口白环也可能越粗大显著。

2. 复方碘试验　对评估子宫颈和阴道病变具有重要的辅助作用（碘过敏史者禁用），尤其对阴道壁上隐匿的、易被遗漏的小面积高级别病变具有重要价值。复方碘试验基于碘和上皮内糖原相互作用形成棕褐色改变这一原理。原始鳞状上皮和成熟鳞状上皮化生区域内含丰富糖原，复方碘染色后呈棕褐色呈现阳性，而柱状上皮、未成熟鳞状上皮化生区域、炎性病变、子宫颈鳞状上皮内病变和癌、绝经后及雌激素缺乏者的原始鳞状上皮，复方碘染色后不改变，呈现阴性。

（二）阴道镜术语

1. 目前国际上普遍采用的是2011年子宫颈病理与阴道镜国际联盟（IFCPC）子宫颈阴道镜术语和阴道临床/阴道镜术语，其也被用作美国阴道镜和子宫颈病理学会（ASCCP）术语推荐的模板。在总体评估中，IFCPC子宫颈阴道镜术语对子宫颈可见性评估，使用"充分"或"不充分"；对鳞-柱交接部的可见性评估，使用"完全""部分"或"不可见"，并推荐使用转化区TZ1、TZ2和TZ3型分类。而ASCCP对子宫颈和鳞-柱交接部的可见性评估，均使用"完全可见"或"不完全可见"，不推荐使用转化区分类。对于异常阴道镜发现，ASCCP使用的术语为"低级别"和"高级别"病变，相当于IFCPC术语"1级"即轻度病变和"2级"即较重病变。此仅为阴道镜下上皮形态学改变的描述，其实质性病变程度需依赖组织病理学证据。

2. 术语"病变"不仅包括醋白区域，还包括其他诸如溃疡或外生性病灶等非醋白反应的异常区域。阴道镜印象应为最高级别病变。阴道镜评估更容易区分"1级"病变与"2级"病变，较难区分"1级"病变与正常阴道镜征象。"1级"病变由于与正常阴道镜征象太过相似而常易被忽略。

（三）阴道镜标准报告和记录

1. 2017年ASCCP阴道镜报告的综合标准 子宫颈可见性（完全可见/不完全可见）、鳞-柱交接部可见性（完全可见/不完全可见）、醋白反应（是/否）、病灶存在（是/否）、病灶可见性和部位、表面血管改变等、阴道镜印象（正常或良性，低级别，高级别，癌）。

2. 最低标准 鳞-柱交接部可见性（完全可见/不完全可见）、醋白反应（是/否）、病灶存在（是/否）、阴道镜印象（正常或良性，低级别，高级别，癌）。

3. 建议阴道镜检查一般记录

（1）人口信息，包括门诊号、姓名、年龄、联系方式、地址等。

（2）阴道镜检查指征：既往异常或不确定的宫颈癌筛查结果、提示可疑宫颈癌的症状或体征、既往子宫颈病史等。

（3）子宫颈和鳞-柱交接部可见性或转换区类型。

（4）病变可见性和部位。

（5）阴道镜征象。

（6）阴道镜印象或诊断。

（7）记录阴道镜下活检的部位和数目。

（8）是否行宫颈管搔刮术。

（9）阴道镜检后的建议和后续管理计划。

（10）至少1~4张典型阴道镜图像。

测试题

1. 阴道镜检查主要适用于什么疾病（　　）

A. 宫颈癌　　　**B.** 子宫内膜癌　　　**C.** 子宫内膜异位症　　　**D.** 子宫腺肌病　　　**E.** 子宫肌瘤

2. 下列哪位患者可以做阴道镜检查（　　）

A. 细菌性阴道炎　　　　　　　　**B.** 念珠菌性阴道炎

C. 滴虫性阴道炎　　　　　　　　**D.** 月经干净3天　　　　　　**E.** 月经来潮前1天

3. 关于阴道镜检查的描述，正确的是（　　）

A. 阴道镜将上皮放大10~30倍

B. 阴道镜检查前应行妇科检查

C. 正常宫颈阴道部鳞状上皮涂3%醋酸后上皮变白

D. 碘试验阳性区取材

E. 检查前24h避免性生活

4. 行阴道镜检查时，哪个类型的细胞在醋酸作用下呈白色（　　）

A. 柱状上皮　　　　　　　　　**B.** 未成熟鳞状化生上皮　　　　**C.** 上皮内病变

D. 宫颈息肉　　　　　　　　　**E.** 宫颈囊肿

5. 关于阴道镜检查的护理措施，不包括（　　）

A. 嘱患者检查前24h内禁止性生活　　　**B.** 检查时阴道窥器蘸润滑剂

C. 嘱患者检查前排空膀胱　　　　　　　**D.** 嘱患者检查前24h内禁止阴道冲洗

E. 检查前向患者解释检查的目的、方法和步骤

（李　芳）

第二节　宫腔镜诊疗技术

导入情境与思考

　　某女士，55岁，孕10产2，因"绝经3年，不规则阴道流血1月"来院。妇科检查：外阴发育正常，阴道通畅，见少量血液，宫颈萎缩，外表光滑，子宫稍大，双附件未扪及异常。辅助检查：妇科彩超示子宫内膜厚约15mm。

请思考：

1. 请问患者应该做哪些检查？

2. 应如何护理该患者？

　　宫腔镜是应用膨宫介质扩张宫腔，通过插入宫腔的光导玻璃纤维窥镜直视观察子宫颈管、子宫颈内口、子宫腔及输卵管开口的生理与病理变化，并通过摄像系统将所见图像显示在监视屏幕上放大观看，可对病变组织直观准确取材并送检病理检查；同时也可在宫腔镜下直接进行手术治疗。

一、适应证

1. 异常子宫出血。

2. 可疑宫腔粘连及畸形、可疑妊娠物残留。

3. 影像学提示宫腔内占位性病变。

4. 原因不明的不孕或反复自然流产。

5. 宫内节育器异常、宫腔内异物。

二、禁忌证

1. 严重内、外科合并症不能耐受手术。

2. 急、亚急性生殖道的感染。

3. 子宫颈瘢痕，近3月内有子宫穿孔史或子宫手术史为相对禁忌证。

三、操作步骤

（一）评估

　　（1）评估患者心理状况，与其沟通，告知检查的目的、方法、注意事项及术后可能出现的不适，取得配合。

　　（2）评估患者的检查时机：对于月经周期规律的患者，最佳时机是月经干净后3~7天，对于月经周期紊乱的患者，排除妊娠后可在任何时候进行检查。

　　（3）评估患者的身体状况：完善血液检查、心电图、彩超等相关检查。

（二）准备

1. 护士准备 着装整洁、洗手、戴口罩。

2. 用物准备 宫腔镜、能源系统、光源系统、灌流系统、摄像系统、微型剪/钳、膨宫液、清宫包、无菌布包、碘伏、标本袋、无菌手套等。

3. 患者准备 术前软化宫颈，常用的方法包括间苯三酚、米索前列醇等（注意药物禁忌证）。

（三）操作

1. 核对患者信息、病史，查看患者检查化验（心电图、血常规、传染病、妇科超声等），签署手术、麻醉知情同意书。

2. 宫腔镜检查的基本步骤

（1）协助医生摆膀胱截石位，膝下、小腿垫软枕或柔软垫，绑约束带并且松紧适宜。开放外周静脉通路，连接心电监测，吸氧。

（2）器械与巡回护士共同清点无菌包数量、有效期，铺置无菌器械台。

（3）协助医生洗手、消毒、铺单、戴无菌手套、穿手术衣。

（4）安装手术器械：协助医生用乙醇消毒光缆和摄像头后，套无菌罩妥善固定，防止脱落。

（5）打开光源，连接膨宫液，调节膨宫压力及流速。

1）检查压力：100～150mmHg（13.33～20.00kPa），流速 260ml/min，根据检查膨宫效果适当调整，冷刀手术结束后适当增加压力，仔细检查宫腔手术创面。

2）电切压力：100mmHg（13.33kPa），一般不超过120mmHg，流速400ml/min。

（6）巡回护士术中密切观察患者生命体征；密切监视仪器运转情况，关注膨宫液流速及液量，及时更换防止液体走空，发生空气栓塞，并及时向医生汇报异常情况。

（7）手术完毕，准确简明书写宫腔镜报告。

（8）及时核对器械消毒，全程注意保护手术器械、腔镜器械完整性，勿暴力操作，避免损坏。

3. 再次核对患者信息、及时将标本送检、评估患者身体状况，进行健康宣教，向患者及家属交代术后注意事项及复诊时间。

4. 正常宫腔镜及宫内疾病图谱 见图12-2-1～图12-2-6。

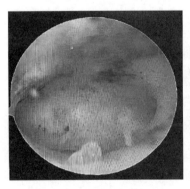 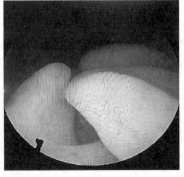 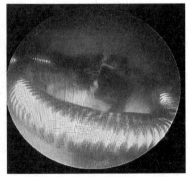

图12-2-1　正常宫腔　　　　　图12-2-2　子宫内膜多发息肉　　　　图12-2-3　宫内节育器引起
　　　　　　　　　　　　　　　　　　　　　　　　　　　　　　　　　　　　异常子宫出血

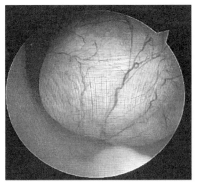 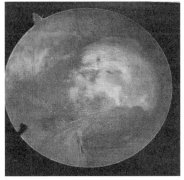 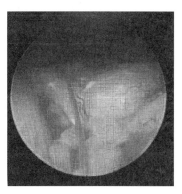

图12-2-4　子宫黏膜下肌瘤　　　　　　图12-2-5　宫内早孕　　　　　　图12-2-6　子宫内膜癌

四、简易操作流程

简易操作流程见图12-2-7。

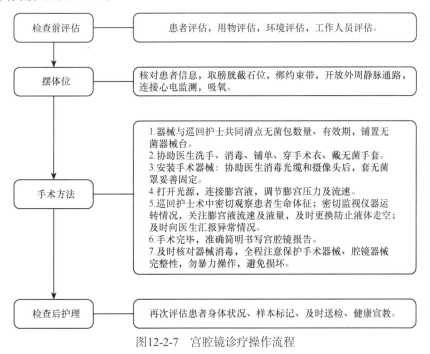

图12-2-7　宫腔镜诊疗操作流程

五、注意事项

1. 注意保护患者隐私，气温低时注意保暖。静脉麻醉者术前注意禁食禁饮。

2. 操作过程时动作应轻、稳、准，避免损伤子宫内膜引起宫腔粘连及宫颈管粘连，避免邻近脏器损伤，术中注意止血。

3. 对于有感染高危因素的患者，术后酌情使用抗生素。

六、检查后护理要点

1. 评估检查后生命体征、腹痛、阴道流血情况，询问有无其他不适，注意有无迟发性水中毒，发现异常及时通知医生。

2. 标本应立即放入装有福尔马林液的标本瓶中，做好标记并及时送检。

3. 向受检者说明宫腔镜检查结果的临床意义，嘱其及时将病理报告结果反馈给医生，以免延误诊治。

七、相关知识

宫腔镜手术并发症的预防与处理如下。

1. 子宫穿孔 常见。高危因素包括：子宫颈狭窄、子宫颈手术史、子宫过度屈曲、子宫腔过小、扩宫力量过强、哺乳期子宫等。处理：立即停止手术，明确穿孔部位，检查是否存在邻近器官损伤。对于穿孔范围小、无活动性出血和器官损伤者，可给予抗生素、收缩子宫、止血药物等对症处理；对于穿孔范围大、合并脏器或血管损伤者，应立即手术探查。

2. 出血 出血量超过500 ml被视为手术严重并发症之一。高危因素包括：子宫穿孔、动静脉瘘、子宫颈妊娠、剖宫产切口部位妊娠、凝血功能障碍等。处理：根据出血量、部位、范围和手术种类确定。可选择缩宫素、米索前列醇等宫缩剂、留置球囊压迫宫腔，必要时可行子宫动脉栓塞或子宫切除术。

3. 过度水化综合征 特有的严重并发症之一。由膨宫介质大量吸收引起体液超负荷和（或）稀释性低钠血症所致，主要临床表现以急性左心衰竭、肺水肿等循环障碍为主，诊断治疗不及时将迅速出现急性肺水肿、心肺衰竭甚至死亡。诱发原因主要包括膨宫压力设置过高、手术时间过长、子宫腔创面过大。一经确诊应立即停止手术，动态监测血流动力学变化。吸氧、利尿、纠正心肺功能、电解质紊乱。

4. 气体栓塞 罕见但严重，致死率高达69.2%。发病突然，进展快，迅速出现发绀、低血压、呼吸急促、心肺衰竭而死亡。诱发因素包括反复进出子宫腔、灌流介质管道内的气体排出不全或进入空气、膨宫压力设置过高等。处理：立即停止操作，组织多学科会诊进行抢救治疗。取左侧卧位及头低臀高位，促进气体向右心室尖部漂移；正压吸氧；输入生理盐水促进血液循环，置中心静脉导管监测心肺动脉压。

测试题

1. 宫腔镜检查的适应证为（ ）

A. 子宫颈上皮内瘤变　　　　**B.** 异常子宫出血　　　　**C.** 子宫内膜异位症

D. 卵巢囊肿　　　　**E.** 子宫浆膜下肌瘤

2. 宫腔镜手术的禁忌证为（ ）

A. 不明原因的盆腔疼痛　　　　**B.** 子宫粘连　　　　**C.** 膀胱或输尿管损伤

D. 急性子宫内膜炎、宫颈炎　　　　**E.** 绝经后阴道流血

3. 宫腔镜检查的最佳时机为（ ）

A. 月经第1天　　　　**B.** 月经第2～3天　　　　**C.** 月经干净后第1天

D. 月经干净后第3～7天　　　　**E.** 黄体期

4. 下列哪项不是宫腔镜手术并发症（ ）

A. 出血　　　　**B.** 感染　　　　**C.** 子宫穿孔

D. 过度水化综合征　　　　**E.** 子宫切口部位愈合不良

5. 宫腔镜术中如大量灌注可能导致（ ）

A. 感染　　　**B.** 损伤　　　**C.** 出血　　　**D.** 子宫腔压力改变　　　　**E.** 过度水化综合征

（李　芳）

第三节 腹腔镜诊疗技术

导入情境与思考

　　某女士，28岁，孕0产0，因"停经50天，腹痛伴阴道流血2天"来院。妇科检查：外阴发育正常，阴道通畅，见少量血液，宫颈肥大，表面光滑，举痛及摇摆痛明显。子宫稍大，压痛明显，左附件区增厚，压痛明显，右附件区有压痛，未扪及明显包块。辅助检查：①尿HCG：阳性；②妇科彩超：子宫内膜厚约7mm，左附件区混合回声包块，考虑异位妊娠。后穹隆穿刺出现10ml不凝血。

　　请思考：

　　1. 该患者应该做哪些检查/治疗？

　　2. 应如何护理该患者？

　　腹腔镜诊疗是将接有冷光源照明的腹腔镜经腹壁插入腹腔，连接摄像系统，通过显示屏观察盆、腹腔内脏器官的形态及有无病变，完成对疾病的诊断或对疾病进行手术治疗。20世纪80年代后期，腹腔镜设备、器械不断更新，手术范畴扩大。

一、适应证

1. 急腹症（如异位妊娠、卵巢囊肿蒂扭转、卵巢囊肿破裂等）。

2. 盆腔包块，腹腔内异物，不明原因的急、慢性腹痛。

3. 不孕症。

4. 有手术指征的各种妇科良恶性疾病。

二、禁忌证

1. 严重的心脑血管疾病及肺功能不全。

2. 腹腔内大出血。

3. 广泛盆腹腔内粘连。

4. 大的膈疝、腹壁疝。

5. 严重的凝血功能障碍。

三、操作步骤

（一）评估

（1）评估患者心理状况，与其沟通，告知检查的目的、注意事项及术后可能出现的不适，取得配合。

（2）评估患者的身体状况：完善检验血液检查、心电图、彩超、肺部CT等相关检查。

（二）准备

1. 护士准备　着装整洁、洗手、戴口罩。

2. 用物准备　腹腔镜及所需的腔镜器械和特殊器械、腹腔镜检包、手术衣、碘伏、标本袋、无菌手套等。

3. 患者准备　术前禁食禁饮、肠道准备（口服缓泻剂、清洁灌肠）。

（三）操作

1. 巡回护士配合检查各仪器是否处于完好备用状态，二氧化碳气源是否充足。患者入手术室后和手术医生、麻醉师共同核对姓名、床号、住院号、手术名称、手术部位、手术方式等，查看患者检查单（血液化验、心电图、肺部CT、妇科超声等），签署手术、麻醉知情同意书。协助患者排空膀胱后取膀胱截石位（无性生活者取平卧位）。

2.腹腔镜手术的基本步骤

（1）摆好体位，膝下、小腿垫软枕，高度适宜，绑约束带，注意保暖和保护患者隐私，注意人文关怀。建立静脉通路，协助麻醉师进行全身麻醉，术中注意观察患者生命体征、血氧饱和度、尿量等。

（2）巡回护士正确连接并打开摄像系统、电凝线、气腹管、超声刀等设备。正确贴放电极板，电极板紧贴于患者肌肉丰富处，确保身体各部位不与金属相接触。协助手术医生消毒、铺巾、穿手术衣、戴无菌手套。协助手术医生安装手术器械，将光缆和摄像头套无菌罩后妥善固定，防止脱落。

（3）器械护士提前15min上台，与巡回护士共同清点无菌包数量、有效期，铺置无菌器械台。将器械分类放置，注意保护镜头，准备保护套、刀片、缝线、吸引管等，按需准备标本袋。术中监督手术人员无菌操作，严格控制非手术人员参观、流动。

（4）手术医生再次消毒、进腹、建立气腹后，取头低脚高位，再根据需要穿刺辅助操作孔。将摄像头与外界的电脑显示屏相连，调整焦距，将器械插入操作孔。手术医生在体外握着器械尾端，器械头在腹腔里进行各种精细操作，如切、割、凝等。手术快结束时进行清理：在腹腔镜下用水冲洗创面，将标本装入标本袋后经穿刺孔取出。最后排气、关腹（缝合腹部伤口）。

（5）关腹前，由巡回护士和器械护士共同清点器械和敷料数目是否相符。

3.再次核对患者信息，及时将标本送检，评估患者生命体征，向患者及家属交代术后注意事项。

4.常见妇科疾病腹腔镜图谱 见图12-3-1～图12-3-4。

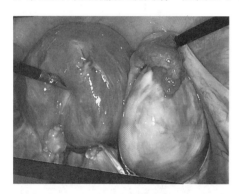

图12-3-1 卵巢囊肿

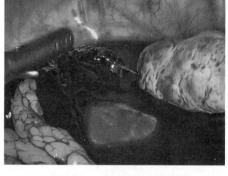

图12-3-2 黄体囊肿破裂出血

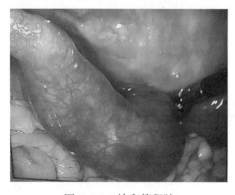

图12-3-3 输卵管积脓

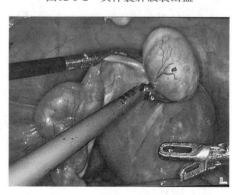

图12-3-4 子宫浆膜下肌瘤

四、简易操作流程

简易操作流程见图12-3-5。

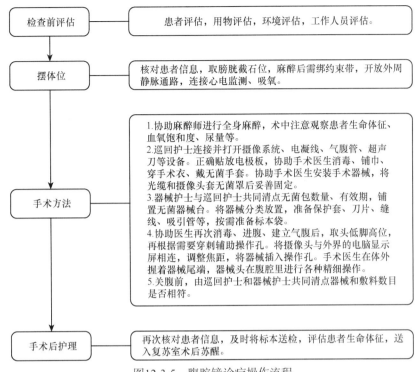

图12-3-5　腹腔镜诊疗操作流程

五、注意事项

1. 术前用物准备齐全，检查仪器的设备性能完好。合理摆放体位，避免局部受压形成血栓，术中更改体位时妥善固定患者，防止坠床。

2. 术中注意患者生命体征、尿量、保暖。调节腔镜各系统，达到所需数值。术中严格执行无菌操作，术前后清点器械和敷料数目相符。

六、手术后护理要点

1. 评估手术后生命体征、腹痛、尿量、肛门排气情况，询问有无其他不适，注意有无迟发性脏器损伤等，发现异常及时通知医生。

2. 标本应立即放入装有福尔马林液的标本袋中，做好标记并及时送检。

3. 术后及时向患者及家属交代术中情况以及术后注意事项，指导患者术后饮食、协助患者尽早下床活动促进康复。

测试题

1. 下列哪些患者不宜实施腹腔镜手术（　　）

A. 糖尿病患者　　　　　　　　　　**B.** 既往行剖宫产手术，现准备行子宫切除术

C. 年龄＞60岁　　　　　　　　　　**D.** 有凝血功能障碍而凝血功能未纠正的患者

E. 特发性血小板减少性紫癜准备行脾切除的患者

2. 腹腔镜手术与传统的开腹手术相比改变的主要是（　　）

A. 手术方式　　　　**B.** 手术原则　　　　**C.** 手术目的　　　　**D.** 手术时间　　　　**E.** 手术种类

3. 下列哪项顺序是正确的（　　）

A. 消毒—铺巾—穿手术衣—戴手套　　　　**B.** 消毒—穿手术衣—戴手套—铺巾

C. 消毒—铺巾—戴手套—穿手术衣　　　　**D.** 消毒—戴手套—穿手术衣—铺巾

E. 铺巾—消毒—戴手套—穿手术衣

4. 术中应注意患者哪些情况（　　）

A. 血压　　　　　　**B.** 心率　　　　　　**C.** 尿量　　　　　　**D.** 体温　　　　　　**E.** 意识

5. 下列哪些疾病可以通过腹腔镜手术治疗（　　）

A. 输卵管妊娠　　　**B.** 卵巢囊肿　　　**C.** 子宫肌瘤　　　**D.** 子宫内膜息肉　　　**E.** 输卵管积脓

（李　芳）

本章参考答案

第一节

    1.A　2.D　3.E　4.C　5.B

第二节

    1.B　2.D　3.D　4.E　5.E

第三节

    1.D　2.A　3.A　4.E　5.D

第十三章 产前诊断技术

学习目标

知识目标： 1. 掌握绒毛膜绒毛吸取术、羊膜腔穿刺术、脐带穿刺术的孕妇准备、物品准备及护理配合。

2. 熟悉绒毛膜绒毛吸取术、羊膜腔穿刺术、脐带穿刺术的适应证与禁忌证。

3. 了解绒毛膜绒毛吸取术、羊膜腔穿刺术、脐带穿刺术检查结果的临床意义。

能力目标： 1. 运用所学知识为检查后的孕妇进行护理和健康指导。

2. 能够发现检查中、检查后的并发症并及时配合医生处理。

素质目标： 1. 善于与孕妇交流，能够认真及时、准确判断孕妇有无产前诊断技术的禁忌证等。

2. 操作过程中动作轻柔，尊重保护护理对象的隐私。

产前筛查及产前诊断关乎胎儿的健康和家庭的幸福，甚至影响整个国家的人口素质。随着医学及生物学技术的发展，产前筛查与产前诊断技术不断更新，诊断水平日益提高。

第一节 绒毛膜绒毛吸取术

> **导入情境与思考**
>
> 某女士，38岁，孕11周，孕6产1，多次自然流产史，曾因胎儿畸形引产1次，此次胎儿颈后透明层厚度（nuchal translucency，NT）检查结果为3.1mm，余未见异常。
>
> **请思考：**
>
> **1. 目前该孕妇应该做哪些产前诊断？**
>
> **2. 该护理技术的护理要点有哪些？**

绒毛膜绒毛吸取术（chorionic villus sampling，CVS）是在孕早期超声引导下穿刺获取胎盘内的绒毛组织的方法，通过对绒毛取样物进行细胞培养、分子遗传学或生化遗传学检查，达到染色体诊断或基因诊断的目的。与羊膜腔穿刺术相比，CVS的优势为早孕期对胎儿进行遗传学诊断，帮助决定是否终止妊娠，减少大孕周引产对母体的伤害。

CVS有经腹和经宫颈两种穿刺路径。经宫颈绒毛活检有可能发生标本污染、胎儿或母体发生感染及操作不便等缺点，自20世纪80年代末期开始，超声引导下经腹穿刺绒毛活检技术问世。该方法有效地减少了标本污染及可能发生的感染，且经腹穿刺易达到胎盘绒毛部位，不易发生经宫颈途径导致胎膜损伤而致流产。目前该方法已逐渐取代了经宫颈绒毛活检。

一、适应证

各种导致胎儿染色体异常风险增高的因素，包括：预产期年龄≥35岁，曾生育过染色体异常患儿，不明原因的畸形儿，不明原因的死胎或有多次流产史，夫妇一方有染色体结构异常，曾生育过单基因病患儿或先天性代谢病患儿，早孕期血清筛查21-三体综合征、18-三体综合征产前筛查高风险者，其他需要抽取绒毛标本检查的情况，超声发现胎儿颈后透明层厚度增厚或明显的结构异常；生化或分子水平可以检测到的遗传性疾病；各种先天性代谢性疾病，各种基因序列已明确的单基因疾病。

二、禁忌证

1. 近两周内有阴道出血、腹痛等流产征兆。

2. 术前两次测量体温（腋温）均高于37.2℃。

3. 有出血倾向（血小板≤70×10^9/L，凝血功能检查有异常）。

4. 有盆腔或宫腔感染征象。

5. 无医疗指征的胎儿性别鉴定。

三、操作步骤

（一）评估

（1）评估孕妇心理状况，与其沟通，告知检查的目的、方法、注意事项及检查过程中可能出现的不适，取得配合。

（2）认真核对适应证及有无禁忌证。

（3）术前检查完善，如监测孕妇生命体征，检查胎心，查血常规、HIV抗体、HBsAg、（非）梅毒螺旋体抗体、ABO血型和Rh因子。如Rh(−)，进行间接抗人球蛋白试验（Coombs试验），告知胎母输血综合征的风险，建议准备抗D免疫球蛋白。

（4）穿刺前超声评估胎儿情况及胎盘附着情况，确定：①检测胚胎长度和胎囊大小；②胎儿存活；③单胎妊娠；④胎盘、卵黄囊、子宫定位。

（5）孕妇及家属知晓手术目的及风险，签署手术知情同意书。

（二）准备

1. 护士准备　着装整洁、洗手、戴口罩。

2. 物品准备

（1）留取标本的用具必须无菌。

（2）用物准备：彩色多普勒超声仪、穿刺活检针（常选用22号）、20ml注射器、洞巾、无菌耦合剂、无菌防护套、无菌干燥纱块、无菌干燥棉球、无菌手套、0.5%碘伏、无菌培养皿（经阴道途径增加：75%乙醇、阴道窥器、宫颈钳、卵圆钳）。

3. 环境准备　清洁、舒适、安全、注意保暖、保护孕妇隐私。

4. 孕妇准备　排空膀胱，解释操作目的，根据穿刺方式协助孕妇取仰卧位或膀胱截石位。

（三）操作

1. 核对孕妇信息。

2. 穿刺方法

（1）经腹途径操作步骤：孕妇取仰卧位，腹部皮肤常规消毒铺巾。超声探头套无菌防护套，涂以无菌耦合剂。超声评估胎儿宫腔内方位及胎盘位置，确定穿刺路径，定位穿刺部位。在严格无菌操作和持续超声引导下采用穿刺活检针先穿透蜕膜板，取出针芯，将22号的细针插入叶状绒毛膜（细针一般较套管针长2cm）。连接含2～4ml生理盐水的20ml注射器，以5ml左右形成的负压上下移动活检针以吸取绒毛组织（图13-1-1）。根据不同的检查目的获取需要量的绒毛标本用于实验检查，一般不超过25mg。取样后，标本立即放入含有培养液的无菌培养皿内，冲洗2～3次。可供绒毛直接制备染色体标本或绒毛细胞培养用。拔出穿刺针，敷以无菌干纱布加压止血，用胶带固定，孕妇平卧休息半小时。术毕超声观察胎心及胎盘情况，注意腹痛及阴道流血状况。

（2）经宫颈途径操作步骤：孕妇取膀胱截石位，常规消毒铺巾。在严格无菌操作下，实时超声评估胎儿宫腔内方位及胎盘位置情况。乙醇消毒宫颈、穹隆、阴道。在超声引导下，看到取样器顶端金属标记时，用长210mm，直径1.5～2mm的塑料管，在卵圆钳的帮助下，由宫颈口进入宫腔，插入胎囊的边缘。拔出管芯，接20ml注射器，以5～10ml形成的负压吸取胚胎着床部位附近的叶状绒毛（图13-1-2），并将吸管缓慢退出宫腔。根据不同的检查目的获取需要量的绒毛标本用于实验检查，取绒毛量一般不超过25mg。取样后，标本立即放入含有培养液的无菌培养皿内，冲洗2～3次，可供绒毛直接制备染色体标本或绒毛细胞培养用。术毕超声观察胎心及胎盘情况，注意腹痛及阴道流血状况。

3.再次核对孕妇信息，及时将标本送检，评估孕妇身体状况，进行健康宣教。

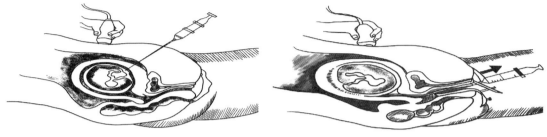

图13-1-1　经腹CVS　　　　　　　　　　图13-1-2　经宫颈CVS

四、简易操作流程

简易操作流程见图13-1-3。

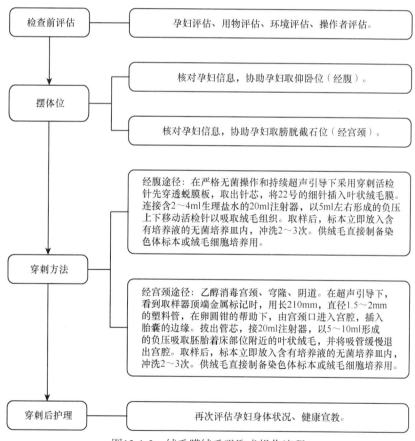

图13-1-3　绒毛膜绒毛吸取术操作流程

五、并发症

CVS相关并发症很少见，包括胎儿丢失、出血、绒毛膜羊膜炎等。

六、注意事项

1. 严格无菌操作，以防感染。

2. 进针勿过深过猛，尽可能一次成功，避免多次操作，最多不超过3次。

3. 注意避开肠管和膀胱。

4. CVS取材的病例中大约1%会因为胎盘细胞局限性嵌合现象（confined placental mosaicism，CPM）出现遗传学检测结果的不确定，需进一步进行羊水检查。

5. Rh（–）孕妇羊水穿刺术后需要注射抗D免疫球蛋白。

七、穿刺后护理要点

1. 指导注意休息，术后24h应避免剧烈活动。

2. 告知孕妇可能发生的并发症。

3. 嘱孕妇若有腹痛、阴道出血、阴道流液等状况应及时就诊。

4. 禁止性生活2周。

5. 预约2周后复诊。

八、相关知识

患染色体病的胎儿可死于宫内、多次反复流产或为体格、智力发育异常的出生缺陷儿，早期自然流产中染色体异常约占一半。随着分子细胞遗传学、分子遗传学检测技术的进步及检测试剂的商品化，对常见的染色体数目异常（21、13、18、X、Y）可用荧光原位杂交、荧光定量 PCR 等技术进行快速产前诊断。其中，绒毛细胞制备染色体属于早孕期有创检测，自发育中的胎盘取得一些细胞样本组织（胎儿与胎盘组织源自相同的细胞），进行核型分析，用于诊断染色体结构异常，如缺失、重复、倒位、易位等（如21-三体、性染色体异常或其他基因的状况）。其优势在于能在孕早期对胎儿进行遗传学诊断，帮助决定是否终止妊娠，减少大孕周引产对母体的伤害。但绒毛组织或羊膜细胞取材的病例中大约1%会因为胎盘细胞局限性嵌合现象出现遗传学检测结果的不确定，需进一步进行羊水检查。

九、知识拓展

染色体镶嵌型：1%～3%的绒毛产前诊断出现染色体核型异常，而羊水或脐血核型正常，可以分为四种类型：①普遍性镶嵌型：胎盘胎儿均为镶嵌型；②限制性胎盘镶嵌型：胎盘出现正常与异常的染色体镶嵌型，胎儿核型正常；③胎盘核型异常，胎儿核型正常；④限制性胎儿镶嵌型：胎盘的核型正常，胎儿为正常异常的染色体镶嵌型。由于镶嵌型的存在，对胎儿而言，绒毛染色体检查可以出现假阳性或假阴性的结果。对限制性胎盘镶嵌型的研究认为：它的出现一般不引起胎儿畸形，但可以出现胎儿生长受限、流产、死胎或死产。在一些CPM的病例，新生儿被证实为单亲二倍体。当发现胎盘染色体为镶嵌型时，必须通过羊膜腔穿刺或脐带穿刺检查胎儿染色体核型。大样本的研究发现真正的染色体镶嵌型占0.06%～1%。

测试题

1. 目前可用羊水上清液、羊水细胞、绒毛、脐带血、孕妇外周血中胎儿细胞、孕妇血清和尿液、受精卵、胚胎组织等这些标本进行（　　）

A. 产前诊断　　　　　　　　**B.** 细胞计数　　　　　　　　**C.** 分离有害细胞

D. 分离母体细胞　　　　　　**E.** 病理学诊断

2. 初孕妇，32岁，无不良孕产史，妊娠11^{+6}周产前检查，NT显示3.5mm，行绒毛穿刺检查结果出现胎盘细胞局限性嵌合现象，该孕妇需进一步行什么检查（　　）

A. 再次绒毛穿刺　　**B.** 羊水穿刺　　**C.** 脐血穿刺　　　　**D.** 唐氏筛查　　　　**E.** 无创DNA

3. 对于年龄在多少岁以上，或者符合其他产前诊断指征的孕妇，均应推荐其做产前诊断（　　）

A. 30   B. 35   C. 40   D. 45   E. 50

4. 下列属于胎儿基因检测的产前诊断是（　　）

A. 绒毛膜绒毛吸取术   B. 超声诊断   C. 磁共振检查   D. X线诊断   E. 胎儿镜

5. 做绒毛膜绒毛吸取术适宜的孕周是（　　）

A. 小于10周   B. 10～14周   C. 14～16周   D. 16～20周   E. 20～24周

（郭爱英）

第二节　羊膜腔穿刺术

导入情境与思考

　　某女士，40岁，孕17⁺⁶周，孕6产1，终止妊娠3次，自然流产1次，顺产1次，女儿身体健康，本次孕11周时NT检查结果为3.2mm，孕12⁺⁴周时唐氏筛查提示高风险。

　　请思考：

　　1. 该孕妇目前的情况正常吗？

　　2. 该护理技术的护理要点是什么？

　　羊膜腔穿刺术（amniocentesis）是目前最常用的微侵袭性产前诊断技术。目前多在超声引导下穿刺羊膜腔，具有快速简单，可避免穿刺到胎盘、胎儿或脐带等结构的优点，通过抽取羊水得到胎儿的皮肤、肠胃道、泌尿系等的游离细胞，利用这些游离细胞进一步分析胎儿的染色体是否异常。

一、适应证

1. 孕妇预产期年龄≥35岁。

2. 有可能生出严重遗传性疾病患儿和先天性畸形儿的孕妇。

3. 夫妇一方有某种遗传病或孕妇曾生出过某种遗传病患儿。

4. 早孕期曾服用可能致畸的药物或曾有病毒感染史等可能致畸情况。

5. 羊水过多或过少，原因不明的多次流产、死胎、死产的孕妇。

6. 胎儿发育迟缓，未触到正常胎体，血清学筛查异常。

7. 除上述情况外，对疑有Rh或ABO血型不合者，可在妊娠20周时进行检查及时确诊。

二、禁忌证

1. 有流产征兆。

2. 术前两次测量体温（腋温）均高于37.2℃。

3. 出血倾向（血小板≤70×10⁹/L，凝血功能异常）。

4. 有盆腔或宫腔感染征象。

5. 1周内曾羊膜腔穿刺失败者。

6. 无医疗指征的胎儿性别鉴定。

7. 有严重心、肝、肾疾病等。

8. 妊娠小于16周（因子宫小，羊水少）或超过24周（虽然细胞数量多，但活细胞占的比例小，因为在体外培养细胞的增殖主要是羊水内活细胞的增殖，24周后活细胞仅占百分之几，培养成功率低）。

三、操作步骤

（一）评估

（1）评估孕妇心理状况，与其沟通，告知检查的目的、方法、注意事项及检查过程中可能出现的不适，取得配合。

（2）认真核对适应证、妊娠周数、子宫大小及有无穿刺禁忌证。

（3）监测孕妇生命体征，术前两次体温在37.2℃以上者暂缓穿刺。

（4）检查胎心。

（5）完善术前检查，如血常规、HIV抗体、HBsAg、（非）梅毒螺旋体抗体、ABO血型和Rh因子等，如Rh(–)，行间接Coombs试验，告知胎母输血的风险，建议准备抗D免疫球蛋白。

（6）超声评估确定胎儿大小、胎盘的位置、进针角度（尽量避开胎盘）及深度。

（7）孕妇及家属知晓手术目的及风险，签署手术知情同意书。

（二）准备

1. 护士准备　着装整洁、洗手、戴口罩。

2. 物品准备

（1）留取标本的用具必须无菌干燥。

（2）用物准备：彩色多普勒超声仪、无菌防护套、穿刺架、无菌耦合剂、穿刺活检针（常选用22号）、0.5%碘伏、洞巾、5ml注射器、20ml注射器、无菌手套、无菌干纱布、胶布、羊水采集瓶或培养瓶、抢救设备及药物。

3. 环境准备　清洁、舒适、安全、注意保暖、保护孕妇隐私。

4. 孕妇准备　排空膀胱，解释操作目的，协助孕妇取仰卧位。

（三）操作

1. 核对孕妇信息。

2. 腹部皮肤常规消毒铺巾。

3. 超声探头套无菌防护套，涂以无菌耦合剂。超声评估胎儿宫腔内方位及胎盘位置，确定穿刺路径，定位穿刺部位。在严格无菌操作和持续超声引导下，采用穿刺活检针经皮穿刺进入羊膜腔，避开胎儿和脐带，尽量不经胎盘，若无法避开胎盘，穿刺点尽量避开胎盘血窦。拔出针芯，见有淡黄色清亮羊水溢出时，用5ml注射器抽吸初始羊水2ml，弃之，以避免母体细胞污染标本；更换20ml注射器，再次抽取所需羊水量20～30ml（图13-2-1）。抽出羊水注入羊水采集瓶或培养瓶，羊水采集瓶或培养瓶需标明标本编号、孕妇姓名及取样日期等，送实验室检查。插入针芯后拔出穿刺针。敷以无菌干纱布加压止血，用胶布固定，孕妇平卧休息半小时。严密观察孕妇生命体征变化，有无呼吸困难、发绀等羊水栓塞及其他异常表现。术毕超声观察胎心、胎动及穿刺部位有无出血情况，注意腹痛及阴道流血状况。

4. 再次核对孕妇信息，及时将标本送检，评估孕妇身体状况，进行健康宣教。

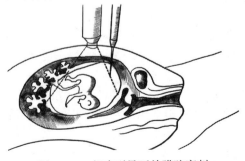

图13-2-1　超声引导下羊膜腔穿刺

四、简易操作流程

简易操作流程见图13-2-2。

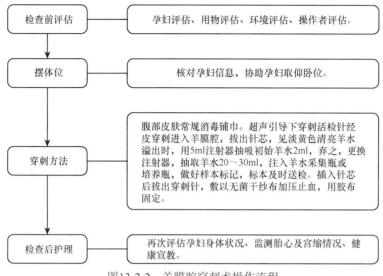

图13-2-2 羊膜腔穿刺术操作流程

框图内容：

检查前评估 → 孕妇评估、用物评估、环境评估、操作者评估。

摆体位 → 核对孕妇信息，协助孕妇取仰卧位。

穿刺方法 → 腹部皮肤常规消毒铺巾。超声引导下穿刺活检针经皮穿刺进入羊膜腔，拔出针芯，见淡黄色清亮羊水溢出时，用5ml注射器抽吸初始羊水2ml，弃之，更换注射器，抽取羊水20～30ml，注入羊水采集瓶或培养瓶，做好样本标记，标本及时送检。插入针芯后拔出穿刺针，敷以无菌干纱布加压止血，用胶布固定。

检查后护理 → 再次评估孕妇身体状况、监测胎心及宫缩情况、健康宣教。

五、并发症

羊膜腔穿刺术并发症相对少见，包括胎儿丢失、胎儿损伤、出血、绒毛膜羊膜炎、羊水泄漏等，其中胎儿丢失风险约为0.5%，阴道流血或羊水泄漏发生率为1%～2%，绒毛膜羊膜炎的发生率低于0.1%。

六、注意事项

1. 严格无菌操作，以防感染。

2. 进针勿过深过猛，尽可能一次成功，最多不超过3次穿刺。

3. 注意避开肠管和膀胱。

4. 穿刺前务必明确胎盘位置，避免伤及胎盘致羊水进入母体血液循环发生羊水栓塞，穿刺与拔针前后应严密观察孕妇有无呼吸困难、发绀等羊水栓塞及其他异常表现。

5. 避免在宫缩时穿刺，警惕羊水栓塞发生，注意孕妇生命体征变化，有无咳嗽、呼吸困难、发绀等异常。

6. 抽不出羊水或因羊水有形物质阻塞针孔，稍加调整穿刺方向和深度，即可抽出羊水。

7. 若抽出血液考虑伤及腹壁、子宫壁、胎盘或胎儿血管，应立即拔出穿刺针并压迫穿刺点加压包扎。若胎心无明显改变，可1周后再行穿刺。

8. Rh(−)孕妇羊水穿刺术后需要注射抗D免疫球蛋白。

七、检查后护理要点

1. 术后观察孕妇生命体征、监测胎心及宫缩情况，发现异常及时通知医生。

2. 告知孕妇可能发生的并发症。

3. 指导孕妇术后注意休息，24h内应避免剧烈活动。

4. 指导孕妇若有腹痛、阴道出血、阴道流液等不适及时就诊。

5. 禁止性生活2周。

6. 预约2周后复诊。

八、相关知识

羊水细胞和羊水上清液可以对许多胎儿疾病进行产前诊断。

（一）羊水细胞

1. 遗传病

（1）染色体病：①经过培养的羊水细胞，采用常规或高分辨率染色体检查方法，可以诊断胎儿染色体数目及结构异常，如21-三体综合征、18-三体综合征、13-三体综合征、多倍体、染色体易位或倒位、脆性X综合征等。②采用荧光原位杂交（fluorescence in situ hybridization，FISH）技术，未经培养的羊水细胞可直接诊断染色体数目异常；经过培养、制片后再行FISH检测，可以诊断染色体数目和结构异常，以及染色体微缺失。应用微阵列比较基因组杂交、FISH等技术能诊断染色体非整倍体、微插入、微缺失等染色体结构畸形。

（2）单基因病：①通过检测羊水细胞DNA，可以诊断单基因疾病。例如，地中海贫血、血友病、神经肌肉病、代谢病等。②可直接或用经过培养的羊水细胞测定某些酶活性，诊断相应的代谢病。

（3）其他遗传病：①线粒体病；②三核酸扩增性疾病，如亨廷顿（Huntington）病等。

2. 宫内感染

（1）提取羊水细胞的DNA或RNA，通过DNA扩增技术或其他技术，可以检测病原体的DNA或RNA，从而帮助诊断是否存在胎儿宫内感染。

（2）孕期感染风疹病毒等可致发育缺陷、流产或早产，可行羊水病原体或特异性生物标志物检测，如羊水白细胞介素-6升高可能有亚临床宫内感染，流产或早产风险增加。

（二）羊水上清液

1. 神经管缺陷（NTD）　羊水甲胎蛋白（alpha-fetoprotein，AFP）含量是诊断胎儿NTD十分有价值的指标。胎儿患开放性NTD时，肝脏合成的AFP通过脑膜/脊膜渗透到羊膜腔，致使羊水AFP含量增高，可达正常的3～30倍。此外，其他结构畸形如脐膨出、内脏外翻等多种畸形时，羊水AFP含量也会增高。通过检测羊水中乙酰胆碱酯酶可提高诊断的准确性，并能进一步鉴别NTD和腹壁缺损。

2. 内分泌疾病

（1）甲状腺功能：检测羊水游离T_4、TSH或rT_3含量有助于诊断胎儿甲状腺功能。

（2）肾上腺皮质功能：检测羊水17-羟孕酮含量有助于诊断先天性肾上腺皮质增生症。

3. 其他项目　除了能对遗传病、宫内感染进行诊断之外，羊膜腔穿刺技术还是产科临床重要的诊断性操作。

胎儿宫内溶血：采用分光光度法或直接检测羊水中胆红素的浓度有助于诊断胎儿溶血以及评估溶血严重程度；采用羊水细胞可以检测胎儿血型物质判断胎儿ABO血型（注：无法检出非分泌型的ABO血型），或通过DNA检测判断Rh血型；也可直接检测羊水中的抗体滴度。

九、知识拓展

唐氏综合征（Down syndrome，DS）又称21-三体综合征，是活产儿中最常见的染色体异常疾病。该病以特殊面容、智力低下和发育迟缓为主要临床特征，亦伴有多器官发育障碍或畸形，以神经、心血管、肌肉骨骼系统明显。怀有DS胎儿的孕妇在孕期可能出现先兆流产、胎死宫内，分娩时新生儿可能窒息或死亡，婴儿期易患肺炎死亡。DS的病因是染色体数目异常，其发生主要是由于亲代之一的生殖细胞在减数分裂形成配子时，或受精卵在有丝分裂时，21号染色体发生不分离，胚胎体细胞内存在一条额外的21号染色体。通常通过唐氏筛查、羊膜腔穿刺和无创DNA等产前筛查诊断DS，对于唐氏筛查阴性的孕妇，不推荐进一步筛查。目前国际公认的权威的确诊标准仍是基因检测。

测试题

1. 下列哪项不是产前介入穿刺的禁忌证（　　）

A. 术前感染未治愈或手术当天感染及可疑感染者

B. 有出血倾向（血小板≤70×10⁹/L，凝血功能检查有异常）

C. 先兆流产未治愈者

D. 有宫缩者

E. 无医疗指征的胎儿性别鉴定

2. 下列哪项不符合羊膜腔穿刺术中穿刺点的选择（　　）

A. 尽量避开胎盘 　　　　　　　　**B.** 穿刺时尽量避免穿过胎盘

C. 应辨认并避开脐带经过的位置 　　**D.** 可穿过母亲的肠道或膀胱 　　　**E.** 避开胎儿

3. 行羊膜腔穿刺术时通常可以抽吸羊水（　　）

A. 10～20ml 　　　**B.** 20～30ml 　　　**C.** 30～40ml 　　　**D.** 40～50ml 　　　**E.** 100ml

4. 下列哪项不属于产前诊断技术（　　）

A. 医学影像 　　　**B.** 遗传咨询 　　　**C.** 羊膜腔穿刺 　　　**D.** 细胞遗传 　　　**E.** 分子遗传

5. 在超声引导下做各种穿刺，3次穿刺均未获得标本者，再次穿刺的时间是（　　）

A. 3天后 　　　**B.** 5天后 　　　**C.** 1周后 　　　**D.** 2周后 　　　**E.** 3周后

（郭爱英）

第三节　脐带穿刺术

导入情境与思考

　　某女士，25岁，孕4产1，三年前分娩1名患有血友病的儿子，一年前因胎儿畸形引产1女婴，现妊娠26周，早期NT结果为2.9mm，中期唐氏筛查结果18-三体高风险，因担心胎儿健康来院就诊。

　　请思考：

　　1. 介入性产前诊断技术有哪些？

　　2. 现阶段最适合做的产前诊断技术是什么？

　　脐带穿刺术又称"经皮脐血管穿刺"，是在超声引导下经母体腹壁穿刺采集胎儿脐血的技术，多数选择穿刺脐静脉。脐带穿刺一般在妊娠18周后进行，26～30周为最佳穿刺时期。目前大部分的产前分子生物学诊断可通过羊水中的胎儿细胞提取DNA进行，脐血管穿刺取样不再是主要的采样技术，目前其多用于胎儿宫内输血，胎儿血液取样诊断血液病等。

一、适应证

1. 胎儿快速核型分析。

2. 胎儿宫内感染的诊断。

3. 对胎儿溶血进行宫内输血和治疗。

4. 胎儿血液系统疾病的产前诊断及风险估计。

5. 胎儿宫内生长迟缓的监测与胎儿宫内状况的监测。

6. 其他需要抽取脐血标本的情况，如开拓胎儿学研究领域。

二、禁忌证

1. 有流产征兆。

2. 术前两次测量体温（腋温）均高于37.2℃。

3. 有盆腔或宫腔感染征象。

4. 无医疗指征的胎儿性别鉴定

5. 有出血倾向（血小板≤$70×10^9$/L，凝血功能检查有异常）。

三、操作步骤

（一）评估

（1）评估孕妇心理状况，与其沟通，告知检查的目的、方法、注意事项及检查过程中可能出现的不适，取得配合。

（2）认真核对适应证、妊娠周数、子宫大小及有无穿刺禁忌证。

（3）监测孕妇生命体征，术前两次体温高于37.2℃，暂缓穿刺。

（4）术前检查完善，如血常规、HIV抗体、HBsAg、（非）梅毒螺旋体抗体、ABO血型和Rh因子等，如Rh(-)，行间接Coombs试验，告知胎母输血综合征的风险，建议准备抗D免疫球蛋白。

（5）超声检查评估胎儿、脐带和胎盘情况，判断进行脐带血管穿刺术的可行性、困难及处理对策。

（6）孕妇及家属知晓手术目的及风险，签署手术知情同意书。

（二）准备

1. 护士准备 着装整洁、洗手、戴口罩。

2. 物品准备

（1）留取标本的用具必须无菌。

（2）用物准备：彩色多普勒超声仪、穿刺活检针（常选用22号）、无菌防护套、无菌耦合剂、无菌干燥纱块、无菌手套、0.5%碘伏、洞巾、5ml注射器、无菌标本采集瓶、胶布、抢救设备及药物。

3. 环境准备 清洁、舒适、安全、注意保暖、保护孕妇隐私。

4. 孕妇准备 排空膀胱，解释操作目的，协助孕妇取仰卧位。

（三）操作

1. 核对孕妇信息。

2. 腹部皮肤常规消毒铺巾。

3. 超声探头套无菌防护套涂以无菌耦合剂。超声评估胎儿宫腔内方位及胎盘位置，确定穿刺路径，定位穿刺部位；在严格无菌操作和持续超声引导下，采用穿刺活检针经腹穿刺进入宫腔，据胎盘附着位置不同采用不同进针途径，经羊膜腔或经胎盘途径，穿刺点最好是脐带入胎盘根部约2cm处，也可在游离段穿刺；用肝素湿润的22号穿刺活检针，当针尖达脐带处感阻力时，需采取"冲击式"穿刺法，然后拔出针芯，连接注射器根据不同检查目的抽取需要的脐血量，快速鉴定为脐带血，插入针芯后即刻拔针，并立即观察脐带穿刺点有无渗血，及时记录胎心情况；将脐血注入标本采集瓶，采集瓶需标明标本编号、孕妇姓名及取样日期等；敷以无菌干纱布加压止血，用胶布固定，再次超声探测胎心、胎盘和脐带情况；孕妇平卧休息半小时，严密观察腹痛、阴道流血情况及生命体征变化，有无呼吸困难、发绀等羊水栓塞及其他异常表现。

4. 再次核对孕妇信息，及时将标本送检，评估孕妇身体状况，进行健康宣教。

四、简易操作流程

简易操作流程见图13-3-1。

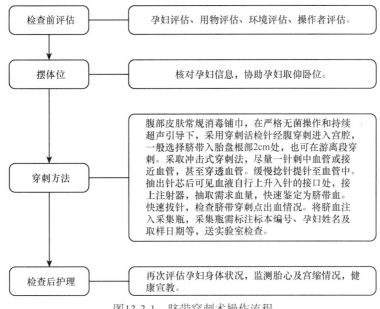

图13-3-1 脐带穿刺术操作流程

五、并发症

脐带穿刺术相关并发症包括胎儿丢失、胎儿心动过缓、脐带穿刺点出血、脐带血肿、绒毛膜羊膜炎等。胎儿丢失率为1%～2%，如果合并胎儿畸形、胎儿宫内生长受限、胎儿水肿等，胎儿丢失率将更高。

六、注意事项

1. 严格无菌操作，以防感染。

2. 胎动频繁是导致操作失败的主要原因。应选择胎儿静息状态时进针，术前可给予母体镇静剂。

3. 进针勿过深过猛，手术时间不宜超过20min，尽可能一次成功，避免多次操作，最多不超过3次穿刺，1～2周后可重新穿刺。

4. 注意避开肠管和膀胱。

5. 穿刺前务必明确胎盘位置，避免伤及胎盘致羊水进入母体血液循环发生羊水栓塞，穿刺与拔针前后应严密观察孕妇有无呼吸困难、发绀等羊水栓塞及其他异常表现。

6. 避免在宫缩时穿刺，警惕羊水栓塞发生，注意孕妇生命体征变化，有无咳嗽、呼吸困难、发绀等异常。

7. 为避免发生误抽母血或混合血，抽血时必须见到针尖的强光点位于脐血管内。此外，应该对血样进行鉴定，取血量不宜多于5ml。

8. 注意胎心变化，如胎儿心动过缓应立即停止手术，必要时紧急宫内复苏。

9. Rh(−)孕妇羊水穿刺术后需要注射抗D免疫球蛋白。

七、检查后护理要点

1. 术后观察孕妇生命体征、监测胎心及宫缩情况，发现异常及时通知医生。

2. 告知孕妇可能发生的并发症。

3. 指导孕妇术后注意休息，24h内应避免剧烈活动。

4. 指导孕妇若有腹痛、阴道出血、阴道流液等状况应及时就诊。

5. 术后第2天，再次超声复查胎儿情况及穿刺点有无血肿形成。

6. 禁止性生活2周。

7. 预约2周后复诊。

八、相关知识

脐带穿刺术的穿刺部位如下。

1. 脐带进入胎盘处 多数操作者愿意选择该部位穿刺。此处的脐带固定，血管较粗，受胎动干扰较少，操作相对容易。但是，由于接近胎盘血窦，容易抽到母胎混合血甚至抽到母血而造成误诊。与游离段脐血管比较，该段血管穿刺点往往出血较多，出血时间较长（图13-3-2）。

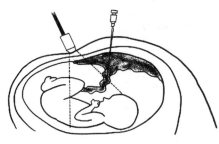

图13-3-2　穿刺脐带进入胎盘处

2. 脐带游离段处 该段脐带浮动于羊水中，受胎动甚至母亲呼吸运动影响，穿刺难度相对较大，需要有一定的经验。但是，该段取得的一般是胎儿纯血。由于这段脐带胶质较多，出血往往很快停止（图13-3-3）。

3. 脐带接近脐轮部 该段脐血管较粗大、平直，但胶质较厚。该段脐带的血管壁含较丰富的神经，容易出现反射性胎儿心动过缓（图13-3-4）。

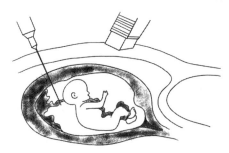

图13-3-3　穿刺脐带游离段处

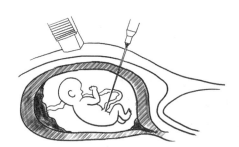

图13-3-4　穿刺脐带接近脐轮部

九、知识拓展

目前已经广泛应用的无创产前筛查（noninvasive prenatal testing，NIPT）是以胎儿细胞游离DNA（cell-free DNA，cfDNA）作为检测指标的产前筛查方法。cfDNA一般在妊娠的第4周开始出现，8周后含量上升并稳定存在，且随孕周增大而升高。NIPT主要针对胎儿染色体非整倍体疾病进行检测，能够准确检测21-三体综合征、18-三体综合征和13-三体综合征三种染色体非整倍体。这一检测仅需抽取孕妇静脉血，通过对母体静脉血的血浆游离DNA（包括cfDNA）进行测序，并进行生物信息学分析，判断胎儿是否患有染色体非整倍体疾病。

ACOG和美国母胎医学会（SMFM）共同发布指南，NIPT检测高风险病例建议行介入性产前诊断，不能仅根据NIPT检测结果作出终止妊娠的建议或处理。低风险也非最终诊断，不排除漏检或其他染色体病可能，建议定期进行产前检查，若后期存在胎儿影像学检查异常，仍要建议进行介入性产前诊断。

测试题

1. 下列哪项是脐带穿刺术的适应证（　　）

A. 孕妇血小板为6×10^9/L　　**B.** 孕妇预产期年龄为30岁　　　**C.** 了解胎儿贫血程度

D. 先兆晚期流产　　　　　　　　**E.** 3天前曾行脐带穿刺术

2. 下列不属于脐带穿刺术的术前评估内容（　　）

A. 认真核对适应证及有无禁忌证　　**B.** 超声检查了解胎儿、胎盘和脐带位置

C. 签署手术知情同意书　　　　　　**D.** 孕妇腹部皮肤有无消毒　　　　**E.** 孕妇心理情况

3. 行脐带穿刺术失败的主要原因是（　　）

A. 羊水过少　　　　　**B.** 羊水过多　　　　**C.** 胎动频繁　　　　**D.** 母亲肥胖　　　　**E.** 母亲呼吸运动

4. 脐带穿刺术以下哪个步骤是错误的（　　）

A. 抽出脐血后需快速进行鉴定　　　　　　**B.** 穿透脐带后立即拔出停止穿刺

C. 采取冲击式穿刺脐带　　　　　　　　　**D.** 手术穿刺时间小于20min

E. 胎儿心动过缓立即停止手术

5. 下列哪项不属于脐带穿刺术的手术并发症（　　）

A. 脐带血肿　　　　　**B.** 胎心率一过性降低　　　　　　　**C.** 胎儿丢失

D. 绒毛膜羊膜炎　　　**E.** 皮肤穿刺点出血

（郭爱英）

本章参考答案

第一节

　　1.A　2.A　3.B　4.A　5.B

第二节

　　1.D　2.D　3.B　4.A　5.C

第三节

　　1.C　2.D　3.C　4.B　5.E

第十四章 输卵管通畅检查

学习目标

知识目标：1.掌握输卵管通畅检查的患者准备、物品准备及护理配合。

2.熟悉输卵管通畅检查的适应证与禁忌证。

3.了解输卵管通畅检查结果的临床意义。

能力目标：1.运用所学知识为输卵管通畅检查的患者进行护理和健康指导。

2.能够配合医生进行输卵管通畅检查。

素质目标：1.保护患者隐私；善于与患者交流，能够认真及时、准确判断患者有无妇科检查或手术的禁忌证。

2.对待工作细心，关爱患者，具有同情心。

输卵管通畅检查是了解宫腔和输卵管腔的形态及输卵管的通畅程度的检查方法，包括输卵管通液术、子宫输卵管造影术。近年来随着内镜技术的临床应用，腹腔镜直视下输卵管通液检查、宫腔镜下经输卵管口插管通液检查和腹腔镜联合检查等方法日益增多。

导入情境与思考

某女士，27岁，结婚两年，有规律性生活且未采取避孕措施一年半，未孕，月经周期不规律，在30～60天，检查配偶精液正常，经过医院治疗，监测排卵并促排卵，行输卵管造影检查发现双侧输卵管不通畅。

请思考：

该护理技术的护理要点是什么？

输卵管通液术（hydrotubation）是通过导管向宫腔注入液体，根据阻力大小、有无回流及注入液体量和患者感觉等判断输卵管是否通畅；子宫输卵管造影术（hysterosalpingography，HSG）是通过导管向宫腔及输卵管注入造影剂，行X线透视及摄片，根据造影剂在输卵管及盆腔内的显影情况了解输卵管是否通畅、阻塞部位及宫腔形态。

一、适应证

1.原发性或继发性不孕，疑有输卵管阻塞者。

2.输卵管造口术或粘连分离术后检查手术效果。

3.输卵管绝育术后检查手术效果。

4.输卵管再通术后检查效果，并可防止吻合口粘连。

5.轻度输卵管阻塞的治疗。

二、禁忌证

1.严重的全身性疾病，不能耐受手术。

2.生殖器官急性炎症或慢性炎症急性或亚急性发作者。

3.月经期或有不规则阴道流血者；可疑妊娠者。

4.体温＞37.5℃者。碘过敏者不能行子宫输卵管碘油造影术。

三、操作步骤

（一）评估

（1）评估患者心理状况，告知检查的目的、方法、注意事项及检查过程中可能出现的不适，消除患者紧张、焦虑心理，取得患者配合。

（2）评估患者生命体征并询问病史，排除禁忌证。

（3）评估患者此次月经史，检查时间宜在月经干净后3～7天，术前3天禁止性生活。

（4）与患者签署知情同意书。

（二）准备

1. 护士准备　着装整洁、洗手、戴口罩。

2. 物品准备

（1）用物准备：阴道窥器1个，宫颈导管1个，Y形管1个，压力表1个，弯盘1个，长弯钳1把，卵圆钳1把，宫颈钳1把，子宫探针1根，宫颈扩张器1套，治疗巾、孔巾各1张，棉签、棉球及纱布若干，20ml注射器1支，吸氧装置等。

（2）药品准备：输卵管通液术需0.9%氯化钠20ml、庆大霉素8U、地塞米松5mg、透明质酸酶15 000U；子宫输卵管造影术需40%碘化油造影剂1支或76%泛影葡胺液1支等。

3. 环境准备　清洁、舒适、安全、注意保暖、保护患者隐私。

4. 患者准备　嘱患者排空膀胱。行造影术前，应询问其过敏史并做碘过敏试验，试验阴性者方可行碘油造影。必要时在行子宫输卵管造影术前半小时肌内注射阿托品0.5mg解除痉挛。

（三）操作

1. 核对患者信息。

2. 协助受检者取膀胱截石位。

3. 检查方法

（1）嘱患者排空膀胱后，协助取膀胱截石位，行双合诊检查了解子宫大小及位置。

（2）常规消毒外阴及阴道，铺无菌巾，放置阴道窥器，充分暴露宫颈，再次消毒阴道及宫颈。

（3）用宫颈钳夹持宫颈前唇，协助医生置入宫颈导管，用Y形管将宫颈导管与压力表、注射器相连，缓慢推注，压力不超过160mmHg。同时观察推注时阻力，有无液体回流及患者有无下腹疼痛等情况。所推注液体温度宜加温至接近体温，以免引起输卵管痉挛（图14-1-1）。

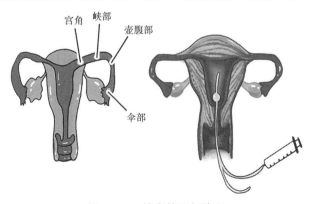

图14-1-1　输卵管通畅检查

（4）行子宫输卵管造影术应将造影剂注满宫颈导管，排出空气，缓慢注入，在X线透视下观察造影剂流经输卵管及宫腔情况并摄片。如应用碘化油造影，需在24h后再摄盆腔平片，以观察腹腔内有无游离造影剂；如应用泛影葡胺造影，应在注射后立即摄片，10～20min后再次摄片。若在注入造影剂后子宫角圆钝而输卵管不显影，应考虑输卵管痉挛，可保持原位，肌内注射阿托品0.5mg，20min后再透视、摄片；或停止操作，下次摄片前先使用解痉挛药物。

（5）在注射造影剂过程中严密观察患者生命体征，警惕造影剂栓塞，若患者出现呛咳，需立即停止注入，取出造影管，必要时按肺栓塞处理。

（6）检查过程中及时递送医生所需物品，检查结束后取出宫颈导管及宫颈钳，再次消毒宫颈、阴道，取出阴道窥器。

4. 再次核对患者信息，评估患者身体状况、进行健康宣教。

四、简易操作流程

简易操作流程见图14-1-2。

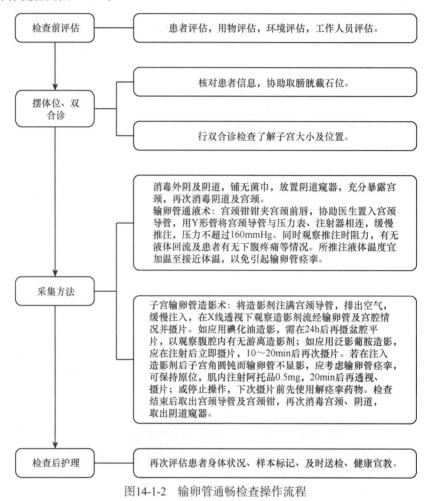

图14-1-2　输卵管通畅检查操作流程

五、注意事项

1. 所用无菌生理盐水或抗生素温度以接近体温为宜，以免液体过冷而致输卵管痉挛。

2. 注入液体或造影剂时必须使用宫颈导管紧贴宫颈外口，以防止液体外漏。

3. 碘化油充盈宫颈导管时或超声造影剂充盈尿管时必须排尽空气，以免空气进入宫腔造成充盈缺损，引起误诊。

4. 宫颈导管不要插入太深，以免损伤子宫或引起子宫穿孔。

5. 注入造影剂时用力不可过大，推注不可过快，防止损伤输卵管。

6. 透视下发现造影剂进入异常通道，同时患者出现咳嗽，应警惕发生栓塞，立即停止操作，取头高足低位，严密观察。

7. 有时因输卵管痉挛造成输卵管不通的假象，必要时再次进行造影检查。

8. 术后2周禁盆浴及性生活，酌情给予抗生素预防感染。

六、检查后护理要点

1. 再次核对患者信息，并协助患者整理好衣服。

2. 评估患者心理状况，做好心理护理。

3. 告诉患者2周内禁止性生活和盆浴，遵医嘱应用抗生素。

七、相关知识

（一）输卵管通液术结果评定

1. 输卵管通畅　顺利推注20ml生理盐水无阻力，压力维持在60～80mmHg以下，或开始稍有阻力，随后阻力消失，无液体回流，患者也无不适感，提示输卵管通畅。

2. 输卵管阻塞　勉强注入5ml生理盐水即感有阻力，压力表见压力持续上升而无下降，患者感下腹胀痛，停止推注后液体又回流至注射器内，表明输卵管阻塞。

3. 输卵管通而不畅　注射液体有阻力，再经加压注入又能推进，说明有轻度粘连已被分离，患者感轻微腹痛。

（二）子宫输卵管造影术结果评定

1. 正常子宫、输卵管　传统的子宫输卵管造影时可见宫腔呈倒三角形，双侧输卵管显影，形态柔软，24h后摄片见盆腔内散在造影剂分布。超声下子宫输卵管造影时可实时监控，见造影剂充盈宫腔，并从双侧输卵管流出，包绕同侧卵巢。

2. 宫腔异常　患子宫内膜结核时子宫失去原有的倒三角形态，内膜呈锯齿状不平；患子宫黏膜下肌瘤时可见宫腔充盈缺损；子宫畸形时有相应显示。

3. 输卵管异常　输卵管结核显示输卵管形态不规则、僵直或呈串珠状，有时可见钙化点；输卵管积水见输卵管远端呈气囊状扩张；输卵管发育异常显示输卵管过长或过短、缺失、异常扩张、憩室等。传统的子宫输卵管造影术24h后盆腔X线摄片未见盆腔内散在造影剂，说明输卵管不通；超声下子宫输卵管造影时未见造影剂从双侧输卵管流出，盆腔内未见造影剂，提示输卵管不通。

测试题

1. 输卵管通畅检查的适应证为（　　）

A. 输卵管再通术后检查效果，并可防止吻合口粘连

B. 阴道镜检查反复出现可疑阳性或阳性者

C. 宫颈活检为高级别鳞状上皮内病变而临床可疑为浸润癌

D. 月经期或有不规则子宫出血者

E. 碘过敏者不能行子宫输卵管碘油造影术

2. 关于输卵管通畅检查的护理，正确的是（　　）

A. 仅在月经干净后7～10天内进行检查　　B. 术前3天禁止性生活和盆浴

C. 术前无须向受检测者解释其目的　　　　D. 询问过敏史和做青霉素皮试

E. 术后1周内禁止性生活

3. 输卵管通液检查的禁忌情况是（　　）

A. 月经干净5天　　　　　　　　　B. 术前体温36.8℃　　　　　　　C. 阴道炎治疗中

D. 婚后2年不孕　　　　　　　　　　**E.** 脂肪瘤

4. 以下关于输卵管通畅检查哪项是错误的（　　）

A. 在注射造影剂过程中严密观察患者生命体征

B. 留取标本的用具必须无菌干燥

C. 检查结束后取出宫颈导管及宫颈钳，取出阴道窥器

D. 应该将推注液体温度加温至接近体温

E. 检查前与患者签署知情同意书

5. 可以行输卵管通液术的情况是（　　）

A. 滴虫阴道炎未治愈　　　　　　　　**B.** 慢性盆腔炎亚急性发作

C. 输卵管再通术后　　　　　　　　　**D.** 功能失调性子宫出血伴心力衰竭

E. 月经第2天

（董红建）

本章参考答案

1.A　2.B　3.C　4.B　5.C

附录　OSCE题库

项目一　四步触诊

试题编号1:

某女士，26岁，孕2产1。因停经35周来院行产前检查。孕妇平素月经规律，末次月经2018年8月21日。查体：T36.8℃，P84次/分，R18次/分，BP110/70mmHg，心肺检查未发现异常。腹隆，未扪及宫缩，胎心率155次/分。

情境任务：请你为此女士行四步触诊。

试题编号2:

某女士，30岁，孕3产1。因停经32周，头晕1天就诊。孕妇停经后45天左右出现轻微恶心、呕吐，孕3月时自行缓解。孕4+月感胎动并持续至今。怀孕后曾在当地医院行产前检查2次，自诉未发现异常。昨日上午外出购物回家后出现头晕，休息后不能缓解，遂来院就诊。孕妇无头痛、眼花、呕吐等不适。体格检查：T36.2℃，P98次/分，R20次/分，BP155/90mmHg，腹隆，无压痛，未扪及宫缩，胎心率142次/分。双下肢水肿（++）。

情境任务：请你为此女士行四步触诊。

试题编号3:

某女士，24岁，孕1产0。因停经39周，不规则下腹痛2h入院。平素月经规则，经量中等。末次月经2020年5月28日。停经3+月建围生期保健卡，并定期行产前检查。停经4+月自觉胎动并持续至今。孕期无头痛、头晕，无视物模糊、心悸，无皮肤瘙痒等特殊不适。4h前产妇感阵发性下腹痛，间隔10~20min一次，持续约20s，无阴道出血及流液。

情境任务：请你为此女士行四步触诊。

试题编号4:

某女士，32岁，孕2产1。因停经39周，阴道流液1h入院。孕妇无腹痛及阴道流血，胎动正常。查体：T36.4℃，P90次/分，R20次/分，BP110/70mmHg。腹隆，如孕足月大小。卫生垫上见清亮羊水。

情境任务：请你为此女士行四步触诊。

试题编号5:

某女士，24岁，孕1产0，现停经29周。该孕妇停经26周时产检发现胎儿为臀先露，今日产妇来院复查胎位。

情境任务：请你为此女士行四步触诊。

项目二　胎心音听诊技术

试题编号1:

某女士，26岁，孕2产0，孕12+5周。因停经13周，头晕1天就诊。孕妇停经后45天左右出现轻微恶心、呕吐。查体：T36.8℃，BP130/80mmHg，P88次/分，R20次/分，腹部微隆，心肺检查未见明显异常。

情境任务：请你为此女士进行胎心音听诊。

试题编号2：

某女士，35岁，已婚，孕3产1，孕36^{+5}周，妊娠期行正规产前检查，未见明显异常。孕妇1天前感胎动减弱来门诊行产前检查。查体：身高165cm，体重90kg，T36.6℃，BP135/86mmHg，P98次/分，R21次/分，腹围95cm，宫高32cm，胎方位ROA。既往体健，孕前体重70kg。

情境任务：请你为此女士进行胎心音听诊。

试题编号3：

某女士，24岁，孕1产1，孕39^{+2}周，宫缩规律1h，5～6分/次。查体：胎方位LOA，先露已衔接，胎膜未破，宫缩持续30s，间歇时间10～15分/次，产妇精神状态良好。

情境任务：请你为此女士进行胎心音听诊。

项目三　电子胎心监护

试题编号1：

王女士，28岁，孕2产0。因停经38周，自觉胎动减少来院行产前检查。孕妇平素月经规律，末次月经2022年10月21日。体查：心肺检查未发现异常。腹隆，未扪及宫缩，多普勒听诊胎心率115次/分。

情境任务：请你为王女士行电子胎心监护。

试题编号2：

李女士，32岁，孕1产0。因停经38周，阴道流液2小时入院。孕妇无腹痛及阴道流血，胎动正常。体查：T36.4℃，P90次/分，R20次/分，BP110/70mmHg。腹隆，如孕足月大小。卫生垫上见清亮羊水，产妇担心破膜后胎儿宫内缺氧。

情境任务：请你为李女士行电子胎心监护。

试题编号3：

刘女士，26岁，因"停经32^{+5}周，乏力、胸闷、气促2周"于2023年8月22日入院。查体：T36.3℃，P125次/分，R26次/分，BP132/76mmHg。口唇及四肢末端发绀，颈静脉无怒张，双下肢无水肿。孕妇及家属担心胎儿健康。

情境任务：请你为刘女士行电子胎心监护。

试题编号4：

方女士，28岁，孕3产0，因"停经36^{+}周，检查发现肝功异常伴四肢皮肤瘙痒1^{+}周"入院。血液检查结果回报：血清总胆汁酸22.6μmol/L，直接胆红素6.8μmol/L，谷丙转氨酶102IU/L，谷草转氨酶88IU/L，伴四肢皮肤瘙痒，在门诊给予口服熊去氧胆酸胶囊治疗1周，无明显好转入院治疗，孕妇自觉胎动较前减少。

情境任务：请你为方女士行电子胎心监护。

试题编号5：

高女士，30岁，以"停经8月余，胎动频繁12h"为主诉入院。平素月经规律。现停经35周。妊娠22周行胎儿超声检查，未发现明显畸形。孕期常规产检经过顺利。现孕33^{+}周，12h前自觉胎动频繁，无明显间歇，来医院就诊。暂无腹痛及无阴道流血流液。

情境任务：请你为高女士行电子胎心监护。

项目四　自然分娩接产技术

试题编号1:

某女士，25岁，初产妇，孕4产1流产2，停经40周，下腹胀痛5h，阴道流液1h于2023年5月28日8:00入院，末次月经:2022年8月21日，既往月经规律，孕期历次产前检查正常，有便秘。诉凌晨1:00开始腹痛，初起持续时间及间歇时间长短不一，腹痛渐加重，3:00开始出现规律宫缩，5～6min疼一次，持续30s，7:00阴道流液。入院后产妇生命体征正常，艾滋病、梅毒和乙型肝炎等各项血液检查正常，胎心监护CST阴性，宫缩持续40s，间歇3min，阴道检查宫口扩张5cm，$S^{+0.5}$，LOT。

情境任务：请你结合产妇情况指导她采取合适的体位。

试题编号2:

某女士，25岁，初产妇，孕4产1流产2，停经40周，下腹胀痛5h，阴道流液1h于2023年5月28日8:00入院，末次月经为2022年8月21日，既往月经规律，孕期历次产前检查正常，有便秘。诉凌晨1:00开始腹痛，初起持续时间及间歇时间长短不一，腹痛渐加重，3:00开始出现规律宫缩，5～6min疼一次，每次持续30s，7:00阴道流液。入院后产妇生命体征正常，艾滋病、梅毒和乙型肝炎等各项血液检查正常，胎心监护CST阴性，宫缩持续40s，间歇3min，阴道检查宫口扩张5cm，$S^{+0.5}$，LOT。

情境任务：如该产妇通过体位改变，为LOA，无头盆不称现象，主诉疼痛难忍。请采取2～3种减痛措施对其进行陪伴分娩。

试题编号3:

某女士，25岁，初产妇，孕4产1流产2，停经40周，下腹胀痛5h，阴道流液1h于2023年5月28日8:00入院，末次月经为2022年8月21日，既往月经规律，孕期历次产前检查正常，有便秘。诉凌晨1:00开始腹痛，初起持续时间及间歇时间长短不一，腹痛渐加重，3:00开始出现规律宫缩，5～6min疼一次，持续30s，7:00阴道流液。入院后产妇生命体征正常，艾滋病、梅毒和乙型肝炎等各项血液检查正常，胎心监护CST阴性，宫缩持续40s，间歇3min，阴道检查宫口扩张5cm，$S^{+0.5}$，LOT。

情境任务：该产妇分娩后，请你为新生儿进行常规护理。

项目五　产后康复运动指导

试题编号1:

陈某，女，26岁，孕2产1，产后第3天，查体：T36.8℃，P88次/分，R20次/分，BP112/70mmHg，体健，子宫复旧可，阴道流血少，无特殊不适。

情境任务：请你为陈某行产后康复运动指导。

试题编号2:

王某，女，21岁，孕1产1，产后2天，查体：T37.1℃，P82次/分，R20次/分，BP122/75mmHg，体健，子宫复旧可，阴道流血少，会阴Ⅰ度裂伤，伤口偶有刺痛。

情境任务：请你为王某行产后康复运动指导。

试题编号3:

刘某，女，32岁，孕2产2。剖宫产术后第5天，查体：T36.4℃，P90次/分，R20次/分，

BP110/70mmHg。体健，无特殊不适。

情境任务：请你为刘某行产后康复运动指导。

项目六　母乳喂养指导技术

试题编号1：

某女士，26岁，孕2产1，产后3h，查体：T36.8℃，P88次/分，R20次/分，BP112/70mmHg，体健，心肺检查未发现异常，输血前四项检查阴性。

情境任务：请你为其行母乳喂养指导。

试题编号2：

某女士，21岁，孕1产1，产后3天，查体：T37.5℃，P92次/分，R20次/分，BP122/75mmHg，双侧乳房充盈，产妇自觉胀痛，暂未扪及硬结，体健，心肺检查未发现异常，输血前四项检查阴性。

情境任务：请你为其行母乳喂养指导。

试题编号3：

某女士，34岁，孕1产1，产后第一天。查体：T36.5℃，P82次/分，R20次/分，BP125/75mmHg，体健，心肺检查未发现异常，输血前四项检查阴性，担心母乳喂养影响体形，又担心人工喂养宝宝营养跟不上，纠结中。

情境任务：请你为其行母乳喂养指导。

试题编号4：

某女士，32岁，孕2产2。剖宫产术后第1天，查体：T36.4℃，P90次/分，R20次/分，BP110/70mmHg。体健，心肺检查未发现异常，输血前四项检查阴性，伤口轻微疼痛。

情境任务：请你为其行母乳喂养指导。

试题编号5：

某女士，24岁，孕1产1。产后5h，查体：T36.8℃，P80次/分，R20次/分，BP115/70mmHg，体健，心肺检查未发现异常，输血前四项检查阴性。

情境任务：请你为其行母乳喂养指导。

项目七　新生儿复苏技术

试题编号1：

患儿，男，1min，母亲孕1产1，胎龄32周，平产娩出，羊水Ⅲ度污染，胎盘无异常，产程中有胎心减速，最低60次/分，生后哭声低弱，有呻吟，全身青紫，1min Apgar评分4分（皮肤颜色1分，心率0分，对刺激的反应1分，肌张力1分，呼吸1分）。

情境任务：请你为该患儿行正确的处理。

试题编号2：

患儿，女，5min，母亲孕3产1，胎龄35周，因胎儿宫内窘迫、脐带绕颈于前2min以剖宫产娩出，生后哭声低弱，全身青紫，1min Apgar评分5分（皮肤颜色1分，心率1分，对刺激的反应2分，肌张力1分，呼吸0分）。

情境任务：请你为该患儿行正确的处理。

试题编号3：

患儿，男，5min，母亲孕7产2，胎龄26周，平产娩出，孕期母亲有妊娠期糖尿病，母亲有"乙肝大三阳"病史，孕期一直口服替诺福韦1片，每日一次，治疗至今，羊水少且清亮，胎盘无异常，出生体重900g，出生时Apgar评分4分（皮肤颜色1分，心率0分，对刺激的反应1分，肌张力1分，呼吸1分）。

情境任务：请你为该患儿行正确的处理。

试题编号4：

患儿，男，10min，母亲孕1产1，胎龄37周，使用胎头吸引器、产钳助产娩出，孕母产时有发热，最高体温39.3℃，胎膜早破近2h，羊水Ⅲ度污染，脐带胎盘无异常，出生体重2000g，出生5min Apgar评分3分（皮肤颜色1分，心率0分，对刺激的反应1分，肌张力1分，呼吸0分）。

情境任务：请你为该患儿行正确的处理。

试题编号5：

患儿，女，1min，母亲孕1产1，胎龄30周，平产娩出，羊水Ⅲ度污染，脐带胎盘无异常，出生体重1500g，出生1min Apgar评分3分（皮肤颜色1分，心率0分，对刺激的反应1分，肌张力1分，呼吸0分）。

情境任务：请你为该患儿行正确的处理。

项目八　新生儿沐浴

试题编号1：

某女士，31岁，孕1产0。妊娠40周临产入院，于2023年7月15日10:00因"巨大儿"行剖宫产术娩出一女婴，新生儿出生后1min Apgar评分9分，体重4200g。新生儿出生后第二天一般情况良好，需进行新生儿日常护理。

情境任务：请你为新生儿沐浴。

试题编号2：

某女士，29岁，孕1产0。于2023年5月20日15:00行产钳术助娩一活男婴，新生儿出生后1min Apgar评分9分，体重3650g，身长50cm，皮肤红润，胎毛少，足底纹理清晰。新生儿出生后第二天上午，全身汗湿需进行新生儿沐浴。

情境任务：请你为新生儿沐浴。

试题编号3：

某女士，34岁，妊娠37周，第二胎，因"完全性前置胎盘"行剖宫产终止妊娠，新生儿出生后1min Apgar评分8分。第二天新生儿出生后呼吸规则，心率132次/分，哭声洪亮，皮肤红润，四肢肌张力好，吸吮能力佳，约进食配方奶50ml。可以进行皮肤清洁和护理。

情境任务：请你为新生儿沐浴。

试题编号4：

某女士，28岁，孕1产0，既往体健。因停经39周于2023年8月24日入院。入院后顺产一活男婴，出生时体重3700g，1min Apgar评分10分。新生儿出生后第二天，生命体征平稳，08:00肛温37.3℃，可以进行新生儿皮肤清洁和护理。

情境任务：请你为新生儿沐浴。

项目九　新生儿抚触

试题编号1:

　　某女士,28岁,宫内孕39周临产入院,于2023年4月22日9:00行胎头吸引术娩出一活女婴,新生儿出生后1min Apgar评分9分,体重3650g,身长50cm,皮肤红润,胎毛少,足底纹理清晰。第二天为新生儿进行日常护理,产妇及家属要求在沐浴后为新生儿进行抚触。

　　情境任务:请你为新生儿进行抚触,并指导家属。

试题编号2:

　　某女士,23岁,妊娠39周,急产一活男婴,软产道有撕裂伤。新生儿出生体重3100g,身长50cm,皮肤红润,有少量毳毛。外阴发育良好,足底纹理清晰。第二天上午查房新生儿精神好,母乳喂养,吸吮吞咽好,排胎便5次。告知家属今日可进行新生儿抚触。

　　情境任务:家属同意为新生儿进行抚触,请你在宝宝沐浴后对其进行抚触。

试题编号3:

　　某女士,30岁,孕1产0,既往体健。因停经40周于2023年6月20日入院。入院后顺产一活男婴,出生时体重3600g,1min Apgar评分10分。新生儿出生后第四天,生命体征平稳,一般情况好。家属希望在出院前学会新生儿抚触的方法。

　　情景任务:请你为新生儿进行抚触,并对家属进行指导。

试题编号4:

　　某女士,31岁。因停经39周,阴道流液2h入院。入院时体格检查:T36.8℃,P84次/分,R18次/分,BP116/74mmHg。心肺听诊无异常。产科检查:腹隆,无压痛,可扪及不规则宫缩,胎心率150次/分。羊水清亮,无异味。诊断:胎膜早破。入院12h后临产,产程进展顺利,经阴道娩出一活女婴,体重3150g,1min Apgar评分9分。第二天查新生儿:T37℃(肛温),P130次/分,R34次/分,哭声响亮,吸吮力佳,母乳喂养,已排胎便7次。

　　情境任务:请你选择合适的时机为新生儿进行抚触。

项目十　会阴擦洗/冲洗

试题编号1:

　　某女士,30岁,孕40周,阴道分娩一4000g活女婴,产程顺利,会阴左侧切开行缝合术。现为产后第1天,查体:腹软,子宫底位于脐下1指,恶露色红、量较少,会阴缝合处略红伴轻度肿胀。产妇自诉会阴缝合处疼痛。

　　情境任务:请你为此女士行会阴擦洗。

试题编号2:

　　某女士,55岁,宫颈浸润性鳞状细胞癌ⅠB1期。在全身麻醉下行腹腔镜下广泛全子宫切除+双附件切除+盆腔淋巴结清扫术,术中置左右腹腔负压引流管各1根,留置尿管。今为术后第3天,患者诉会阴部轻度瘙痒不适。

　　情境任务:请你为此女士行会阴擦洗。

试题编号3:

　　某女士,88岁,髋关节骨折术后1周。自诉会阴部瘙痒不适。查体:会阴轻度红肿,有少量分泌物。

　　情境任务:请你为此女士行会阴擦洗。

参 考 文 献

安力彬, 陆虹, 2022. 妇产科护理学[M]. 7版. 北京: 人民卫生出版社.

蔡文智, 2015. 助产技能实训[M]. 北京: 人民卫生出版社.

曹泽毅, 2010. 中华妇产科学: 临床版[M]. 北京: 人民卫生出版社.

陈佳, 罗欣, 李飞霏, 等, 2023.马来酸麦角新碱和缩宫素促进产后子宫复旧的临床研究[J]. 中国临床药理学杂志, 39(23): 3393-3396.

崔焱, 张玉侠, 2021. 儿科护理学[M]. 7版. 北京: 人民卫生出版社.

冯进, 王丽芹, 2021. 妇产科护理学[M]. 4版. 北京: 中国中医药出版社.

冯琪, 2021. 新生儿脐带结扎策略及其研究进展[J]. 中华围产医学杂志, 24(3): 169-172.

何年安, 章生龙, 2020. 产前筛查、产前诊断与遗传咨询[M]. 合肥: 中国科学技术大学出版社.

黄国宁, 孙莹璞, 孙海翔, 2021. 辅助生殖技术[M]. 北京: 人民卫生出版社.

黄荷凤, 2018. 实用人类辅助生殖技术[M]. 北京: 人民卫生出版社.

黄荷凤, 徐晨明, 王璐璐, 2020. 我国通过植入前胚胎遗传学检测技术阻断罕见遗病的发展现状[J]. 中国实用妇科与产科杂志, 36(1): 10-15.

姜梅, 卢契, 2019. 助产士专科培训[M]. 北京: 人民卫生出版社.

金庆跃, 2018. 助产综合实训[M]. 2版. 北京: 人民卫生出版社.

孔东丽, 李双, 2020.规范化阴道镜检查及其注意事项[J]. 中国实用妇科与产科杂志, 36(7): 592-596.

李丽旋, 肖礼祖, 蒋昌宇, 2023. 催产素与催产素受体系统的镇痛作用及机制研究进展[J].中国疼痛医学杂志,29(4):288-297.

刘佳, 姚新兰, 胡蔺芬, 2017. 妇产科护理学[M]. 上海: 同济大学出版社.

刘兴会, 2020. 实用产科手术学[M]. 2版. 北京: 人民卫生出版社.

刘兴会, 漆洪波, 2015. 难产[M]. 北京: 人民卫生出版社.

刘钰, 2018. 临床技能与临床思维系列丛书-妇产科学分册[M]. 北京: 人民卫生出版社.

卢冠军, 2022. 腹腔镜手术基础培训教程[M]. 北京: 科学出版社.

陆虹, 柳韦华, 2022. 妇产科护理学[M]. 3版. 北京: 北京大学医学出版社.

茅清, 2020. 妇产科护理学实验及仿真模拟教学[M]. 厦门: 厦门大学出版社.

莫洁玲, 2022. 妇科护理学实训与学习指导[M]. 北京: 人民卫生出版社.

乔杰, 徐丛剑, 李雪兰, 2021. 女性生殖系统与疾病[M]. 2版. 北京: 人民卫生出版社.

苏丽嫒, 郭雯雯, 周香凤, 2016. 妇产科护理学实训指导及习题集[M]. 天津: 天津科学技术出版社.

汤斐, 赵云, 孙国强, 等, 2017.Bakri球囊宫腔填塞治疗难治性产后出血的效果[J]. 中华围产医学杂志, 20(12): 891-894.

王敏, 孙慧敏, 阮娟, 2015. 抚触对正常婴幼儿早期生长发育影响的Meta分析[J]. 解放军护理杂志, 32(24): 1-6.

邬玲仟, 张学, 2023. 医学遗传学[M]. 2版. 北京: 人民卫生出版社.

夏恩兰, 黄胡信, 2020. 妇科内镜学[M]. 2版. 北京: 人民卫生出版社.

谢幸, 孔北华, 段涛, 2018. 妇产科学[M]. 9版. 北京: 人民卫生出版社.

杨慧霞, 金曦, 张小松, 等, 2020. 中国新生儿早期基本保健技术专家共识(2020)[J]. 中华围产医学杂志, 23(7): 433-440.

于之恒, 周田彦, 赵扬玉, 2023. 催产素用于催引产的临床药理学研究现状[J]. 中国临床药理学杂志, 39(6): 898-902.

余艳红, 杨慧霞, 2023. 助产学[M]. 2版. 北京: 人民卫生出版社.

张玉侠, 崔焱, 2022. 儿科护理学实践与学习指导[M]. 北京: 人民卫生出版社.

赵麒然, 郭鹏鹏, 赵华, 等, 2022.胚胎植入前遗传学检测技术应用的伦理争议与现状[J]. 医学与哲学, 43(7): 17-21.

中国妇幼保健协会, 中国医药教育协会围产医学教育专业委员会, 2022.产前和产时电子胎心监护临床实践专家共识[J]. 中国实用妇科与产科杂志, 38(7): 714-725.

中国新生儿复苏项目专家组, 中华医学会围产医学分会新生儿复苏学组, 2022. 中国新生儿复苏指南(2021年修订)[J]. 中华围产医学杂志, 25(1): 4-12.

中华医学会妇产科学分会产科学组, 中华医学会围产医学分会, 2023.产后出血预防与处理指南(2023)[J]. 中华妇产科杂志, 58(6): 401-409.

中华医学会生殖医学分会, 2021. 临床技术操作规范-辅助生殖技术和精子库分册[M]. 北京: 人民卫生出版社.

中华医学会生殖医学分会, 2021. 临床诊疗指南-辅助生殖技术和精子库分册[M]. 北京: 人民卫生出版社.

周灿权, 乔杰, 2021. 辅助生殖临床技术[M]. 北京: 人民卫生出版社.

朱兰, 郎景和, 2014. 女性盆底学[M]. 2版. 北京: 人民卫生出版社.

Graham M E, Jelin A, Hoon A H Jr, et al, 2023. Assisted reproductive technology: Short- and long-term outcomes[J]. Dev Med Child Neurol, 65(1): 38-49.

Heesen M, Carvalho B, Carvalho J C A, et al, 2019. International consensus statement on the use of uterotonic agents during Caesarean section[J]. Anaesthesia, 74(10): 1305-1319.

Treff N R, Eccles J, Lello L, et al, 2019. Utility and first clinical application of screening embryos for polygenic disease risk reduction[J]. Front Endocrinol, 10: 845.

Treff N R, Eccles J, Marin D, et al, 2020. Preimplantation genetic testing for polygenic disease relative risk reduction: evaluation of genomic index performance in 11 883 adult sibling pairs[J]. Genes, 11(6): 648.